当直医のための小児救急ポケットマニュアル

監修●五十嵐隆
編集委員●伊藤友弥
小穴愼二
田中秀明
辻　聡
編集協力●石黒　精
阪井裕一

中山書店

監　修
五十嵐 隆　国立成育医療研究センター理事長・総長

編集委員
伊藤 友弥　国立成育医療研究センター総合診療部救急診療科
小穴 愼二　国立成育医療研究センター総合診療部思春期診療科
　　　　　（現：西埼玉中央病院小児科）
田中 秀明　国立成育医療研究センター臓器・運動器病態外科部外科
　　　　　（現：筑波大学医学医療系小児外科）
辻　　 聡　国立成育医療研究センター総合診療部救急診療科

編集協力
石黒 　精　国立成育医療研究センター教育研修部・総合診療部
阪井 裕一　国立成育医療研究センター総合診療部

読者の皆様へ
薬剤の使用に際しては，添付文書を参照のうえ，十分
に配慮してご使用下さいますようお願いいたします．

序：本書を監修した者として

　この度「当直医のための小児救急ポケットマニュアル」が完成し，上梓されたことを大変嬉しく思います．
　わが国の小児救急医療あるいはそれに関連した書物はこれまで，主として小児の内科的救急疾患を対象としたものでした．一方，欧米先進諸国における小児救急医療とは小児の内科系疾患にとどまらず，外科的疾患や交通外傷などを含め小児に起きる全ての救急的事象を対象とした医療になっています．しかしながら，わが国では小児に起きる全ての救急疾患に適切に対応できる医療施設が極めて少ないのが現状です．最近になってわが国でもようやく，全ての救急疾患に適切に対応できる医療施設が少しずつ増加しています．さらに，全ての救急疾患や重症患児の集中治療に適切に対応できる医師を目指す有能な若手が，男女を問わず増えております．
　このような志ある若手医師のニーズに応えるべく，本書では小児救急や小児集中治療の現役の専門家の手により，小児救急に関する全ての疾患・病態に関する内外の最新の知識や治療上のコツ・要がわかりやすく記載されています．さらに，読者の理解を深めるために図表が多用され，文章は簡潔明瞭に記述されています．また，エビデンス・レベルの高くない医療行為については，断定的な記載を避け慎重な記載となっています．
　小児救急の現場で子どものために日夜ご尽力くださる医療関係者にとって，本書が診療の大きな助けとなることは間違いなく，できるだけ多くの方に利用していただきたく思います．さらに，記載の不備や最新情報があった場合には，遠慮なく編集部にご指摘ください．読者の皆様の助けをお借りして，本書をさらに良くして行きたいと願っています．
　2014年3月

　　国立成育医療研究センター　理事長・総長　　五十嵐　隆

序：編集者を代表して

　北米より遅れること30年，ようやく国内でも小児救急を志す若手医師に向けたフェロー研修が始まっています．小児救急の歴史は浅いですが，逆に言えばこれから築き上げていく希望に満ちた領域でもあります．

　本書は，小児科を専門としない医師や小児科研修医などが当直する際に，自信をもって小児救急に対応できるように，主要な症候と疾患を簡潔にまとめ，小児救急の現場で必要とされる最低限の知識と処置が，見てすぐわかることを目標としました．救急外来では，正確な診断名を即座につけるのが難しいことが多く，むしろ呼吸窮迫やショックといった緊急度評価に加え，喘鳴や頻呼吸といった症候に適切に対応することが重要です．まずはPALS（小児二次救命処置）に従った迅速な全身評価と必要な蘇生処置を行い，状態を落ちつけるのが第一です．その後に症候から考えられる鑑別疾患に基づき，優先順位をつけて処置検査の方針を検討すべきです．

　経験の浅い若手医師であっても，時に一人で重症患児の対応に迫られることがありますが，そうした際に本書が役立つことを心より願って止みません．今回著者の選定に際しては，当センター内にとどまらず，国内で活躍している多くの先生方に協力をお願いしました．ご多忙のなか喜んでご執筆くださった先生方に，この場を借りて厚く御礼を申し上げます．本書は第1版に過ぎず，今後版を重ね内容が熟成されることで，小児救急医療の発展に貢献できると信じています．

　最後に本書の出版に際してご指導いただいた五十嵐先生，編集協力としてご尽力いただいた石黒先生，阪井先生に深く感謝の意を表します．

2014年3月

国立成育医療研究センター　救急診療科　　辻　聡

目 次

I. 小児救急の基本

1. 救急外来での患者対応の基本 …………… 井上信明 ……… 2
2. 救急患者・救急車の受け入れ …………… 伊藤友弥 ……… 8
3. 患者収容準備 ……………………………… 加藤隆宏 ……… 10
4. トリアージ：緊急度判断 ………………… 林　幸子 ……… 12
5. 院内リソースの活用 ……………………… 佐々木隆司 …… 21
6. 病院間患者搬送 …………………………… 植松悟子 ……… 24

コラム　"軽症患者対応"時の注意点 … 市川光太郎 …… 30
　　　　―小児救急医療の特質から考える

II. 救急で遭遇することの多い症状

1. 発熱 ………………………………………… 吉村仁志 ……… 36
2. 意識障害 …………………………………… 大西志麻 ……… 45
3. けいれん …………………………………… 鉄原健一 ……… 51
4. ショック …………………………………… 天笠俊介 ……… 58
5. 脱水 ………………………………………… 佐藤厚夫 ……… 64
6. 乳児の不機嫌・啼泣 ……………………… 野村　理 ……… 69
7. 頭痛 ………………… 小林大樹, 佐々木隆司, 永井　章 …… 71
8. 喘鳴 ………………………………………… 田中裕也 ……… 73
9. 呼吸困難 …………………………………… 松本麻里花 …… 76
10. 無呼吸 …………………………………… 松裏裕行 ……… 78
11. 動悸 ……………………………………… 衣川佳数 ……… 81
12. チアノーゼ ……………………………… 村田祐二 ……… 84
13. 失神 ……………………………………… 鍵本聖一 ……… 87
14. 腹痛 ……………………………………… 森　崇晃 ……… 91
15. 吐血 ……………………………………… 唐木克二 ……… 96

目 次

16. 下血	浦田　晋	98
17. 皮疹（紫斑）	吉田仁典, 益田博司	100
18. 嘔吐	辻　聡	103
19. 下痢	松島卓哉	105
20. 腹部膨満	神薗淳司	107
21. 尿閉（乏尿）	山内豊浩	111
22. 血尿	平本龍吾	113
23. 頭部打撲	伊藤友理枝	116
24. 墜落/転落	浦田　晋	119
25. 黄疸	松井　鋭	121
26. 貧血	田中康子, 石黒　精	124

III. 主な小児救急疾患

1. 重症感染症

1. 新生児発熱	利根川尚也, 中舘尚也	128
2. 生後3か月未満の発熱（直腸温38℃以上）	出来沙織, 水口浩一	131
3. 細菌性髄膜炎	庄司健介, 宮入　烈	135
4. 尿路感染症	秋山聡香, 余谷暢之	140
5. 敗血症	岡田はるか, 小穴愼二	146
6. 急性喉頭蓋炎	大西志麻	150
7. 肺炎	一宮優子, 小穴愼二	154

2. 神経疾患

1. けいれん重積	水口浩一	160
2. 急性脳炎・脳症	寺嶋　宙	165

3. 呼吸器系疾患

1. 気管支喘息発作	安藤友久, 前川貴伸	171
2. 急性細気管支炎	千先園子, 土田　尚	178

目次

  3. クループ症候群 ………………………… 野澤正寛   180
  4. 気胸 …………………………………………… 寺脇 幹   183
4. 循環器系疾患
  1. 川崎病 ………………………………………… 益田博司   186
  2. 劇症型心筋炎 ……………………………… 安河内聰   191
  3. 不整脈 ……………………………………… 金子正英   196
  4. チアノーゼ性心疾患 ……………………… 小野 博   199
5. 消化器系疾患
  1. 腸重積 ……………………………………… 田中秀明   205
  2. 急性虫垂炎 ………………………………… 高安 肇   207
  3. 劇症肝炎,肝不全 ………………………… 福田晃也   210
  4. イレウス(腸閉塞) ……………………… 藤野明浩   214
  5. 消化管穿孔 ………………………………… 武田憲子   218
6. 免疫・アレルギー疾患
  1. アナフィラキシー ………………………… 海老澤元宏   220
  2. 免疫不全患者への対応 …… 岡田 賢,小林正夫   226
7. 内分泌疾患
  1. DKA ………………………………… 鈴木潤一,浦上達彦   232
  2. 急性副腎不全 ……………………………… 長谷川行洋   238
8. 腎泌尿器疾患
  1. 急性腎不全 ………………………………… 藤丸拓也   241
  2. 精巣捻転 ……………………… 久松英治,杉多良文   248
9. 血液・腫瘍疾患
  1. oncologic emergency …………………… 後藤裕明   252
  2. ITP/血友病での急性出血 ……………… 石黒 精   257
10. 小児特有の注意を要する事項
  1. 児童虐待・ネグレクト …………………… 小穴愼二   262
  2. 低出生体重児 ……………………………… 中村友彦   267

目　次

   3. children with special health care needs ……………余谷暢之　271
   4. 電解質異常（特に Na, K 異常，代謝性アシドーシス）……………前川貴伸　275
   5. 低血糖…………………………………………高柳正樹　283

11. 精神疾患ほか
   1. 小児精神科的疾患………………………………永井　章　287
   2. 性暴力被害者……………………………………山田不二子　291
   3. 外来死亡事例の対応……………………………辻　　聡　295

12. 外因系疾患
   1. 頭部外傷…………………………………………萩原佑亮　298
   2. 腹部外傷…………………………………………光銭大裕　303
   3. 小児によく見られる骨折………………………関　敦仁　309
   4. 中毒………………………………………………小林憲太郎　315
   5. 溺水………………………………………………加藤寛幸　325
   6. 熱傷………………………………………………佐々木亮　329
   7. 誤飲（消化管異物）……………………………鉄原健一　335
   8. 吸引（気道異物）………………………………樋口昌孝　340
   9. 鼻出血……………………………………………水足邦雄　346
   10. 急性中耳炎………………………………………三塚沙希　348
   11. 異物症……………………………………………守本倫子　352
   12. 化膿性関節炎……………………………………下村哲史　357
   13. 化膿性骨髄炎……………………船木孝則，宮入　烈　359
   14. 動物咬傷…………………………………………染谷真紀　362

IV. 緊急時に最低限必要な処置・手技
   1. 心肺蘇生（PBLS・心停止アルゴリズム）……………………………新田雅彦　368

目　次

2. 輸液……………………………辻　　聡，上村克徳　381
3. 輸血（緊急輸血含む）………………………馬場千晶　385
4. 縫合，止血，切開
　　　………………加藤達也，彦坂　信，金子　剛　390
5. 気道確保，人工呼吸……………………糟谷周吾　394
6. 腸重積整復………………大野通暢，田中秀明　401
7. 嵌頓鼠径ヘルニア整復……………佐藤かおり　405
8. 肛門周囲膿瘍切開排膿……清水隆弘，渡邉稔彦　409
9. 嵌頓包茎の整復……………………………髙橋正貴　412
10. 骨髄針……………………………………加藤隆宏　415
11. 主な脱臼，骨折の整復と固定方法……平林篤志　418
12. 鎮静とモニタリング……………………近藤陽一　425

付表……………………………………………伊藤友弥　429
付録　小児救急シート………間田千晶，六車　崇　445
略語一覧……………………………………………………485
索引……………………………………………………………494

執筆者一覧 (執筆順)

井上信明	東京都立小児総合医療センター救命救急科
伊藤友弥	国立成育医療研究センター総合診療部救急診療科
加藤隆宏	国立成育医療研究センター総合診療部救急診療科
林 幸子	国立成育医療研究センター救急センター
佐々木隆司	国立成育医療研究センター総合診療部救急診療科
植松悟子	国立成育医療研究センター総合診療部救急診療科
市川光太郎	北九州市立八幡病院
吉村仁志	沖縄県立南部医療センター・こども医療センター小児腎臓科
大西志麻	国立成育医療研究センター総合診療部救急診療科
鉄原健一	国立成育医療研究センター総合診療部救急診療科
天笠俊介	日本大学医学部附属板橋病院救命救急センター
佐藤厚夫	横浜労災病院小児科
野村 理	東京都立小児総合医療センター救命救急科
小林大樹	国立成育医療研究センター総合診療部
永井 章	国立成育医療研究センター総合診療部小児期診療部
田中裕也	神戸市立医療センター中央市民病院小児科
松本麻里花	神戸市立医療センター中央市民病院小児科
松裏裕行	東邦大学医療センター大森病院小児科
衣川佳数	手稲渓仁会病院小児科
村田祐二	仙台市立病院救命救急部
鍵本聖一	埼玉県立小児医療センター総合診療科
森 崇晃	東京都立小児総合医療センター救命救急科
唐木克二	静岡県立こども病院小児救急センター
浦田 晋	国立成育医療研究センター総合診療部救急診療科
吉田仁典	国立成育医療研究センター総合診療部
益田博司	国立成育医療研究センター総合診療部小児期診療部
辻 聡	国立成育医療研究センター総合診療部救急診療科
松島卓哉	北九州市立八幡病院小児救急センター

神薗淳司	北九州市立八幡病院小児救急センター
山内豊浩	静岡県立こども病院小児救急センター
平本龍吾	松戸市立病院小児医療センター小児科
伊藤友理枝	国立成育医療研究センター総合診療部救急診療科
松井　鋭	国立成育医療研究センター総合診療部救急診療科
田中康子	国立成育医療研究センター総合診療部
石黒　精	国立成育医療研究センター教育研修部
利根川尚也	国立成育医療研究センター総合診療部
中舘尚也	国立成育医療研究センター総合診療部小児期診療科
出来沙織	国立成育医療研究センター総合診療部
水口浩一	国立成育医療研究センター総合診療部小児期診療科
庄司健介	国立成育医療研究センター感染症科
宮入　烈	国立成育医療研究センター感染症科
秋山聡香	国立成育医療研究センター総合診療部
余谷暢之	国立成育医療研究センター総合診療部小児期診療科
岡田はるか	国立成育医療研究センター総合診療部
小穴愼二	国立成育医療研究センター総合診療部思春期診療科 (現：西埼玉中央病院小児科)
一宮優子	国立成育医療研究センター総合診療部
寺嶋　宙	国立成育医療研究センター神経内科
安藤友久	国立成育医療研究センター総合診療部小児期診療科
前川貴伸	国立成育医療研究センター総合診療部
千先園子	国立成育医療研究センター総合診療部
土田　尚	国立成育医療研究センター総合診療部小児期診療科
野澤正寛	国立成育医療研究センター総合診療部救急診療科
寺脇　幹	埼玉医科大学病院小児外科
安河内聰	長野県立こども病院循環器小児科
金子正英	国立成育医療研究センター循環器科
小野　博	国立成育医療研究センター循環器科
田中秀明	国立成育医療研究センター外科 (現：筑波大学医学医療系小児外科)

高安　肇	筑波大学医学医療系小児外科
福田晃也	国立成育医療研究センター臓器移植センター移植外科
藤野明浩	慶應義塾大学医学部小児外科
武田憲子	北里大学医学部外科
海老澤元宏	国立病院機構相模原病院アレルギー性疾患研究部
岡田　賢	広島大学病院小児科
小林正夫	広島大学病院小児科
鈴木潤一	駿河台日本大学病院小児科
浦上達彦	駿河台日本大学病院小児科
長谷川行洋	東京都立小児総合医療センター内分泌・代謝科
藤丸拓也	聖路加国際病院腎臓内科
久松英治	兵庫県立こども病院泌尿器科
杉多良文	兵庫県立こども病院泌尿器科
後藤裕明	神奈川県立こども医療センター血液・再生医療科
中村友彦	長野県立こども病院総合周産期母子医療センター
高柳正樹	千葉県こども病院小児救急総合診療科
山田不二子	医療法人社団三彦会山田内科胃腸科クリニック
萩原佑亮	東京都立小児総合医療センター救命救急科
光銭大裕	東京都立小児総合医療センター救命救急科
関　敦仁	国立成育医療研究センター整形外科
小林憲太郎	国立国際医療研究センター病院救急科
加藤寛幸	静岡県立こども病院小児救急センター
佐々木亮	国立国際医療研究センター病院救急科
樋口昌孝	国立成育医療研究センター呼吸器科
水足邦雄	国立成育医療研究センター耳鼻咽喉科
三塚沙希	国立成育医療研究センター耳鼻咽喉科
守本倫子	国立成育医療研究センター耳鼻咽喉科
下村哲史	東京都立小児総合医療センター整形外科
船木孝則	国立成育医療研究センター感染症科
染谷真紀	国立成育医療研究センター総合診療部救急診療科
新田雅彦	大阪医科大学救急医学教室

上村克徳	神戸市立医療センター中央市民病院小児科
馬場千晶	国立成育医療研究センター麻酔科
加藤達也	慶應義塾大学医学部形成外科
彦坂 信	国立成育医療研究センター形成外科
金子 剛	国立成育医療研究センター形成外科
糟谷周吾	国立成育医療研究センター麻酔科
大野通暢	国立成育医療研究センター外科
佐藤かおり	国立成育医療研究センター外科
清水隆弘	国立成育医療研究センター外科
	（現：慶應義塾大学医学部小児外科学）
渡邉稔彦	国立成育医療研究センター外科
髙橋正貴	国立成育医療研究センター外科
平林篤志	日本医科大学千葉北総病院救命救急センター
近藤陽一	国立成育医療研究センター麻酔科
問田千晶	国立成育医療研究センター集中治療科
六車 崇	国立成育医療研究センター集中治療科

I

小児救急の基本

Ⅰ．小児救急の基本

1. 救急外来での患者対応の基本

1. 小児救急医療の究極の目標
- 小児救急医療の究極の目標は，その原因にかかわらず，救うことができる子どもたちの命（preventable child death）を救うことである．将来のある子どもたちの命を確実に救うことは，私たちの未来を救うことにもつながる．
- 急な疾病や傷害で苦しむ子どもたちとその保護者に適切に対処することにより，医学的だけでなく社会的な安全と安心を提供することも，小児医療関係者が目指すべきところである．
- この目標は，小児患者の受診理由や受診時間にかかわらず普遍である．

2. 救急外来における小児患者対応の基本3原則
- 救急外来において，小児診療に不慣れな医師でも実践できる小児患者対応の3原則を提案する．

1) まず，ひとりの子どもを大切に診ること
- 小児救急医療における目標達成のためにまず必要なことは，受診する子どもたちを心から愛おしく思い，その人格を尊重し，大切に接することである．
- だが「なぜこんな時間にこんな軽い症状で」と思ってしまうことがあるかもしれない．しかし，もちろん例外はあるが，子どもが時間外に救急受診する最大の理由は，早く子どもを楽にしてやりたい保護者の「愛情」，また翌日まで待つことができない「不安」であることを知っておくべきである．
- 全国規模の調査によると，救急病院の医師は時間外に救急を受診した小児患者の約70％を軽症あるいは受診不要と判断したが，自分の子どもが軽症だと思って救急を受診した保護者は15％ほどしかいなかった．

1. 救急外来での患者対応の基本

- 休日・夜間のみしか病院を受診できない保護者がいることは事実だが，その数は受診患者全体の15%程度だった．しかも通常の時間内に受診できない理由の約75%が「仕事のため」であり，そのうち約80%が職場の理解がない，あっても子どもの受診のためには仕事を休めないと答えていた．
- 私たちが子どもを診療するためには，受診を決意した保護者，子どもを病院まで運んでくれる人（タクシーの運転手ら），カルテの準備をしてくれる事務員など，多くの人たちの協力が不可欠であることを知るべきである．

2) **すべての救急患者に対し最悪の事態を想定し，重症度や緊急度の高い状態の有無を確認すること**

- 夜間や休日に増えるのは主に軽症患者だが，重症患者はいかなる時間帯でも受診している．また自分で症状を訴えることができない小児患者は，保護者に病識がなければ重症でも初期あるいは二次救急施設を受診している．
- 多数の軽症患者に紛れている少数の重症患者を見逃さないようにするためには，全患者の緊急度や重症度を必ず判断することを習慣にしておくとよい．つまりできるだけ早期に最悪の事態の有無を確認しておくことである．
- 最悪の事態を否定するために，決して検査を積極的に推奨するわけではない．検査よりも大事なことは，最悪の事態の可能性を想定した病歴聴取，バイタルサインの確認を含む身体診察を行うことである．
- 院内トリアージの実施施設では，緊急度が高いと判定された患者には速やかに接触する．ただしトリアージは動的であり，当初緊急度が低いと判断されても，待っている間に緊急度が高くなる患者がいることに注意する．
- 院内トリアージの非実施施設でも，緊急度判定の要素を用いて患者の状態を早期に確認する．まず外観（見た目）

I. 小児救急の基本

や呼吸様式，末梢循環不全の徴候を確認し，問題があれば人手を集め，蘇生に準じた対応をする（❶）．

- 病歴聴取および身体診察も，重症疾患を除外する視点を取り入れる．たとえば咳嗽の主訴には，異物誤嚥や心不全の可能性を考え，突然発症の激しい咳嗽の病歴，呼吸音の左右差や gallop rhythm，末梢循環不全の徴候の有無などを確認する．その他の例を❷にあげる．
- 保護者の「普段と様子が異なる」という訴えや，医療者の「なんとなくおかしい」という直感は，慎重に対応すべきキーワードである．

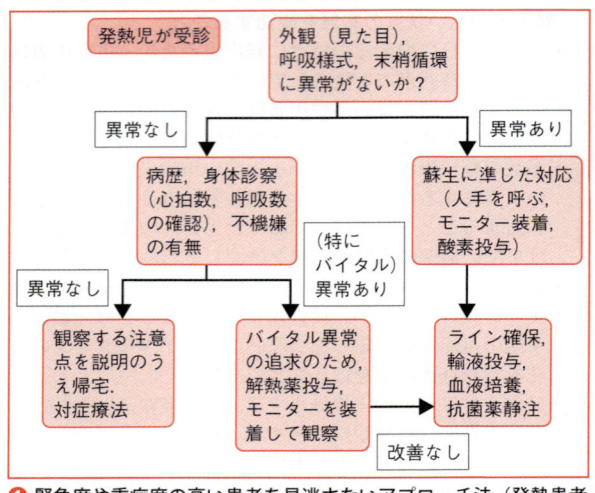

❶ 緊急度や重症度の高い患者を見逃さないアプローチ法（発熱患者の例）

1. 救急外来での患者対応の基本

❷ 主訴から想起すべき重症疾患とそれを除外するために着目すべき病歴と身体診察の例

主訴	除外すべき疾患	注意すべき病歴	注意すべき身体診察
咳嗽	気道異物	突然発症の咳嗽	呼吸音の左右差
咳嗽	心不全（心筋炎）	咳嗽のパターン（夜間就寝後の咳嗽）	バイタルサイン，gallop rhythm，肝腫大，末梢循環不全の徴候など
嘔吐	頭蓋内出血（外傷）	外傷の有無	頭部の外傷痕など
嘔吐	頭蓋内感染症	頭痛，発熱，不機嫌	髄膜刺激症状など
嘔吐	消化管閉塞	腹痛，胆汁性嘔吐	バイタルサイン，腹部膨満，鼓音など
嘔吐	糖尿病性ケトアシドーシス	飲水量，尿量の変化	バイタルサイン，体重の変化など
嘔吐	尿路感染症	排尿時痛，発熱，尿臭の異常	
嘔吐	薬物誤用	薬物誤用の可能性	
腹痛	虫垂炎/腹膜炎	腹痛に先行する嘔気，右下腹部痛など	腹膜刺激症状，右下腹部痛，歩行時の姿勢など
腹痛	腸重積	間欠的腹痛（啼泣）	右上腹部の腫瘤
腹痛	精巣捻転	突然発症の下腹部痛	陰嚢の視診，触診
腹痛	肺炎，胸膜炎	発熱，呼吸で変化する腹痛	頻呼吸，呼吸音の減弱など

（次頁につづく）

I. 小児救急の基本

腹痛	心筋炎		バイタルサイン,末梢循環不全の徴候など
	外傷	外傷の既往	腹膜刺激症状の有無
	妊娠に関連するもの	生理のパターン	尿妊娠反応(検査)
発熱	敗血症	哺乳力低下,不機嫌など	バイタルサイン(特に+2 SDを越えるもの)
発疹	アナフィラキシー	呼吸,消化器症状など	バイタルサイン,喘鳴など
	中毒性表皮壊死症/Stevens-Johnson症候群	薬剤の摂取歴など	粘膜疹など
	髄膜炎菌感染症		バイタルサイン,紫斑

- 日常生活を維持するために必要なこと(飲水,睡眠,歩行など)ができない場合も慎重に対応し,安易に帰宅させない.
- 帰宅時に安易に「大丈夫」と言わない.帰宅可能な状態と判断されたのは診察時のことであり,状態が急速に変化しうる小児患者の半日後を保証するものではない.ここでも最悪を想定し,帰院するポイントをしっかりと説明する.

3) 事実を積み上げること

- 小児患者は多くの場合,病歴提供者が患者のことを代弁してくれている.より正確性を期すため,病歴提供者は実際に自分が見たものを病歴として提供しているのか,

1. 救急外来での患者対応の基本

憶測で話しているのかを区別することが大事である.
- また時に主訴が患者のものではなく，保護者のもの（不安）となっていることがある．両者を区別することが真の受診理由の解明にもつながる．
- 病歴聴取者と病歴提供者の間での用語を統一する．「熱」「下痢」などは特に医療者と保護者で定義が異なることがあり，具体的な表現を心がける．
- 「水分摂取量が減っている」より「水分摂取量が普段の50％程度」と具体的な数字を利用することで情報の確実性を高める．
- 不確実な病名を使うことを避け，症状や病態で患者の状態を把握する．吐いている子どもに「胃腸炎」と病名をつけると，一般的に私たちは鑑別を考えなくなるが，「嘔吐症」と症状で把握すると，鑑別は考え続けるものである．嘔吐症は事実であるが，胃腸炎は必ずしも事実ではない．
- バイタルサインは子どもたちの声なき声である．特に自分で症状を訴えることができない子どもたちも，バイタルサインは多くのことを物語ってくれる．重篤な疾患の多くは，意識レベルを含むバイタルサインに注目し，異常バイタルを慎重に扱うことで気づくことができる．
- 子どもの外傷患者を診療する際に，最も大切なことは，すべての外傷患者において虐待の可能性を念頭におき，詳細に病歴を聴取することである．受傷時の状況を再現できるほどまで詳細に聞き出すことが，虐待に気づく手がかりになることがある．
- 提案した3つの基本原則を実践することで，小児救急医療の究極の目標に近づくことができる．日々実践することが肝要である．

（井上信明）

I. 小児救急の基本

2. 救急患者・救急車の受け入れ

1. 救急対応の基本方針
- 小児に発生した緊急事態へ対応することが小児救急だと心得る.
- 診断の確定よりも病態の把握が重要である.
- そのためには短時間に的確な情報収集が重要となる.

2. 情報収集
1) 救急隊からの情報収集
①氏名, 生年月日, 性別を確認する.
②救急要請の理由などを簡単に把握する.
③バイタルサインを確認する.
- 呼吸数:啼泣の有無も参考とする.
- 心拍数, 血圧:測定不能ならば脈の触れ, 強さで代替.
- 意識, 瞳孔:けいれん後などであれば必ず確認する.
- 体温

④救急隊へ指示を出す(例:酸素投与, 頸椎保護/全脊柱固定).
⑤予定搬送時間を確認する.

2) 他施設からの転院依頼
①氏名, 生年月日, 性別を確認する.
②先方での経過, 診断, 治療などを確認する.
③バイタルサインを確認する.
④現行の治療を確認し, 追加での治療があれば提案する.
⑤搬送方法を確認する.
- 前医付き添いの必要性
- 救急車搬送の必要性

3. 応需の可否
- 応需を原則とするが, 施設のキャパシティを考える.

2. 救急患者・救急車の受け入れ

- 搬送距離などを加味し，直近への搬送が適切な場合は指示を出す（例：かかりつけ患児のアナフィラキシーショックで搬送時間が長い，かかりつけ患児の高エネルギー外傷）．

4. 内因系への対応
- 必要な処置を想定して準備をする（「患者収容準備」p.10参照）．
- 呼吸不全や低血圧性ショックであれば気道確保物品や蘇生薬を準備．
- モニターなどの準備を行う．

5. 外因系への対応
- JATEC™ に則った標準的な外傷診療の準備をする（「付表2」参照）．
- 病院前情報に基づいた初期対応の準備を行う．
- モニターの準備とともに超音波，ポータブルX線の準備を行う．

6. 氏名・年齢不詳の場合
- 便宜的な氏名（例：成育太郎など）を用い，診療を直ちに開始させる．

7. 保護者同伴でない未成年者の場合
- 緊急対応が必要と判断したら，保護者に連絡をとりつつ診療開始を優先させることが必要．

8. 救急隊の搬送が終了した後
- 救急隊の活動内容がわかるように搬送記録を残してもらう．
- 搬送記録をもとに，救急隊とともに病院前救護の検証を行う．

（伊藤友弥）

I. 小児救急の基本

3. 患者収容準備

- 施設により患者の重症度は異なる．しかしながら常に重症患者が来院する可能性はあり，十分な準備が必要である．

1. 準備に必要なもの

- 人：医師・看護師・検査技師など，事前にチーム内で，①情報の共有，②役割分担，③治療方針，を話し合っておく．
- 物：それぞれカテゴリーに分けて考える．
  - 呼吸：酸素，マスク・カニューラ，流量膨張式バッグ（Jackson Rees），気管チューブ（上下3サイズ），吸引チューブ（口腔内，気管内）．あらかじめカートに準備しておくとよい．
  - 循環：静脈留置針，骨髄針，中心静脈穿刺キット，細胞外液，緊急輸血の仕組み，血管作動薬としてドパミン，ドブタミン，アドレナリン，ノルアドレナリン，バソプレシン，ニカルジピン，動脈圧測定準備（生理食塩水，ヘパリン）
  - 神経：ペンライト，打腱器，脳圧降下薬（グリセリン・D-マンニトール）
  - 腎臓：電解質異常（Na, K）の補正．
    - Na：10% NaCl，5%ブドウ糖
    - K：KCl，カルシウム製剤，重炭酸ナトリウム，GI療法
  - 感染：各種抗菌薬（empiric therapy）
  - 内分泌：ブドウ糖液（20%, 50%），インスリン，ステロイド
  - モニター：ECG，パルスオキシメータ，カプノメータ，マンシェット，体温計．

2. 手技に必要なもの

- 気管挿管 SOAPME＋人 で覚える．
  Suction：気管内吸引，口腔内吸引

Oxygen：流量膨張式バッグ
Airway：気管チューブ，喉頭鏡，ハンドル
Pharmacy：アトロピン，ミダゾラム，フェンタニル，筋弛緩薬（ロクロニウム）など
Monitoring equipment：モニター（パルスオキシメータ，カプノメータ，心電図）
人：挿管施行者，挿管介助者，薬剤投与する人，記録する人・タイムキーパー

3. 疾患別に必要なもの

1）気管支喘息
AB：酸素，ß吸入薬，デキサメタゾン内服，気道確保備品
C：輸液

2）ショック
AB：酸素，気管挿管の準備
C：輸液路（末梢静脈路，骨髄針，中心静脈路），血管作動薬

3）けいれん（重積を含む）
AB：酸素，気管挿管の準備
C：輸液路確保
D：抗けいれん薬：ジアゼパム，ミダゾラム，フェニトイン（ホスフェニトイン），フェノバルビタールなど
E：解熱薬（アセトアミノフェン），クーリング（冷却した輸液など）

4）外傷
AB：酸素，気管挿管の準備，胸腔ドレーン
C：輸液，輸血，血漿分画製剤など，胸部・骨盤X線，超音波（FAST）
D：ペンライト，打腱器
E：加温（毛布や暖かい輸液など）

（加藤隆宏）

I. 小児救急の基本

4. トリアージ：緊急度判断

- トリアージは，災害時にも用いられる用語であるが，本書においては病院へ来院した患者を対象とした「院内トリアージ」を示す．

1. 緊急度判定（院内トリアージ）とは

- 救急外来において，患者の評価および治療の優先性を判断することであり，患者が治療を受けるまで安全に待つ時間を決定することである．
- 診察前に3～4分で簡潔な病歴聴取と必要最小限の身体所見から緊急度を判定するものであり，確定診断を目的としたものではない．
- 緊急度と重症度は，必ずしも各病態で一致するわけではない．「緊急度が高い」とは，速やかに医療介入しないと，生命を脅かす可能性のあるもので，処置することにより可及的速やかに改善してくるものもある．

2. トリアージのプロセス

- トリアージ基準として，CTAS（カナダトリアージ緊急度スケール）をもとに日本の状況に合わせて開発されたJTAS緊急度判定ツールの小児トリアージのプロセスを示す（❶）．
- JTAS緊急度判定支援システムでは緊急度を，蘇生，緊急，準緊急，低緊急，非緊急の5段階で判定する（❷）．

1）重症感の評価

- 患者の特徴を踏まえながら第一印象で「見た目の重症感」を評価．
- 診断や原因を追求するのではなく，直ちに医療介入が必要か否かを3～5秒ほどで迅速に判断．
- 「見た目の重症感」は，意識，呼吸状態，皮膚への循環の3つの要素に基づいて体系的に評価．

4. トリアージ：緊急度判断

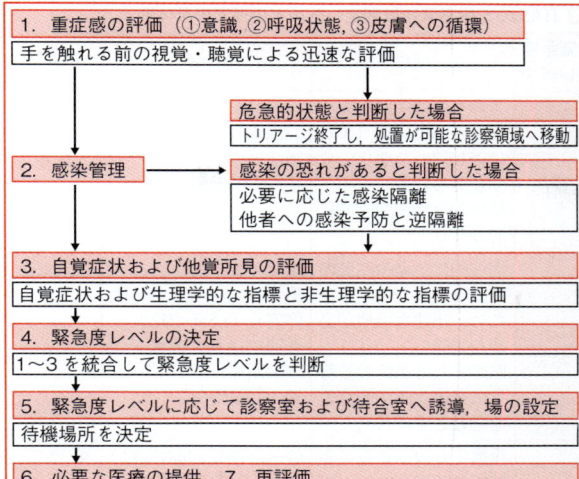

❶ 小児トリアージのプロセス
(林 幸子. 救急看護＆トリアージ 2013；2：47-53)

- ▶ 意識：小児患者の反応性および活動性から「意識レベルの見極め」
- ▶ 呼吸状態：呼吸努力の見極めを主とした「呼吸仕事量」の評価
- ▶ 皮膚への循環状態：代償性ショックの見極めを主とした「循環・皮膚色」の評価
- 危急的状態と判断した場合は，直ちにトリアージを終了して，適切な処置介入が可能な加療場所へと患者を誘導し，治療開始が遅れることがないようにする．

I. 小児救急の基本

❷ JTAS の 5 段階緊急度判定レベルと小児での具体例

緊急度レベル	状態	具体例	再評価
1 蘇生	生命または四肢を失う恐れがある状態（または差し迫った悪化の危険がある状態）積極的な治療が直ちに必要な状態	けいれん（持続状態）意識障害（高度）重症外傷 重度の呼吸障害	継続加療
2 緊急	潜在的に生命や四肢の機能を失う恐れがあるため、迅速な治療が必要な状態 医師または医師の監督下に迅速な医学的介入を必要とする状態	重度の脱水症 息切れ（中等度の呼吸障害）$O_2Sat<92\%$ 普通ではない流涎を伴う咽頭痛 歯の完全脱臼	15 分ごと
3 準緊急	重篤化し救急処置が必要になる潜在的な可能性がある状態 強い不快な症状を伴う場合があり、仕事を行ううえで支障がある、または日常生活にも支障がある状態	救急部門受診前のけいれん 現在意識清明 異物誤飲 呼吸障害なし 軟口蓋の刺創・中等度の喘息 $O_2Sat=92～94\%$ 頭部外傷 意識消失を認めたが現在は意識清明（GCS 14～15）	30 分ごと
4 低緊急	患者の年齢に関連した症状、苦痛と感じる症状、潜在的に悪化を生じる可能性のある症状で、1～2 時間以内の治療開始や再評価が望ましい状態	軽度の喘息 $O_2Sat>94\%$ 裂創,挫創 縫合が必要 軽度の頭部外傷 意識消失を認めない 発熱 不特定のもの（具合よさそう）〔学校から連れられて来院〕	60 分ごと

14

4. トリアージ：緊急度判断

5 非緊急	急性期の症状だが緊急性のないもの，および増悪の有無にかかわらず慢性期症状の一部である場合	包帯交換 処方の継続希望 軽微の咬傷 縫合の必要のない軽度の裂創	120分ごと

(日本救急医学会，日本救急看護学会，日本小児救急医学会，日本臨床救急医学会〈監〉．緊急度判定支援システム JTAS 2012 ガイドブック．へるす出版；2012 を元に作成)

2) 感染管理

- 他者，医療従事者への感染防止のため，すべての患者に対して標準予防策に従う．
- 予防接種歴や周囲での流行状況など補足的な情報の確認を行うが，感染症の鑑別に時間をかけるのではなく，可能性を疑ったら感染拡大を予防することが重要．
- 空気感染の恐れがあると判断した場合は，独立した空調設備のある個室での隔離を行う．
- 咳に対してはマスクの着用や患者同士を 1m 以上離しての待機を指示し，嘔吐・下痢などに対しては接触感染予防対策を講じる．
- 感染への抵抗性が低下した易感染患者を交差感染から守るために，逆隔離を行う．

3) 自覚症状（来院時症状）および他覚所見の評価

①自覚症状の評価

- 来院理由，現在の症状，現病歴や受傷機転，既往歴や基礎疾患の有無，内服薬やアレルギーの有無，予防接種歴，経口摂取量と排泄量を聴取．
- 早期対応を必要とする緊急性のある症状について YES・NO や回数で返答できる選択回答式の質問をとりいれて聴取
- 小児患者や保護者が伝える情報は，必ずしも主訴と病態

I. 小児救急の基本

が一致しない．患者の呈している症状と保護者の話に矛盾や乖離がある場合は虐待の可能性も視野に入れる．

②他覚所見の評価

a. 生理学的指標

- バイタルサイン（呼吸数❸, 心拍数❹, 体温, SpO_2〈O_2Sat〉, 血圧）を選択して測定・評価する．
- 呼吸窮迫の程度や循環動態，意識レベルも評価する．
  ▶ 小児患者の心拍数や呼吸数は測定時の患児の啼泣，興奮などといった情動や発熱の有無にも影響される．単に"泣いているから""発熱しているから"数値が逸脱しているとして緊急度を低く評価することは危険である．頻呼吸・頻脈はショックの代償機転の唯一の徴候であることも多く，その評価には十分注意することが必要である．
- 体温評価では，3か月未満の乳児や免疫抑制状態にある患児の発熱は，全身状態良好と判断しても重症細菌感染症の可能性を考慮した緊急度判定を行う（❺）．

b. 非生理学的指標

- 疼痛の強さ，出血性素因，受傷機転について評価する．
- 疼痛の強さ
  ▶ 発症時期と持続時間から急性か慢性か，反復するのか1回限りなのかを区別して判断する．
  ▶ 小児は認知や言語能力の発達レベルによって痛みのとらえ方や表現が変わってくるため，訴えや泣き方，機嫌や表情，行動表現，生理学的指標などの客観的観察と保護者からの情報も交えて包括的に判断する．
  ▶ 行動スケールの FLACC スケール（❻）は，観察により5つのカテゴリーをおのおのの0〜2のスコアで採点し，合計点数で表す．このように小児の疼痛をスコア化して緊急度を判定する（❼）．

4. トリアージ：緊急度判断

❸ 生理学的範囲―呼吸数

レベル 年齢	JTAS 1	JTAS 2	JTAS 3	JTAS 4/5	JTAS 3	JTAS 2	JTAS 1
0～3か月	<10	10～20	20～30	30～60	60～70	70～80	>80
3～6か月	<10	10～20	20～30	30～60	60～70	70～80	>80
6～12か月	<10	10～17	17～25	25～45	45～55	55～60	>60
1～3歳	<10	10～15	15～20	20～30	30～35	35～40	>40
3～6歳	<8	8～12	12～16	16～24	24～28	28～32	>32
6～10歳	<8	8～10	10～14	14～20	20～24	24～26	>26

（日本救急医学会，日本救急看護学会，日本小児救急医学会，日本臨床救急医学会〈監〉．緊急度判定支援システム JTAS 2012 ガイドブック．へるす出版；2012）

❹ 生理学的範囲―心拍数

レベル 年齢	JTAS 1	JTAS 2	JTAS 3	JTAS 4/5	JTAS 3	JTAS 2	JTAS 1
0～3か月	<40	40～65	65～90	90～180	180～205	205～230	>230
3～6か月	<40	40～63	63～80	80～160	160～180	180～210	>210
6～12か月	<40	40～60	60～80	80～140	140～160	160～180	>180
1～3歳	<40	40～58	58～75	75～130	130～145	145～165	>165
3～6歳	<40	40～55	55～70	70～110	110～125	125～140	>140
6～10歳	<30	30～45	45～60	60～90	90～105	105～120	>120

＊トリアージを行うためのエビデンスに基づいた下限値は確立していない．
（出典：❸と同）

- 出血性素因：先天性の出血性疾患や重度の凝固因子欠乏症，抗凝固薬内服中の患児の出血は大量出血の危険性が高く，出血性素因のある患児へは考慮が必要．

I. 小児救急の基本

❺ 小児の発熱

月齢・年齢	体温	詳細な記述	JTAS レベル
0から<3か月	>38.0℃		2
3か月から<3歳	>38.0℃	免疫不全患者（好中球減少症，臓器移植患者，ステロイド投与患者）	2
		具合悪そうな外観	2
		具合良さそうな外観	3
≧3歳	>38.0℃	免疫不全患者（好中球減少症，臓器移植患者，ステロイド投与患者）	2
		具合悪そうな外観（呼吸数および心拍数を考慮する）	3
		具合良さそうな外観	4

(出典：❸と同)

- 受傷機転
  - 外傷患者では"どの程度のエネルギーや外力が，どのようにしてどこにかかったのか"を推定し，受傷機転を把握する．
  - 高エネルギー外傷や目撃者のない事故では，緊急度を高く判定．
  - 保護者が話す受傷機転が軽微なものであるのに対し，患児の呈する症状が重篤であったり，外傷部位や程度が受傷機転とそぐわない場合は，虐待も視野に入れる．

③小児患者で考慮すべき要因
- 小児に特異的な症状，早産児，先天異常，代謝性疾患，医療機器への依存，発達障害児，被虐待児などを考慮．

4. トリアージ：緊急度判断

❻ FLACC スケール

カテゴリー	0	1	2
表情 (Face)	表情の異常なし，または笑顔である	時々顔をゆがめたり，しかめ面をしている，視線が合わない，周囲に関心を示さない	頻回または持続的に下顎を震わせている，歯を食いしばっている
足の動き (Legs)	正常な姿勢で，落ち着いている	落ち着かない，じっとしていない，ぴんと張っている	蹴る動作をしたり足を縮こませたりしている
活動性 (Activity)	おとなしく横になっている，正常な姿勢，容易に動くことができる	身もだえしている，前後（左右）に体を動かしている，緊張状態	弓状に反り返っている，硬直またはけいれんしている
泣き声 (Cry)	泣いていない（起きているか眠っている）	うめき声を出すまたはしくしく泣いている，時々苦痛を訴える	泣き続けている，悲鳴を上げている，またはむせび泣いている，頻回に苦痛を訴えている
あやしやすさ (Consolability)	満足そうに落ち着いている	時々触れてあげたり，抱きしめてあげたり，話しかけてあげたり，気を紛らわすことで安心する	あやせない，苦痛を取り除けない
合計スコア			

(Merkel SLI, et al. *Pediatri Nurs* 1997；23：293-7)

- 小児患者は代謝が活発であるが機能の未熟性から予備力が乏しいので，"摂取量と排泄量"の情報を受けて血糖値と脱水の評価を行う．

I．小児救急の基本

❼ 小児の疼痛評価

疼痛の強さおよびスコア	急性/慢性疼痛	JTAS レベル
強い痛み　　スコア 8〜10/10	急性	2
中等度の痛み　スコア 4〜7/10	急性	3
弱い痛み　　スコア 0〜3/10	急性 慢性	4 5

(出典：❸と同)

4) 緊急度レベルの決定
- 緊急度判定のための指標を用いて"重症感"と"自覚症状および他覚所見"の評価に医療者自身の判断も組み入れて総合的に判断し緊急度を判定する．
- 原則は，「より軽症に判断しないこと」である．

5) 待機場所を決定
- 緊急度レベルに基づいて患児が安全に待機できる場所へ誘導する．

6) 必要な医療の提供
- 経時的に観察が必要な患児へのモニター装着や呼吸困難のある患児への酸素投与など必要な処置を開始する．
- 待合室で待機する患児・保護者に対して，症状緩和のための援助，どのような症状変化時に医療者へ声をかけるのか，治療プロトコルに従い行われる検査・処置について簡単に説明するなど，安心して「待てる」環境作りを行う．

7) 再評価
- JTAS では，再評価の時間目標は緊急度判定に応じて設定されている（❷）．これはこの時間まで評価しないというものではない．病態の悪化に対し再評価に基づいて緊急度レベルを変更し迅速に対処することが必要．

（林　幸子）

5. 院内リソースの活用

◆日頃からの準備が大切．どんな状況で困るかはある程度予測が可能．

1. 院内緊急コール

- 呼吸の状態が極端に悪い，心臓が止まりそうといった状況では早めに院内の緊急コールを使用し人手を集める．
- 初期対応をしつつ，いざ集まったら有効に人員活用ができるように人手の到着までに役割の振り方もイメージしておく．
- 患者が瀕死でありながら小児だからと他部署の力を借りないのは厳禁．
- 集まる人は必ずしも小児医療関係者とは限らないが器材や薬剤の準備，胸骨圧迫などは指示をすれば一緒に対応が可能である．
    ▶ 面識のない人と蘇生をするのは緊張するが，熱意と謙虚さがあれば大丈夫．
- のちに急変時の対応を振り返り，改善すべき点を蘇生チームで共有すること．

2. 麻酔科

- 気道確保が通常よりも困難と思われれば麻酔科に相談し，挿管手技のみでなく導入する薬剤の選択や換気方法についても相談する．
    ▶ 小児患者で気道確保が必要な患者には染色体異常や長期臥床による顔面頭頸部の異常がある患者が少なくないため，挿管困難の有無にも留意する．
- 顔見知りではないなどの理由で依頼しにくい状況はありうるが，患者に必要であれば積極的に他の医師の援助を得る．
- 患者中心の考えを持ち合わせること，急変時に依頼がしやすいように自科と他科との間で体制を整えることが大切．

I. 小児救急の基本

3. 同僚，上司
- 自身の経験が増えても自分一人だけで解決できないことはあるため，もしものときに備え，日頃から当直医以外の相談相手を科内で決めておくようにする．
- 夜間など電話では実際の重症度が伝わりきらない場合がある．このため，コンサルトの返事が実際の状況に即していないと思えるときもある．指示を受けてもそれでは不十分，状況に即していないと感じられる場合などは，丁重に自分の意見を述べたり，病院まで来てほしいと言えるだけのコンサルト力は当直をする者には重要である．

4. 院内の他科の医師
- 超音波で心機能を知りたいが心臓超音波ができない場合，緊急で必要があれば循環器内科の医師に相談する．腹部疾患で自身の行った超音波の結果に自信がなければ，放射線科や小児外科の医師に助けを求める，なども検討する．
  ▶ あくまで主治医は自分であるが，「この部分について相談したい」と具体的に伝え，丸投げ感を相手に抱かせない伝え方は大切．

5. 看護師
- 経験のある看護師は医師より多くの患者をみていることがある．また他の多くの医師のやり方など一般的なアプローチを知っていることもある．他者の意見を鵜呑みにしたり依存するのはよくないが，看護師の考えを聞いてみることも解決策となることがあり，ひとつのコミュニケーション方法である．

6. 専門的な疾患
- 重症例では病態や患児に何が起きているのかわからない場合がある．状態の悪い患者の対応で困り他の施設に依頼しないといけない場合，診断名が不明だと紹介しづらい気持ちになることがある．どんなときでも患者に必要であれば，

5. 院内リソースの活用

他院の医師の力を借りること．連絡をするときは，呼吸や循環，意識の程度がどうかなどを落ち着いて伝えることが大切．
- 電話の場合は向き合っての会話よりもこちらの意図が伝わりにくいことが多い．意見を求めているのか，転院を受け入れてほしいのかなど，こちらの意図が相手にわかりやすいよう注意する．仮に断られた場合も他にどの病院なら受け入れが可能と思われるかを聞くと参考になる．
- どんな場合でも大切なのは，手に負えないと考えたら早く助けを求め，少しでも治療が遅れないことである．

7. インターネット，電話相談事業
- 近隣の高次病院で満床などを理由に断られることがある．自治体によっては医療機関の案内電話があったり，重篤患者であれば消防で受け入れ先を探してくれる所もあるので，日頃から連絡先を確認しておくこと．

8. 暴力的な患者，クレーム患者
- 小児科領域では比較的少ないが十分な備えが必要．
- 院内で暴力患者の対応が決まっていることも多いが，それに沿って対応できるように，日頃から確認しておき，病院で対応法がなければ，指導医，事務当直，院長代行，警備員，最寄りの警察などの助けを借りること．
- 必要な診療は行っていてもクレームにより他患者の診療の妨げになる場合，対応を事務職員にしてもらうようにしておくなどの備えも必要である．

9. まとめ
- 日頃から物品や相談相手，緊急システムの把握といった準備をしておくこと．
- 相談する際は，何に困っていて，どうしてほしいのかを明瞭に伝えること．

〔佐々木隆司〕

I. 小児救急の基本

6. 病院間患者搬送

1. 背景
- 重篤小児患者の病院間搬送は小児救急医療体制の一つであり、集約化により転帰は改善する.
- 収容された病院で必要な治療ができない場合には、初期安定化後に迅速に適切な病院へ搬送する必要がある.
- 搬送中の状態悪化リスクは高く、モニタリングを含めた集中治療管理の継続を要する.

2. 搬送の適応
- 収容されている病院ではできない診療が、受け入れ先の病院では可能であること.
- 注意深い全身状態管理・治療継続がなされれば搬送が可能な安定した状態であること.

3. 小児搬送専門チーム
- 集中治療が患者転帰を改善するのと同様に、専門チームによる病院間搬送は転帰を改善する.
- 状態が不安定な患者ほど、搬送専門チームによる搬送が望ましい.
- チームは、迅速、効率的、かつ安全な搬送が行える適切な技術と機器を備えており、受け入れ病院までのシームレスな医療を担う.
- 患者の状態、依頼元病院の人員（最低2人）、技術、機器準備の状況により、依頼元病院による搬送も考慮する.

4. 搬送準備
- 全身状態管理・治療継続により搬送が可能な安定した状態にする.
- 患者情報の取得．基本情報、連絡先、病歴、所見、デバイス、診療経過など（❶）.
- 受け入れ病院との情報共有．双方で搬送専門チームの必要

6. 病院間患者搬送

❶ 搬送に必要な情報と準備

患者情報
□ 患者情報：氏名，生年月日，性別，体重
□ 依頼元病院名，医師名，住所，電話番号，患者収容場所
□ 診断名，病態，転院搬送の理由
□ 検査・治療経過，デバイス（気管チューブ，静脈路など）
□ 既往歴，感染症接触歴，アレルギー，最終経口摂取時間と内容
□ 患者保護者緊急連絡先（携帯電話番号）
□ 搬送専門チーム必要性の有無と搬送方法

依頼元病院の準備
□ 患者状態安定化
□ 気道確保と静脈路確保
□ 早期から受け入れ病院との情報共有，搬送専門チーム派遣要請（必要時）
□ 保護者へ搬送の説明と同意書取得
□ 診療記録，検査結果，画像検査，薬剤リストのコピー
□ 輸血準備（必要時）

性を判断.
- 受け入れ病院は，必要な追加検査，治療の助言と，搬送準備を依頼元病院に指示する（❶）.
- 依頼元病院が搬送する場合には，物品，機器，薬剤を準備する（❷）.
  - 薬剤，物品，機器ともにすぐに使用できる状態に準備.
  - 酸素，バッテリーは搬送予測時間の2倍程度供給できるように準備する.
  - 患者固定，機器固定，デバイス固定は，安全な搬送のために重要.

I．小児救急の基本

❷ 搬送に必要な資機材と薬品

モニター	呼吸・心電図モニター パルスオキシメータ 呼気 CO_2 モニター 血圧モニター 体温モニター
呼吸器系	酸素ボンベ 人工呼吸器・回路 吸引器
循環器系	除細動器とパッド（経皮ペーシング機能付き） 輸液ポンプ・シリンジポンプ
蘇生物品	気道・呼吸管理物品 静脈留置針・骨髄針・輸液ルート 胸腔ドレーン
薬剤	蘇生薬 挿管薬 鎮静薬 抗けいれん薬 抗不整脈薬 抗菌薬 輸液・輸血（必要時）
その他	携帯バッテリー バックボード，身体固定具，頸椎固定具 迅速血糖測定器 聴診器
書類等	搬送記録用紙 小児薬用量ガイド 紹介状，診療記録コピー，同意書 各連絡先 携帯電話

5. 搬送のための患者評価
- 搬送中の新たな気管挿管，静脈路確保などの処置は困難．

1) 確実な気道確保と換気
- 必要であれば搬送前に確実な気道確保を行う．
- 軽度な呼吸窮迫，循環障害，意識障害で酸素化が保たれていても十分に酸素を投与する．
- 呼吸，循環，意識障害のいずれかが存在すれば，確実な気道確保と人工呼吸管理の適応．
- 人工鼻による回路内加湿：電気式加湿装置は消費電力が高く，回路が複雑となるため避けること．
- 搬送直前の胸部X線検査：気管チューブ先端位置確認，無気肺や気胸の有無を確認．

2) 確実な静脈路確保
- 2か所以上の静脈路確保．蘇生薬などの緊急薬剤投与ができるルートを明確にしておく．
- 静脈路確保が困難な場合には，骨髄路確保．
- 輸液負荷，血管作動薬とシリンジポンプ，および，輸血の準備（必要時）．

3) 体温
- 環境温度に左右されやすい小児の特徴に配慮する．
- 高体温の回避：搬送時空間の室内温調節，解熱薬，氷枕，輸液温度．
- 低体温の回避：搬送時空間の室内温調節，電気毛布などの覆い，ウォーマー．

4) 骨折部位固定
- 骨折部位などは，搬送中の状態悪化を避けるためにシーネまたはギプス固定．

5) 安定化後の搬送が原則であるが迅速性が優先される病態
- 頭部外傷などによる頭蓋内圧亢進状態のため緊急外科的処置が必要な場合．

I. 小児救急の基本

- 急性心不全，または，急性呼吸不全により心肺補助装置が必要な場合.
- この病態でも，確実な気道確保，静脈路確保など最小限の処置は搬送前に必要.

6. 搬送方法

- 患者状態，搬送距離，搬送人員，交通状況，天候，ヘリポートの有無などの因子により方法を選択する（❸）.
- 各搬送方法での酸素と電源供給について把握する.
- 固定翼搬送では，高度による気圧，気温，湿度の変化について把握する.
  - 気圧変化
    ▸ 酸素投与量増加および，人工呼吸器の圧調節の必要性.
    ▸ 気管チューブカフなどの膨張：空気ではなく蒸留水を留置.
    ▸ 輸液パック内の気体膨張：輸液パック内の気体を除去.
    ▸ 消化管，閉鎖空間の気体の膨張：胃管は開放または吸引，胸腔ドレナージ.
  - 湿度低下と温度低下による脱水，低体温に留意.

7. 搬送中の注意

- 合併症や不測の事態が起こりやすく，重篤状態でより発生が高い.
  - 継続的なモニタリングによりバイタルサインの変化に注意.
  - 気道管理，静脈路の状態，体温調節，血糖管理には，特に留意.
  - 気管チューブの管理：固定状態，位置のずれ，屈曲，閉塞に注意.
  - モニタープローベ，呼吸器回路，酸素，薬剤投与ルート接続の定期点検.
  - 人工呼吸器，輸液ポンプなど機器作動状況，バッテリー

6. 病院間患者搬送

❸ 搬送方法の比較

	利点	欠点
救急車 (ドクターカー)	利便性 場所を選ばない 空間が保たれる	交通状況の影響あり 所要時間
ヘリコプター	利便性　ややよい 迅速性 中距離搬送 交通状況の影響なし	天候の影響あり 搬送時空間（狭い・騒音） ヘリポートの有無
飛行機	迅速性 長距離搬送 空間が保たれる 交通状況の影響なし	利便性 天候の影響ややあり 空港の有無 複数回の乗せ替え要 空港までのアクセス要

　　量，酸素残量の定期確認．
- 薬剤投与量の間違い防止のため，搬送前に1回投与量ごとに準備をする．
● 鎮静・筋弛緩・鎮痛の必要性を検討する．必要時は，搬送前に薬剤投与を開始する．
- 自発呼吸による人工呼吸器との非同期換気の回避．
- 啼泣や興奮などによる患者のストレスの軽減．
- 体動による転落などの防止．

8. 搬送終了後
● 初療記録と搬送記録のコピーを渡して，受け入れ病院医師に治療経過と評価を伝える．
● 搬送に使用した薬剤，モニター，機器を確認のうえ回収．

（植松悟子）

I. 小児救急の基本

コラム "軽症患者対応"時の注意点
——小児救急医療の特質から考える

はじめに

　小児救急医療は成人救急医療に比し軽症者が多いことから，救急医療提供そのものが軽症患者対応と同じ意味合いとなる．軽症患者対応時の注意点は純医学的な対応だけではなく社会医学的対応が必要であり，患児の診療のみに終始するのではなく，保護者の心情にも十分配慮する必要がある．また，医療者は子どもの傷病はできるだけ軽症で終わらせるという意識で小児救急医療と向き合うべきである．

小児救急医療の全体像

　小児救急医療は圧倒的に軽症が多いことが知られていて，いわゆる集中治療を要する症例は救急受診の 0.1％程度であり，入院必要症例も 5（～10）％程度である（図）．このような特徴から，看過しても最悪のシナリオを経験する頻度が少ないがゆえに医療者が慢心しやすいという側面がある．このことを十分に理解して，患児・保護者と向き合い診療を行わねば，そのピットホールに陥る危険性がある．

　また，軽症であっても，そのことの評価ができない保護者は，急な傷病に対しての不安感を起点に受療行動を起こすことを認識しておく必要があり，純医学的に傷病の緊急度・重症度を評価し診断・治療するだけではなく，保護者の不安を理解して取り除いてあげなければ，診療は完結しない．

小児救急疾患の特徴

　小児救急医療において，軽症が多いなかにも重篤疾患が隠れていることはよく知られているが，重篤疾患の看過防止のためにも小児救急疾患の特徴を知っておく必要がある．その特徴とは以下のようである．

コラム　"軽症患者対応"時の注意点

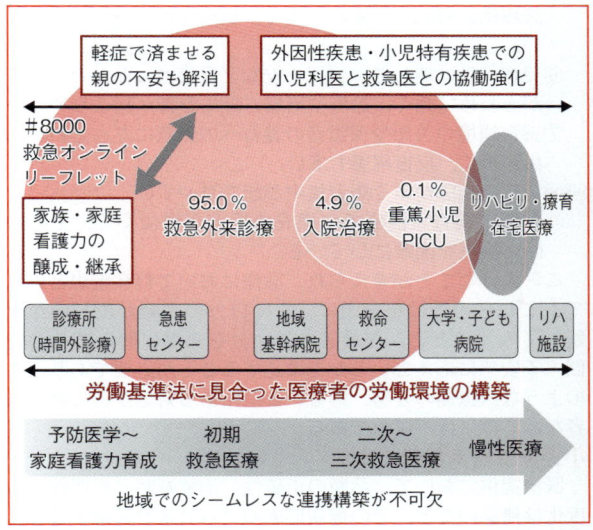

```
軽症で済ませる        外因性疾患・小児特有疾患での
親の不安も解消        小児科医と救急医との協働強化

#8000
救急オンライン
リーフレット
                95.0%      4.9%    0.1%     リハビリ・療育
家族・家庭      救急外来診療  入院治療  重篤小児   在宅医療
看護力の                          PICU
醸成・継承

  診療所    急患    地域     救命    大学・子ども  リハ
(時間外診療) センター  基幹病院  センター   病院     施設

  労働基準法に見合った医療者の労働環境の構築

 予防医学〜      初期        二次
家庭看護力育成   救急医療   三次救急医療    慢性医療
       地域でのシームレスな連携構築が不可欠
```

小児救急医療の全体像（北九州市立八幡病院小児救急センター）

①主訴が不明瞭で非特異的であり，確定診断が初診時には困難なことが多い．
②病勢の進行は早く，緊急度・重症度の予知が困難である．
③小児自体が年齢幅以上に発達幅が広く，全身的かつ広範な対応が求められる．
④いわゆる bio-morbidity な疾患から，co-morbidity, new-morbidity といわれるような心身の複合的疾患へ，子どもたちの病態像が変容し，psycho-social emergency が増加している．
⑤救急受診であっても圧倒的に軽症疾患が多いがゆえに，

Ⅰ. 小児救急の基本

　　診療側に慢心が生まれやすく，重篤な疾患を看過しやすい．
　⑥受療行動に関して，育児不安など保護者にかかわる要素がきわめて強く，診療や治療方針に影響が起こりやすい．
　⑦養育環境の善悪や保護者の養育への熱意に左右される傷病が多く，反復罹患も多い．
　⑧流行性疾患が多く患者集中が起こりやすい．
　⑨診断・検査・治療での患児の協力が得にくく，その診断・治療を困難にしている．
　このようなことが考えられ，診療において軽症疾患と思えてもこれらの特徴を念頭に，常に自分の判断が正しいかを疑ってみることと，保護者の言い分を真摯に聞いてその疑問・不安感に応えているかを確認することが必要であり，このような医療側の姿勢，あるいは余裕ある対応が特に軽症患者を診る際には不可欠である．

小児救急医療提供の本質

　医療提供において，診断の正確性，治療戦略の専門性・高度化は無論のこと，その傷病形成のプロセスを重視することは，予防医療の観点からも，保護者の不安を取り除くという観点からも重要な部分である．すなわち，傷病をいかに正確に診断・治療するかというスキルの向上に加えて，いかに重篤な傷病に陥らせないかという点も小児救急医療の本質と考えられる．傷病に苦しむ子どもたちを軽症で済ませる，終わらせるという大事な一面が小児救急医療にはある．そして，この保護者心理による早期受診のために，軽症例が圧倒的に多いなかから，より緊急度の高い患児を見抜き，かつその重症化の予知を行うこと，そして多くの症例を保護者の希望どおりに軽症で食い止めることが小児救急医療提供の本質である．この意識を常に小児救急医療提供者が忘れないことが軽症患者対応の原点である．

コラム　"軽症患者対応"時の注意点

小児救急医療においてピットホールに陥りやすい条件

　軽症患者が多いことから医療者自身が気づかないまま，慢心した医療提供を行いやすいのは事実であるが，そこには医療者中心の思考過程が影響を与えているわけで，いかに患児・保護者中心の医療を行うかが求められている．医療者中心になりやすい思考背景がピットホールに陥りやすい条件といえる．すなわち，ピットホールの多くは医療者側の因子に基づくものが多く，これらの因子を最大限に取り除くためには医療者としての悪しきパターナリズムを捨て，謙虚に患児・保護者と向き合うことが出発点となる．

①**医療提供側に過剰な専門家意識が存在**：無意識のうちに医者の常識で受診行動の評価を行ったり，患児・保護者不在の診断・治療を選択したりと保護者の気持ちを思いやれていない診療に偏ってしまう．

②**診療に関して，無意識に自信過剰となっている**：ヒューマンエラーに対しての無防備が存在し，自分は大丈夫，ミスはしないと漠然と思い込んでいる．

③**診療終了時間間際，繁忙時はつい安易な結論をつけたがる**：無意識の焦りが患者不在の診療を起こしやすい．診療中の意識が診療外に占められて診療意欲が落ちている．

④**無意識の思い込みで診療を行ってしまう**：実際に種々の背景で診療熱意が無意識に落ちることが少なくなく，勝手な思い込み診療を行いやすい．

⑤**保護者の訴えに耳を傾けない，保護者の言い分に反論ばかり考える**：協働で診療するという意識のなさから常に診療側の優位性を保とうとする考えが強いことが多い．

⑥**検査への過信が起こりやすく，身体所見の評価が曖昧になりやすい**：検査への偏重は診療熱意が低いゆえであり，問題点の先送り，判断の遅れ，安易な診断に流れやすい．

⑦**前医の診断への偏重が起こりやすい**：実際にベテラン開

I. 小児救急の基本

業医からの紹介などの場合にはついその診断名に流されて，自己自身の基本診療をおろそかにしてしまいやすい．

⑧ **診断・治療方針に迷っても，そこに謙虚になれず安易に結論づけやすい**：面倒くさいとの意識はなくても結果的には自らの診断を過信してしまっている．

⑨ **医学的判断を保護者に強要しやすい**：保護者の理解の有無を無視して医学的判断を振り回して保護者不在の診療に陥りやすい．

⑩ **保護者の言動に扇動されやすい**：保護者の目の前の言動につい過剰に反応してしまいやすく，かえって信頼関係を構築できなくなることが少なくない．

軽症患児に向き合うときほど，以上のようなピットホールに陥りやすい診療意識に留意して診療を行う必要がある．ベストコンディションと懸け離れた身体心理状態での診療は診療熱意の低下につながり，ピットホールに陥る原因となる．

おわりに

軽症患者と向き合うときの医療者の心的背景には「子どもたちの傷病は軽症で終わらせてあげる」という医療姿勢が不可欠である．早期発見早期治療が言い尽くされているにもかかわらず，これが最も守られていない部署が初期救急医療現場である．新しいワクチンの普及を始め，予防医学が発達し，予防医療の提供にはまったく違和感なく取り組めているが，なぜか予防医療と同じ意味合いと思われる，救急医療における「早期受診」に対する医療側の風当たりは強いのが現状であり，この点に医療当事者は気づくべきである．

すなわち，どんな時間帯であろうと，どんな症状であろうと「ひどくならないうちに救急受診してくれてよかった」という気持ちをもって救急医療の提供を行うことが，軽症患児の診療で最も必要なことである．

（市川光太郎）

II

救急で遭遇することの多い症状

Ⅱ. 救急で遭遇することの多い症状

1. 発　熱

1. 発熱で考える要素
1）熱源の特定
- 以下のような所見があれば，年齢を問わず診断に直結する情報を得られる．
  - 気道症状・所見：鼻汁，耳痛・耳漏・鼓膜の膨隆を伴う発赤，咳嗽，嗄声，くぐもった発声，吸気性・呼気性喘鳴，気道分泌物，咽頭・扁桃の発赤や腫脹，開口制限，斜頸．
  - 眼窩や頬部の片側性の腫脹，顎下・頸部・後頭部・鎖骨上窩・その他全身のリンパ節腫脹．リンパ節腫脹は部位，大きさ，疼痛を伴うか否かも重要．
  - 消化器症状・所見：嘔吐，下痢，腹痛，腹膜刺激所見．
  - 骨・関節・軟部組織の変化：腫脹，発赤，可動域制限，他動による疼痛誘発での啼泣・患部を動かさないなど．
  - 特徴ある皮疹・粘膜疹：麻疹，風疹，水痘，溶連菌感染，川崎病，多形滲出性紅斑，薬疹，紫斑．
  - 髄膜刺激症状や脳圧亢進所見：羞明，項部硬直，歩行や振動でも増強する頭痛，大泉門の膨隆．
  - デバイスを装着して在宅管理している状況：VPシャント，胃瘻，気管切開，尿路変更・自己導尿．
- 特定の疾患の流行期や同様症状・所見の家族内・集団発症の病歴にてインフルエンザウイルス，アデノウイルス，RSウイルスの各感染症の迅速検査キットが利用できる．

2）熱源が特定できない場合
- 年齢：1か月未満，1～3か月，3か月から3歳，それ以上の年齢でのアプローチが異なる．
- 熱の高さ：39.0℃以上かそれ以下なのか．前者では重症細菌感染症のリスクが高まる．

1. 発　熱

- 発熱のパターン：持続して高いのか（感染症），いったん解熱傾向あるいは解熱することがあるのか（膠原病，悪性疾患）．
- 全身状態・バイタルサイン：状態がよいか（well appearing），状態が悪いか（ill appearing）を判定する．すなわち，意識レベル・努力呼吸の有無・顔面や四肢の循環の状態（pediatric assessment triangle）とそれに続くバイタルサイン．特に頻呼吸と頻拍は重要である．体温が36.5℃から1℃上昇につき呼吸数は5回/分，心拍数は10回/分しか上昇しないので安易に頻呼吸・頻拍を発熱のせいにしない．
- 有熱日数：1週間以内か以上か．前者はほぼ急性感染症・急性炎症性疾患の可能性を考える．後者は不明熱としてアプローチする．

2. 熱源の特定できない生後3か月未満の持続期間1週間以内の発熱

1) 本当に発熱か
- おくるみによる38℃台前半までの体温上昇がありうるので，それを取って15〜30分後に直腸温にて測定する．おくるみによる体温上昇は体幹も四肢末梢も温かい．

2) 生後1か月未満の持続期間1週間以内の発熱
- 生理的にこの時期は1日の大半入眠しており，あやし笑いなどの社会的発達がないため全身状態の他覚評価が難しい．
- 38.0℃以上の発熱は，原則として血液培養，尿培養（必ず導尿で行う），髄液培養また下痢があれば便培養を提出し，経験的抗菌薬投与を行い（B群溶連菌・大腸菌を想定），入院経過観察とする．
- 全身状態がよい（啼泣強く，哺乳力よく，筋緊張よく，呼吸状態は落ち着いており，色もよい）場合でも重症細

II. 救急で遭遇することの多い症状

菌感染症の可能性は否定できない．
- 明らかな哺乳力低下，筋緊張低下，末梢冷感，頻呼吸（呼吸数60回/分以上），頻拍（脈拍数180回/分）があれば，検査結果のいかんにかかわらず抗菌薬は髄液移行性のあるものを髄膜炎治療量にて投与する．
- 髄液検査にて髄液細胞数増多があれば，髄液検査に単純ヘルペスウイルスのPCR検査を追加し，上述の抗菌薬に加え単純ヘルペス性脳炎＋髄膜炎をカバーする量のアシクロビル静注を併用する．
- **血液培養のみ，また血液培養と尿培養のみで髄液検査を省略するなど，敗血症精査を部分的には行わない．**尿路感染症でも髄膜炎合併頻度がそれ以上の月齢より多い．
- RSウイルス，インフルエンザウイルスの迅速検査が陽性であっても重症細菌感染症合併の頻度が高く，精査は省略できない．
- 感染以外に出血傾向による頭蓋内出血，甲状腺機能亢進症（母親のコントロール不良），薬剤離脱（母親の抗けいれん薬などの内服）の可能性もありうる．

3) 生後1か月以上3か月未満の1週間以内の発熱

① ill appearing and/or 39.0℃以上の発熱の場合
- 生後1か月未満と同じように敗血症の精査をすべて行う．
- 起炎菌は大腸菌，B群溶連菌に加え，インフルエンザ菌，肺炎球菌の可能性も出てくるので，ペニシリン耐性肺炎球菌の髄膜炎もカバーできるよう，経験的抗菌薬投与を静注で開始する．

② well appearingかつ39.0℃未満の発熱の場合
- 生後2か月以降では，培養を採取せず，解熱するまで毎日電話連絡で状態を確認または外来にて経過観察する．
- 血液培養，尿培養を採取し，尿スメアのグラム染色で菌

を証明した場合は髄液検査を行わない．一方，尿スメアで細菌を証明できないときは，髄液検査を行う．
- 髄液検査まで行った場合は手技による髄膜炎惹起のリスクが上がるので，細菌性髄膜炎に効果のあることが経験的に知られている抗菌薬の投与を行う．
- インフルエンザウイルスの迅速検査が陽性の場合は，敗血症精査は省略できる．
- RSウイルス迅速検査が陽性の場合は，尿路感染症は否定できず，尿培養採取は必須．

3. 熱源の特定できない生後3か月以上36か月未満の1週間以内の発熱

1）歯が生えてきたから熱が出る？
- well appearing で 37.5〜38.4℃ までの発熱はあるが，38.5℃以上の発熱とはならない．

2）熱源不明の細菌感染症と occult bacteremia（菌血症）
- この時期では95％以上が自然解熱するウイルス感染症であるが，以下の3つの細菌感染症の可能性がある．

①呼吸器症状・所見のはっきりしない大葉性肺炎：39.0℃以上の発熱，白血球2万/μL以上では胸部X線像で証明できる細菌性（大葉性，一側性）肺炎の可能性が高まる．後出の occult bacteremia に起因する．

②尿路感染症：39.0℃以上の発熱で3か月以上2歳未満に多い．尿培養を提出しないと診断できない．

③ occult bacteremia
- 生後3か月から3歳，ただし可能性としては生後1か月から6歳未満までの間で生じる，熱源不明の発熱で血液培養が陽性になる現象．
- 生後2か月から半年までに乳児の気道に常在菌として定着するインフルエンザ菌・肺炎球菌がウイルス感染に引き続いて粘膜から血流に侵入するが，この時期は母親

から移行した免疫グロブリンが次第に減少し，児の液性免疫が量的・質的に確立するまでの間の端境期にあたり，両菌のもつ莢膜多糖体に対する生理的免疫応答遅延により菌血症を生じる．
- 抗菌薬を使用しなければ5～10％が重症巣感染症（髄膜炎，肺炎，骨関節炎，眼窩蜂窩織炎，喉頭蓋炎）に発展する．
- インフルエンザ菌と肺炎球菌はかつてこの時期の熱源不明な発熱の5％を占めていたが，T細胞免疫を介するHib莢膜多糖体蛋白結合ワクチン（Hib〈ヒブ〉ワクチン），肺炎球菌結合型ワクチン（小児用肺炎球菌ワクチン，PCV7）の導入で減少してきている．
- 欧米では両ワクチン導入後の起炎菌は肺炎球菌30％（PCV7でカバーされない莢膜抗原をもつ本菌による），大腸菌30％，サルモネラ菌20％，髄膜炎菌5％，A群β溶連菌3％．インフルエンザ菌はなし．

3) ill appearing の場合
- 一見して熱源がはっきりしない場合：熱源を特定する以下のような細菌性巣感染の病歴と身体所見を再確認する．
  ▶ 細菌性髄膜炎：意識レベル低下，弱く甲高い啼泣，仰臥位を許さない不機嫌，顔色不良，大泉門膨隆，2歳まではあてにならないが，あれば決め手となる項部硬直，眼位や瞳孔の状態．
  ▶ 化膿性骨髄炎・関節炎：1か所の骨・関節領域，特に緊急を要する股関節，肩関節，膝関節などの関節が関節包に覆われている領域の所見を採取．
  ▶ 穿孔性虫垂炎：頻度は低くても全年齢で虫垂炎の穿孔はありうる．筋性防御と腫瘤に特に注意．
  ▶ 川崎病：BCG接種部の炎症，不定形発疹，眼球結膜充血，イチゴ舌，亀裂の入った口唇の発赤・腫脹，手足

の浮腫など診断基準をすべて同時に満たすことはまれで不全型も多い.
- ▶ サルモネラ腸炎：粘血便でなく水様下痢もまれではない. 家族内発症, 脱水や敗血症の徴候に注意.
- 上記で熱源が特定できない場合：血算, CRP, 血液培養, 尿培養, 髄液培養の採取, 胸部X線撮影を行い, 細菌性髄膜炎や尿路感染症（urosepsis）を念頭に髄液移行性のよい第三世代セフェム系抗菌薬静注を開始.

4) well appearing の場合

①発熱3～4日目の場合

- 見た目の活気以外にバイタルサインの安定（心拍数が180回/分を超えていないことは特に重要）, 悪寒・戦慄のエピソードがない, 水分摂取・尿排出が普段の半分以上保たれている, の条件を満たせば5日以上の発熱持続の場合の再来の必要性を説明して帰宅させる.
- 39.0℃以上の持続する発熱や悪寒・戦慄を伴った場合は全身状態がよくても, 以下の発熱5日以上の項に準じて管理する.

②発熱5～7日目の場合

- 乳児期後半なら3回のHibワクチン, PCV7ワクチン*を終了しているか, 1歳以降で1回でも両ワクチンを接種しているかを確認.
- ＊2013年10月以降はPCV13ワクチン
- 白血球15,000～20,000/μL以上, CRP4～8 mg/dL以上で血液培養, 尿培養と尿スメアのグラム染色, 胸部X線撮影を行い, 尿路感染症・肺炎ならその治療, 原因不明でも第三世代セフェム系抗菌薬を静注し解熱するまで入院とする.
- ワクチン接種歴が確実で人生初めてのこの時期の熱源不明の発熱は, 突発性発疹や川崎病の可能性も考慮.

Ⅱ. 救急で遭遇することの多い症状

4. 3歳以上の1週間以内の発熱
- 問診と診察で熱源が特定できることが多い.
- 溶連菌・マイコプラズマ感染症の頻度が増加する.
- 学童期以前は occult bacteremia の可能性が少ないながらまだある.
- 川崎病をはじめ, 深頸部・後咽頭のリンパ節炎や後咽頭膿瘍にも注意する.
- 薬物アレルギー, 中毒・服毒（虐待や自殺企図), 熱射病など感染症以外の原因も増加する.

5. 8日以上持続する問診・診察・標準的検査で熱源を特定できない発熱（FUO）への対応

1) 小児 FUO の疫学
- 最終診断は 40％が感染症, 30％が膠原病, 5～6％に炎症性腸疾患, 5～6％に悪性疾患であり, 30％もが診断不明となっている.

2) 基本的アプローチ
- 画像診断の質が向上したにもかかわらず, FUO の診断の一番のきっかけは繰り返し行う生活歴や渡航歴を含む病歴や詳細な身体診察であることは変わっていない.
- 熱型をみながら, 熱が出ているときとそうでないときの全身状態, バイタルサイン, 随伴症状・所見の変化をチェックする（発熱時の筋痛や皮疹は Still 病を疑うなど).
- 全身状態が悪ければ1週間すぎたところで積極的に精査する. 全身状態がよければ2～3週間は自然軽快するウイルス感染症の可能性を考えて経過観察できる. それ以上では後出のような積極的精査を行う.
- 成長曲線を常にチェックする（炎症性腸疾患, 若年性特発性関節炎全身型).
- 検査としては,

1. 発　熱

①血算，白血球分画，炎症反応（CRP，プロカルシトニン），血液培養，検尿と尿培養，胸部 X 線，生化学では特に血清アルブミン・血清 P・中性脂肪・LDH・フェリチン

②ツ反・クォンティフェロン®，マイコプラズマ・サイトメガロウイルス・EB ウイルスの各抗体価，抗核抗体・抗 DNA 抗体

③腹部超音波（腫瘍・膿瘍・腸間膜リンパ節炎の診断），さらに心臓超音波（川崎病，感染性心内膜炎），髄液一般と培養検査，骨髄穿刺（白血病とその類縁疾患，血球食症候群），MRI・CT・PET（^{18}F-FDG）・ガリウムシンチなどの画像検査

の追加などを考慮する．

- 骨髄穿刺は FUO の診断には避けて通れないが，発熱に随伴する他の所見がなければ陽性の可能性は低い．

3) 診断に至るコツ

- 乳幼児で「1 か月以上熱が続いています」という保護者の言葉をうのみにしない．保育所にて複数のウイルス感染症に次々罹患していることが判明することが多い．
- 発熱が始まって 1 週間前後では不完全型川崎病に注意して精査し，免疫グロブリン大量療法投与の時機を逸しない．
- マイコプラズマ感染症，猫ひっかき病，菊池病（亜急性壊死性リンパ節炎），結核，サルモネラ腸炎，椎間板炎・椎骨骨髄炎，虫垂炎穿孔後腹腔内膿瘍は FUO の代表的感染症である．
- 市販の感冒薬・処方された鎮咳・去痰・気管支拡張薬，長期服用している抗けいれん薬などあらゆる薬剤は服用開始からの期間を問わず FUO の可能性を考える．
- 炎症性腸疾患は増加かつ低年齢化しており，特に Crohn

病はFUOが唯一の初発所見のことがある．幼児から思春期まで，成長障害（低身長，体重減少），肛門痛，貧血，便鮮血に注意．
- 乳児では腎性尿崩症，思春期では甲状腺機能亢進症における中毒症など代表的内分泌疾患の可能性も考慮．
- 白血病，Ewing肉腫，神経芽細胞腫などの悪性疾患は2/3がFUOで発症するが，発熱は間欠的かつ，有熱時以外の顔色不良の持続，高率に合併する骨関節疼痛，貧血など随伴症状を見逃さない．
- 1～10歳で発症する若年性特発性関節炎の全身型（Still病）はFUOで発症する代表的な小児膠原病．白血球増多，血小板増多，炎症反応亢進，肝脾腫，朝に強い骨関節所見などの合併を継続的にチェックする．後述の血球貪食症候群で発症また経過中に合併することがある．骨髄穿刺で悪性疾患を否定してから治療を開始する．
- 重篤感のあるFUOで皮疹，肝脾腫，汎血球減少，血清アルブミン値低値，フェリチン高値，凝固異常，多臓器不全徴候などあれば血球貪食症候群の可能性を考慮．
- 詐熱の可能性も一度は考える．年長児・思春期の子では自ら，またpediatric condition falsification（代理によるMünchhausen症候群）では保護者により体温計の体温表示を摩擦熱で上昇させたり，服毒により発熱を生じさせることがある．

（吉村仁志）

2. 意識障害

1. 対処の基本方針
- 意識障害の患者の多くは緊急度が高い.
- 原因は一次性（頭部外傷や中枢神経自体の疾患）と二次性（全身疾患に伴う）に大別される（❶）.
- 中枢神経の二次損傷を予防するため，PALS 評価に沿って評価と介入を行い，早急な原因検索と全身状態の安定化を行う.
- 原因は多岐にわたる：AIUEOTIPS（❷）などを参考に.

2. 診察時の注意点
- 呼吸循環（ABC）の安定化が図られていない状態では，正確な意識（D）の評価が不十分となる.
- 外傷を伴う場合には頸椎を保護する.
- 虐待の可能性があれば，入院加療として児を保護する.

3. 初期対応と鑑別診断 （❶❸）

1) **呼吸循環（ABC）の評価と安定化**
   - 適切な酸素化と換気
   - 血圧は意識障害の原因に応じて管理目標を設定
   - 低血糖の是正

2) **診察**
   ①意識レベルの評価
   - GCS 評価（付表 3）⇒ GCS 8 点以下であれば気管挿管，呼吸管理へ
   - 頭蓋内圧亢進や脳ヘルニア徴候の所見を観察

   ②バイタルサインは意識障害の原因や脳機能障害の部位診断に有用（❹）

   ③神経学的所見
   - 瞳孔
     ▶ 瞳孔左右同大，対光反射正常：代謝性意識障害

Ⅱ. 救急で遭遇することの多い症状

❶ 小児の意識障害の原因疾患

Ⅰ. 頭蓋内病変によるもの	A. 頭部外傷	頭蓋内出血（硬膜下，硬膜外，脳実質内），脳挫傷，脳浮腫，脳振盪
	B. けいれん	てんかん重積（けいれん性，非けいれん性），けいれん後もうろう状態（postictal state）
	C. 感染症	髄膜炎，脳炎，限局性の感染（脳膿瘍，硬膜下膿瘍，硬膜外膿瘍）
	D. 腫瘍	脳腫瘍（脳浮腫，腫瘍内出血）
	E. 血管障害	脳梗塞（血栓性，出血性，梗塞性），脳静脈洞血栓，くも膜下出血，脳血管奇形・脳動脈瘤
	F. 水頭症	閉塞性水頭症，VPシャント不全
Ⅱ. 全身疾患に伴う脳機能障害	A. バイタルサイン異常に伴う	低血圧・高血圧，低体温・高体温
	B. 低酸素	肺疾患，重症貧血，メトヘモグロビン血症，一酸化炭素中毒，低酸素性脳症
	C. 中毒	鎮静薬（抗ヒスタミン，バルビツレート，ベンゾジアゼピン，エタノール，麻薬など），三環系抗うつ薬，抗けいれん薬，サリチル酸
	D. 代謝疾患	低血糖（敗血症，インスリン過量，エタノール中毒），高血糖（糖尿病性ケトアシドーシス，高浸透圧性昏睡），代謝性アシドーシス，代謝性アルカローシス，電解質異常（低ナトリウム/高ナトリウム血症，低カルシウム/高カルシウム血症，低マグネシウム/高マグネシウム血症，低リン血症），尿毒症（腎不全），肝不全，急性脳症（Reye症候群など），先天性代謝異常
	E. その他	腸重積，溶血性尿毒症症候群，脱水，敗血症，膠原病（SLE，Behçet病），精神疾患

(Fleisher. Textbook of Pediatric Emergency Medicine)

2. 意識障害

❷ AIUEOTIPS（意識障害の原因）

A	alcoholism/abuse	急性アルコール中毒, Wernicke 脳症, 虐待
I	insulin	低血糖, 高血糖, 糖尿病性ケトアシドーシス
U	uremia	尿毒症
E	encephalopathy/electrolytes endocrinopathy	脳症, 電解質異常（低 Na, 高 Na, 高 Ca）内分泌異常（甲状腺, 副腎）
O	oxygen/opiate/overdose	低酸素（一酸化炭素中毒）, 向精神薬/麻薬, 薬物中毒
T	trauma/tumor/temperature	外傷, 脳腫瘍, 体温異常
I	infection	敗血症, 髄膜炎, 脳炎
P	psychiatric/porphyria	精神疾患, ポルフィリア
S	syncope/seizure/shock stroke/ SAH/SDH	失神, けいれん, ショック 脳梗塞, くも膜下出血, 硬膜下血腫

❸ よく遭遇する意識障害と，致死的になりうる意識障害の原因

よくある疾患	致死的疾患
硬膜下血腫	脳出血
硬膜外血腫	脳浮腫
脳浮腫	脳腫瘍
けいれん後もうろう状態（postictal state）	脳梗塞
低血圧	VP シャント不全
低酸素血症	髄膜炎, 脳炎
低血糖	薬物中毒
薬物中毒	低血圧
髄膜炎	低酸素血症
	敗血症

Ⅱ. 救急で遭遇することの多い症状

❹ バイタルサインと想定される疾患

呼吸	パターン異常	Kussmaul 呼吸（糖尿病性昏睡，サリチル酸中毒など），Cheyne-Stokes 呼吸（両側大脳半球ないし間脳障害），群発呼吸（橋下部・延髄上部），失調性呼吸（延髄）
	低下	薬物中毒，脳幹障害
脈拍	頻脈	脱水，出血，クリーゼ，低血糖，薬物中毒
	徐脈	頭蓋内圧亢進，甲状腺機能低下，迷走神経反射
	不整脈	発作性頻拍，心筋炎/心筋症，心不全，Adams-Stokes 症候群
血圧	低血圧	脱水，出血，敗血症，心機能低下，糖尿病性昏睡，副腎機能低下，甲状腺機能低下
	高血圧	高血圧性脳症，頭蓋内圧亢進，クリーゼ，尿毒症
体温	上昇	髄膜炎，脳炎，重症感染症，熱中症，悪性症候群
	低下	甲状腺機能低下，急性アルコール中毒，薬物中毒，寒冷曝露

- ▶ 針先大瞳孔（pinpoint pupil）：橋病変
- ▶ 両側散瞳，対光反射消失：延髄病変
- 眼位・眼球運動
  - ▶ 共同偏視　大脳機能低下：患側，大脳刺激病変：対側
  - ▶ 人形の目現象：脳幹障害
- 髄膜刺激徴候：髄膜炎，脳炎，くも膜下出血など
- 姿勢・肢位の異常
  - ▶ 除皮質硬直：両側大脳半球の障害
  - ▶ 除脳硬直：大脳半球深部〜上部脳幹の障害
  - ▶ 全身弛緩：橋下部〜延髄の障害または末梢神経麻痺
  - ▶ 緊張性頸反射：橋障害
- 眼底検査：頭蓋内圧亢進によるうっ血乳頭，虐待による

眼底出血
3) 初期検査
- 血液検査：血算，電解質，アンモニア，動脈血液ガス，肝機能・腎機能，凝固検査，乳酸・ピルビン酸，浸透圧，薬物検査など
- 尿検査：ケトン体，電解質，浸透圧，トライエージ®など
- 頭部単純 CT 検査

◆血液・尿は可能であれば保存する．

4) 詳細な病歴聴取
- 発症様式と持続：急性発症か緩徐な発症か．一過性か持続性か．初発か再発か．症状は進行性か，不変か改善傾向か．
- 随伴症状の有無：発熱，頭痛，けいれん，嘔吐など．
- 既往歴，家族歴，内服歴，海外渡航歴，動物との接触歴など．
- 外傷歴：受傷状況を詳細に聴取し，損傷のメカニズムを解明する．

5) 特異的治療
- けいれん：抗けいれん薬の投与（「けいれん」p.51参照）．
- 体温調整：解熱薬やクーリングを行い脳代謝を下げる．
- 感染症：適切な培養を速やかに採取し，広域抗菌薬の投与を開始(細菌，ウイルス，場合によっては真菌もカバー)．
- 薬物中毒：拮抗薬の投与．
- 頭蓋内圧亢進
  ▶ 頭部の正中位保持，30°の頭部挙上，鎮静
  ▶ 浸透圧脳圧降下薬：マンニトール 0.5～1 g/kg の投与
  ▶ 過換気（一時的な対応）
  ▶ 頭蓋内圧測定の開始，脳神経外科医への連絡を検討

Ⅱ. 救急で遭遇することの多い症状

6) その他考慮すべき検査
- 髄液検査, 脳波 (持続脳波も含む), 頭部 MRI, 代謝関連検査 (アミノ酸, 有機酸, アシルカルニチン分析), 免疫学的検査 (抗核抗体など), 甲状腺機能検査など

4. 上級医・他科に相談すべき状況
- 呼吸・循環が不安定
- 脳出血/脳梗塞/脳腫瘍 ⇒ 脳神経外科
- 不整脈/心不全 ⇒ 循環器科
- 急性脳症/脳炎 ⇒ 小児神経専門医
- 代謝異常 ⇒ 内分泌専門医
- 外傷 ⇒ 外科医, 整形外科医
- 小児専門施設への転送を考慮

5. 対処
- 呼吸循環を維持しても意識障害が持続する場合, 意識障害の原因が明らかにならなければ, 状態にかかわらず入院加療.
- 集学的治療が必要な状態
  - 昏睡状態
  - 呼吸不全
  - 継続的な蘇生処置を必要とする, 不安定な血行動態
- 原因が明らかであり, その原因を除去できており, その後のフォローアップが可能であれば帰宅も考慮.

6. 保護者への説明
- 入院の場合:全身状態の安定化と原因検索の必要性.
- 帰宅の場合:意識障害の原因を説明し, フォローアップの必要性, また再診が必要となる症状, 状態について.

〈大西志麻〉

3. けいれん

1. 対処の基本方針
- けいれん（convulsion）とは脳神経の過剰かつ過同期な放電により生じた意識・行動・運動・感覚・自律神経の症状（発作：seizure）のうち，運動の変化を生じるもの．
- 救急車搬送される症状で最多（内因系疾患の約8割，全救急車搬送の約5割）である．
- 7～10%の小児がけいれんを生じる．

2. 診察時の注意点
1) まずABCの評価・管理
A：気道閉塞（舌根沈下，分泌物，吐物）⇒ 吸引，気道確保（肩枕．必要あれば下顎挙上，口咽頭・鼻咽頭エアウェイ，気管挿管）

B：誤嚥，低換気 ⇒ 酸素投与，必要あればバッグバルブマスクで用手換気

C：頻脈，高血圧（交感神経刺激）⇒ モニタリング，血管路確保（末梢路確保困難なら骨髄路確保を検討）

2) けいれんの評価と介入
- けいれんが続いているかの判断：頻脈，瞳孔散大・対光反射消失（持続脳波）
- けいれんが5分以上持続 ⇒ 抗けいれん薬を投与（「けいれん重積」p.160参照）

3) 原因検索
- 治療可能な原因（低ナトリウム血症，低血糖など）の検索
- 致命的となる原因（頭蓋内損傷，髄膜炎，誤飲など）の除外（「鑑別診断」次頁参照）

◆Pitfall：血管路確保に必死になり呼吸の評価をせず，呼吸の悪化を見逃さないこと．

Ⅱ. 救急で遭遇することの多い症状

3. 鑑別診断
1) けいれんの鑑別診断（❶）
- 致死的：熱性けいれん以外すべて．特に細菌性髄膜炎，急性脳炎・脳症．
- 頻度が高い疾患：熱性けいれん，抗けいれん薬の血中濃度低下（怠薬など），低血糖，胃腸炎関連けいれん．

❶ けいれんの鑑別診断

感染症	髄膜炎，脳炎，脳膿瘍，寄生虫，梅毒
薬剤	抗けいれん薬，血糖降下薬，交感神経作用薬，三環系抗うつ薬，リチウム，イソニアジド，メチルキサンチン，局所麻酔
中毒	一酸化炭素，コカイン，重金属（鉛），農薬（有機リン酸エステル），銀杏
中枢神経疾患	脳症（肝性，高血圧性など），脳変性疾患，低酸素性虚血性障害，脳血管障害，脳腫瘍
電解質異常	低カルシウム血症，低マグネシウム血症，低ナトリウム血症
代謝異常	低酸素，高二酸化炭素血症，高浸透圧，低血糖，先天性代謝異常，尿毒症，肝不全，ピリドキシン欠損症
内分泌疾患	Addison病，甲状腺機能亢進症・低下症
産科疾患	子癇
外傷	脳挫傷，びまん性軸索損傷，頭蓋内出血
先天異常	
その他	軽症胃腸炎関連けいれん，抗けいれん薬の血中濃度低下（怠薬など），離脱（ベンゾジアゼピン，アルコール）

3. けいれん

❷ けいれん以外の発作性疾患

てんかん	
偽発作	
頭部外傷	意識消失，外傷後発作
失神（最多）	心原性（不整脈，先天性心疾患など），起立性（脱水，出血など），迷走神経反射
睡眠障害	悪夢，夜驚症，ナルコレプシー，睡眠時無呼吸，夢遊病
偏頭痛	
運動障害	発作性舞踏病アテトーゼ，チック，良性ミオクローヌス
精神障害	白昼夢，ADHD，パニック発作
消化管障害	胃食道逆流，腹部偏頭痛，周期性嘔吐症
憤怒けいれん	
ALTE（乳幼児突発性危急事態）	

2) **けいれん以外の発作性疾患（❷）**
3) **診断へのアプローチ**

①病歴
- 発症前の病歴（外傷，薬物・毒物摂取，発熱，頭痛，食欲低下，嘔吐，下痢など），前兆，意識消失，舌咬傷，失禁
- けいれんの様式：全身か部分か，左右差，持続時間，眼球偏位，けいれん後の行動
- 薬剤歴：抗けいれん薬の開始/中止/投与量の変更（投与中の場合），けいれんの原因となる薬剤の使用歴
- 既往歴：てんかん，けいれん，神経学的異常，発達，手

II. 救急で遭遇することの多い症状

術歴（脳室シャント）
- 家族歴：けいれん
- 予防接種歴：肺炎球菌，Hib，DPT，MR の接種は熱性けいれんの発症率を上げる．

②身体所見
- バイタルサイン（体温含む）
- 外傷：けいれんの前か後か．前なら外傷によるけいれん，後ならけいれんによって外傷を生じた可能性がある．
- 頭部：外傷，瞳孔（形，径，反射），眼底，鼓膜内血腫，脳室シャント，舌咬傷
- 頸部：髄膜刺激徴候．外傷が疑われる場合は頸椎保護
  ▶ 髄膜刺激徴候：細菌性髄膜炎の 60～80％に生じる．生後 12～18 か月未満ではわかりにくい．
- 神経学的所見：瞳孔，非対称運動，異常肢位
- 皮膚所見：発疹，先天性皮膚病変（神経線維腫症のカフェオレ斑など）
- 肝・腎・内分泌異常を示す徴候
- トキシドローム（中毒を疑う身体所見）：特に心拍数，血圧，瞳孔径，発汗，皮膚紅潮，チアノーゼ

③検査
- 迅速血糖
- 血液検査：血算（分画），電解質（Na，Ca，Mg），BUN，Cr，CK，血液ガス，抗けいれん薬血中濃度

※ルーチンとしての検査は不要（例：電解質…抗けいれん薬で頓挫しない，嘔吐・下痢が激しい，基礎疾患に肝・腎・内分泌・腫瘍疾患がある，電解質異常をきたしうる薬剤の使用がある場合などに検査を行う）．

- 血液培養・尿培養（熱源検索として）
- 乳酸，アンモニア，肝機能検査
- 髄液検査

3. けいれん

- ▸ 髄膜炎や中枢神経感染症を疑う症状・徴候がある場合
- ▸ 6〜12か月の乳児でHib・肺炎球菌ワクチン未接種/接種歴不明の場合
- ▸ 先行抗菌薬投与がされている場合
- ▸ 発熱から24時間以降にけいれんが出現した場合
- ▸ その他病歴や身体所見から中枢神経感染症を疑う場合
- ▸ 有熱時けいれん重積
- ▸ 代謝疾患疑い(乳酸,ピルビン酸,アミノ酸)
- 血清アミノ酸分析,尿中有機酸分析(代謝疾患疑い)
- 薬物スクリーニング(薬物中毒疑い)
- 頭部CT(MRI):頭蓋内圧亢進の徴候,部分発作・局所神経学的異常所見が持続,頭部外傷,けいれん持続,全身状態不良の場合
- 脳波:発作直後の急性期では適応はない.脳炎・脳症の診断やけいれん後の意識障害が発作後状態(postictal period)か発作持続(神経細胞の周期的な異常興奮が持続:非けいれん性てんかん重積)しているかの鑑別に有用.

4) 熱性けいれん
- 有病率7〜8%.
- 生後6か月〜6歳に生じ,38℃以上の発熱を伴い,中枢神経感染や神経障害を起こす原因のないけいれん(除外診断).
- 通常ウイルス感染に伴って起こる.
- 単純型(85%):持続時間15分以内,全身性(左右差がない),24時間以内に再発がない.
- 複雑型:単純型の項目を満たさないもの.
- 再発率約30%.再発例の約70%が1年以内.
- 再発のリスク:1歳未満,より低い体温でのけいれん,発熱出現からけいれん発症までの時間が短い,熱性けい

れんの家族歴.
- てんかん発症5％以下.
- てんかん発症のリスク：けいれん前の発達異常，無熱性けいれんの家族歴，初回けいれんが複雑型.

5）軽症胃腸炎関連けいれん
- 6か月〜3歳の乳幼児に好発する（1歳が最多）.
- 嘔吐，下痢といった胃腸炎症状を伴うが，脱水は軽度で点滴を必要としない程度.
- ノロウイルスやロタウイルスが原因となることが多い.
- けいれんは短時間の全身性強直間代けいれんが多い.
- 群発する傾向があり，少なくとも1回は無熱性.
- 発作間欠期の意識は清明で神経学的所見は正常.
- 精神運動発達は正常.
- 薬剤
  - カルバマゼピン（経口もしくは胃管）：5 mg/kg/回/日を単回あるいは下痢が治癒するまで投与
  - フェノバルビタール（挿肛）：初回10〜15 mg/kg，必要に応じて2 mg/kg/回を12時間ごとに1〜2日間追加
  - フェニトイン20 mg/kgもしくはホスフェニトイン22.5 mg/kg

4. 上級医などに相談すべき状況
- けいれんが持続しているとき.
- けいれんが持続しているか判断できないとき.

5. 対処
- 原因によらず「2. 診察時の注意点」（p.51）の対応.
- 抗けいれん薬に抵抗性の場合，原因検索を迅速に行い対応.
- 軽症胃腸炎関連けいれんであれば上記.
- 単純型熱性けいれんであれば検査は不要.
- 熱性けいれんの場合，熱原検索は重要．病歴・身体所見か

ら熱原が不明な場合は尿検査，血液培養を行う．1歳未満であれば髄液検査も考慮．
- 入院適応：施設によるが例として
  - 有熱時けいれん ⇒ 単純型熱性けいれん以外
  - 無熱性けいれん ⇒ 既知のてんかんではない場合
- 血液検査，画像検査で異常がなければ帰宅可能．

6. 保護者への説明
1) 熱性けいれん
- 上記の熱性けいれんの特徴を説明．
- けいれんが起きたときの対応を指導：臥位・側臥位にする，けいれんの持続時間を測る，けいれんの様子を観察する（強直・間代などの様式，左右差，眼球偏位）．

2) 無熱性けいれん
- 発作時は熱性けいれんと同様に対応．
- 可能であれば診断につなげるため動画を残してもらう．
- 覚醒中のけいれんでは，自転車の運転，水泳など発症時に大きな外傷を生じる可能性がある活動は避け，専門医と相談するよう指導．

（鉄原健一）

4. ショック

1. 対処の基本方針
- ショックとは循環障害により組織の酸素需要に対して供給が不十分な状態.
- 高流量酸素投与
- 輸液路の確保:末梢静脈路の確保が困難な場合,骨髄路の確保を躊躇しない.
- 糖を含まない細胞外液をボーラス投与.

2. 診察時の注意点
- ショック=血圧低下,ではない.
- 血圧が下がる前の代償性ショックの時点でショックを認識する.
- 頻脈,組織還流不全の所見(❶)を見逃さない.

3. 分類,鑑別診断
1) 重症度による分類
- ショックは重症度により次の2つに分類される.
  ①代償性ショック:1回拍出量の低下に対し,心拍数増加や末梢血管収縮などの代償機構により血圧が保たれている状態.
  ②低血圧性ショック:代償性ショックが増悪し,代償機構が追いつかなくなり,血圧が正常下限以下に至った状態.
- 低血圧の目安:収縮期血圧が,
  ▶ 新生児 <60 mmHg
  ▶ 1歳未満 <70 mmHg
  ▶ 1~10歳 <70+(年齢×2)mmHg
  ▶ 10歳以上 <90 mmHg

2) 病態による分類
①循環血液量減少性ショック(hypovolemic shock)
- 血管内容量の減少で前負荷が減少することによる.

❶ 組織還流不全の所見

・中枢脈触知不良	・末梢冷感
・末梢脈触知不良	・意識障害
・capillary refilling time（CRT）＞2秒	・尿量＜1 mL/kg/時
・皮膚チアノーゼ	・乳酸値＞4 mmol/L

- 小児のショックのなかで最多．
- 嘔吐，下痢などによるものが多い．
- 原因：下痢，嘔吐，出血，高血糖による浸透圧利尿．

②血液分布異常性ショック（distributive shock）
- 血管内の容量分布の不均衡による．
- 原因：敗血症，アナフィラキシー，脊髄損傷．

③心原性ショック（cardiogenic shock）
- 心収縮力低下などで心拍出量が減少することによる．
- 原因：心筋炎，心筋症，不整脈，弁膜症，先天性心疾患，心筋梗塞．

④閉塞性ショック（obstructive shock）
- 血流の物理的な閉塞で心拍出量が減少することによる．
- 原因：動脈管依存性先天性心疾患，緊張性気胸，心タンポナーデ，肺塞栓．

4. 上級医などに相談すべき状況
- ショックと判断したらすぐに人を集める．

5. 対処（❷）

1）気道・呼吸管理
- リザーバー付きマスクなどの高流量投与デバイスを用いて高流量酸素を投与する．
- 意識障害を認める場合，ボリュームに反応が乏しい場合，PEEPを必要とする場合は気管挿管を考慮．

2）体位
- 低血圧があり，呼吸障害がなければTrendelenburg体位

II. 救急で遭遇することの多い症状

❷ ショック対処の流れとポイント

ショックの認識	頻脈,組織還流不全の所見を見逃さない
酸素投与	リザーバーマスク高流量で酸素投与
血管確保	末梢静脈路の確保が困難な場合骨髄路の確保を躊躇しない
輸液	糖なし細胞外液 20 mL/kg を 5~20 分でボーラス投与（低張液は使用しない）
再評価	介入ごとに頻繁に再評価（バイタルサイン,組織還流,呼吸状態,意識状態） 必要あれば 20 mL/kg ボーラス投与を繰り返す
診察・検査	介入と同時に病態,原因を特定するための診察,検査を進めていく
特異的治療	根本治療が必要か可能か
専門医への相談	自施設で治療が可能か,搬送が必要かも含めて検討

（仰臥位で 30°頭側を下げる）をとる．

3) 輸液路の確保
- 輸液,薬物投与のために輸液路を迅速に確保する．
- 代償性ショックでは,まず末梢静脈路確保を試みる．できれば複数確保する．
- 末梢静脈路の確保が困難な場合,低血圧性ショックを認める場合は躊躇せず骨髄路を確保する．
- 患者の状態,術者の技術によっては中心静脈路の確保を検討する．循環作動薬を安全に投与できる,ショックの管理に有用な中心静脈圧,混合静脈血酸素飽和度（$ScvO_2$）などをモニタリングできるなどの利点がある．

4) 輸液療法
①輸液製剤の選択

- 糖を含まない細胞外液を投与する．
- 生理食塩水は大量投与すると高クロール性代謝性アシドーシスをきたすことに注意する．
- 1号液は糖が含まれていること，Na濃度が低いことから血管内容量の補充には向かない．
- 膠質液の投与はエビデンスに乏しい．

②投与量，速度
- 細胞外液 20 mL/kg を5〜20分でボーラス投与する．

5) 評価
- 輸液のボーラス投与後，PALSの一次評価に従い再評価を行う．
- さらに輸液が必要かどうかの判断（頻脈，組織還流不全の所見）．
- 必要あれば 20 mL/kg のボーラス投与を繰り返す（3回まで）．
- 根本治療が必要かどうかの判断．
- ボリューム負荷による呼吸状態の増悪，肺うっ血の所見がないか（ラ音の聴取，肝腫大など）．

6) **検査**
- 血算，電解質，Ca，血糖，BUN，Cr
- 動脈血液ガス，血清乳酸値
- 血液凝固検査
- 血液型，クロスマッチ
- 血液培養
- 尿検査，尿培養
- 胸部単純X線
- 心電図，心臓超音波

7) **薬物治療**
- 敗血症性ショックが否定できなければ早期に血液培養採取，抗菌薬投与を行う．目標15分以内，セフォタキシ

ム 75〜100 mg/kg.
- 輸液治療に反応が乏しい場合，循環作動薬を投与．投与法は「付表7」を参照．
- 心筋収縮力の増強：ドパミン，ドブタミン，アドレナリン
- 体血管抵抗の上昇：ノルアドレナリン，バソプレシン，ドパミン，アドレナリン

6. 病態ごとの対処
1) 循環血液量減少性ショック
- 出血性か非出血性かを判断する．
- 出血性ショックであれば，40〜60 mL/kg の細胞外液投与で改善がなければ輸血を行う．
- 早めに輸血を準備しておく．
- 止血術の必要性を迅速に判断し，専門家に相談．
- 出血性ショックは，入れて・入れて・止める．

2) 血液分布異常性ショック
- 体血管抵抗が低下する warm shock と上昇する cold shock があり，warm shock では CRT 延長，末梢冷感などの所見を認めないことがある．
- 気道・呼吸管理，輸液負荷に加えて，疾患ごとの治療が必要となる．
- 適した循環作動薬を推奨する十分なエビデンスはない．
- cold shock にはミルリノン，カテコラミン（ノルアドレナリン）不応の warm shock にはバソプレシンを考慮．
- 「敗血症」p.146，「アナフィラキシー」p.220 参照．

3) 心原性ショック
- 心原性ショックを疑う所見：頸静脈怒張，ラ音，gallop rhythm，肝腫大，浮腫など．
- 細胞外液 5〜10 mL/kg を 10〜20 分かけて投与する（こまめに肺水腫による呼吸状態の増悪がないか評価する）．

4. ショック

- 必要に応じ肺水腫に対する人工呼吸器管理を行う．
- 心電図，心エコー，胸部単純X線などで評価し病態に合わせた循環作動薬を使用する．
- 心原性ショック，低心拍出量症候群（心収縮力低下による心不全）にはアドレナリン，ドパミン，ドブタミン．
- 早期に専門医に依頼する．

4) 閉塞性ショック
- 閉塞性ショックを疑う所見：頸静脈怒張，気管偏位，胸上がりの左右差，皮下気腫など．
- 輸液負荷と同時に早期の診断，閉塞機転の解除が必要．
- 心タンポナーデに対する心嚢穿刺・心膜開窓術，緊張性気胸に対する胸腔穿刺・胸腔ドレーンの挿入など．

7. 保護者への説明
- ショックは進行すると心停止になりうる．
- 侵襲的な処置，集中治療が必要な状態であり，専門病院へ搬送が必要なこともある．
- 適切な治療を行っても重篤化し，死亡することや重度の後遺症を残すことがある．

（天笠俊介）

II. 救急で遭遇することの多い症状

5. 脱　水

1. 対処の基本方針
- 小児はさまざまな疾患で容易に脱水を伴う＝「脱水」は診断特異性の低い症候であることに留意.
  - ⇒ ①まずは，critical な水・電解質・血糖の補正が第一.
    - ②随伴症状に注意しつつ，critical な原因疾患（後述）を見逃さない.
    - ③中等症までの脱水でも，補正自体が全身状態改善につながる.

2. 診察時の注意点
- PALS アプローチ（付表 1）によって，重症度を評価.
- ショック症例では輸液蘇生が必要（「輸液」p.381 参照）.
- 軽症脱水では経口補水療法（ORT），重症脱水では経静脈的輸液療法が基本（「輸液」参照）.
- 合併する血糖値や電解質の異常に注意（「電解質異常」p.275,「低血糖」p.283 参照）.

3. 小児脱水症の背景
- 体重あたりの体内水分量（特に細胞外液量）の占める割合が多い.
- 体重あたりの必要水分量と排泄量・不感蒸泄量が多く，水分代謝の回転が速い.
- 腎機能（尿濃縮力）が未熟.
- 感染症に罹患する頻度が多く，発熱・嘔吐・下痢・食欲不振などの症状を呈しやすい.
- 乳児では口渇を訴えたり，自ら水分摂取したりできない.

4. 脱水症をきたす病態
- 発熱（体温 1℃上昇につき不感蒸泄量 10％増加）
- 嘔吐・下痢
- 摂取水分不足：食思不振，咽頭痛，強い咳嗽，意識障害,

5. 脱　水

育児過誤，経管栄養トラブル
- 高温環境
- 創部からの滲出液：広範囲熱傷，重症アトピー性皮膚炎
- 薬剤：利尿薬
- 多尿となる疾患：糖尿病，尿崩症，腎疾患
- ナトリウム喪失性疾患：先天性副腎過形成，腎疾患，中枢性塩類喪失症候群
- 血管内脱水：ネフローゼ症候群，熱傷，麻痺性イレウス

5. 診断の進め方

1) 体重減少量の確認
- 不足水分量≒病前体重－現在の体重

2) 病歴聴取
- 発症様式：いつからどのような症状があるか．
- 随伴症状：発熱，嘔吐・下痢，局所的疼痛など．
- 経口摂取量：食事と水分，乳児では哺乳量．
- 排尿状況：量と回数，色調．
- その他：既往歴，薬物歴など．

❶ 脱水の緊急検査

血液検査
ヘモグロビン，ヘマトクリット
総蛋白，アルブミン，BUN，クレアチニン，尿酸，電解質（Na, K, Cl），血糖
血液ガス分析（pH, BE, HCO_3^-）

尿検査
浸透圧（比重），ケトン体，糖，潜血，蛋白，クレアチニン，電解質（Na, K, Cl），沈渣

腹部エコー
下大静脈径，膀胱内尿貯留状況，小腸拡張・液体貯留，腹水の有無など

II. 救急で遭遇することの多い症状

3) **身体診察**
- 第一印象（意識状態や筋トーヌス），バイタルサイン（呼吸数，脈拍数，血圧，体温），大泉門陥凹や眼球の落ちくぼみ，流涙の有無，口腔・口唇粘膜の乾燥，皮膚色や皮膚温，CRT，ツルゴール

◆ 循環血液量減少のため脈拍数は増加する．これに末梢循環不全（四肢の湿潤と冷感，まだらな色調，CRT延長）が加われば，ショックと判定する．

4) **緊急検査（❶）**

❷ 脱水の重症度の評価

	軽症	中等症	重症
体重減少	3～5%	6～9%	10%～
意識状態	清明	清明～ 　　傾眠，興奮	無欲状，昏睡
呼吸	正常	速い	深い
脈拍数/強さ	正常～ 　やや速い /強い	速い /強い～ 　やや弱い	速い /弱い～ 　触れない
血圧	正常	脈圧の減少	低下
眼球	正常	やや落ちくぼむ	落ちくぼむ
口腔粘膜	湿潤～ 　やや乾燥	乾燥	著明に乾燥
皮膚ツルゴール	正常	低下	著明に低下
CRT	正常	延長	著明に延長
四肢	温かい	やや冷たい	冷たい，まだら調，チアノーゼ
尿量	正常～ 　やや減少	減少	著明に減少～ 無尿

5. 脱　水

5）診断的検査
- 発症様式や随伴症状，既往歴などから鑑別診断をあげ，追加検査を計画．

6. 重症度の評価 （❷）
- 体重減少量で不足水分量を予測．
- 意識・循環状態・皮膚粘膜所見を確認．
- HCO_3^- 低下，BUN 上昇，Hct/Hb 値上昇，尿浸透圧（比重）上昇の程度も参考になる．

7. 血清 Na 値による分類 （❸）
- 血清 Na 値は水喪失と Na 喪失のバランスを反映．
- ADH 分泌とこれまでの補水内容も影響する．
- ほとんどが等張性だが，低張な下痢による水分喪失過多（例：ロタウイルス性胃腸炎），尿崩症，不感蒸泄増加では高張性になる．低張性はまれ．
- 高張性脱水では細胞外液量が相対的に保たれるため，ツル

❸ 血清 Na 値による分類

	低張性 ～129 mEq/L	等張性 130 ～ 149 mEq/L	高張性 150 mEq/L ～
水・Na 喪失バランス	水＜ Na	水≒ Na	水＞ Na
主な水喪失部位	細胞外脱水		細胞内脱水
意識	傾眠→昏睡		興奮→昏睡
口渇	──────────────→ より目立つ		
粘膜乾燥	──────────────→ より目立つ		
頻脈	より目立つ ←──────────────		
末梢循環不全	より目立つ ←──────────────		
皮膚ツルゴール低下	より目立つ ←──────────────		
深部腱反射	減弱		亢進

Ⅱ. 救急で遭遇することの多い症状

❹ 脱水の主な鑑別疾患

頻度の高い疾患（common）	見逃してはならない疾患（critical）
急性胃腸炎	乳児期のロタウイルス性胃腸炎
食中毒	糖尿病性ケトアシドーシス
急性咽頭扁桃炎	尿崩症
ヘルパンギーナ	肥厚性幽門狭窄症
ヘルペス性歯肉口内炎	吸収不全症候群
急性気管支炎・肺炎	副腎クリーゼ
気管支喘息発作	熱射病
川崎病	脳腫瘍
急性耳下腺炎	神経性食思不振症
アセトン血性嘔吐症	ネグレクト

ゴール低下や末梢循環不全が目立ちにくい．

8. 鑑別疾患
- 主な鑑別疾患を❹に示す．

9. ER での処置
- 重症度と分類に基づく脱水補正の詳細は「輸液」を参照．

10. disposition と management
- 外来での2時間の経過観察で全身および循環状態が改善しない場合は積極的に専門医に紹介，または入院加療とする．
- 帰宅させるときは，自宅での水分摂取法を指導のうえ，翌日の専門医受診を指示する．

（佐藤厚夫）

6. 乳児の不機嫌・啼泣

1. 対処の基本方針
- PALS に準じた全身状態の迅速な評価と安定化.
- 詳細な病歴聴取と頭からつま先までの丁寧な身体診察.

2. 診察時の注意点
- 「不機嫌」を主訴とする児には内因・外因を問わず，致死的病態が潜んでいる可能性がある.
- 「不機嫌」にて来院し，診察時には泣き止んでいることがある．重症疾患の発作の間欠期をみている場合もあるため（例：腸重積），安易には帰宅させず院内で経過観察する.
- 保護者の「機嫌が悪い」「いつもと様子が違う」「どこか痛そう」といった訴えは信用すべき重要な主訴である.

3. 鑑別診断
- ❶をもとに体系的に鑑別診断を進める.
- 致死的疾患，頻度の高い疾患を分けて考える.
- 詳細な病歴聴取と全身の身体診察（鼠径，会陰部も省略しない）を実施し鑑別診断を絞り，疑われた疾患もしくは否定できない致死的疾患に対し各種検査を実施する.
  ※混雑する救急外来で網羅的に画像や血液検査を実施することは，時間と医療資源の浪費につながる.

4. 上級医などに相談すべき状況
- 病歴聴取・身体診察後も不機嫌が続き，確定診断に至らない場合には上級医とともに精査を実施すべき.

5. 対処
- 診察時に機嫌がよくなっている場合には2時間程度経過観察し，問題なければ帰宅が可能.
- 全身状態不良と判断した場合はチームで蘇生に入り安定化させる．鑑別診断はバイタルサインの安定化の後に実施.
- 致死的疾患を疑った場合には，迅速に専門診療科にコンサ

II. 救急で遭遇することの多い症状

❶ 乳児の不機嫌・啼泣の鑑別診断

	致死的な疾患	頻度の高い疾患	まれだが想起しなければ見逃す疾患
頭頸部	髄膜炎,頭蓋骨骨折,硬膜下血腫,虐待	眼異物,角膜損傷,中耳炎	緑内障
消化管	腸重積	胃腸炎,呑気,胃食道逆流,裂肛	
心血管	心不全,発作性上室頻拍,大動脈縮窄症,左冠動脈起始異常症		
腎泌尿器	精巣捻転,ヘルニア嵌頓	尿路感染症	
筋骨格	虐待	熱傷,骨折	hair tourniquet syndrome
中毒・代謝	薬物中毒,低血糖	代謝性アシドーシス,電解質異常	

(Pawel et al. Textbook of Pediatric Emergency Medicine. 6th ed. 2010 を参考に作成)

ルトもしくは高次機関に搬送する.
- 夜間や休日などに専門科や高次機関への搬送が困難な地域・状況で診療している場合には,事前に協議しておく.
- 頻度の高い疾患の診断に至った場合には,各施設の方針に従い入院加療もしくは外来経過観察とする.

6. 保護者への説明
- 経過観察の重要性を説明し,翌日の小児科再診を指示する.
- 症状が増悪した際や保護者が「何かおかしい」と感じた際には再診するように指導する.　　　　　　　　(野村　理)

7. 頭　痛

1. 対処の基本方針
- 小児の頭痛のほとんどが機能性頭痛とウイルス感染症.
- 髄膜炎や頭蓋内出血などの緊急性の高い疾患も存在する.
- 全身状態の把握を行うことが第一.

2. 診察時の注意点
- 意識・呼吸・循環状態の評価に加えて，血圧と体温を測定.
- 緊急性を考えた検査計画をたてる.
- 髄膜炎を疑った場合に腰椎穿刺にこだわらず，早期の抗菌薬投与を考える.
- 頭蓋内圧亢進状態が否定できない場合は腰椎穿刺をしない.

3. 鑑別診断
- 一次性頭痛（片頭痛や緊張性頭痛など）と二次性頭痛に分類される.
- 一次性頭痛の緊急性は低く，二次性頭痛の鑑別が重要.
- 診断の参考となる特徴的な症状や身体所見，基礎疾患.
  - 髄膜刺激徴候：髄膜炎，くも膜下出血
  - 頭蓋内圧亢進症状，神経学的異常所見：水頭症，頭蓋内出血，脳腫瘍，脳炎
  - 頭頸部の特徴的な所見：眼窩蜂窩織炎，乳突蜂巣炎，副鼻腔炎
  - 頭蓋内雑音：脳動静脈奇形
  - 覚醒時の頭痛，日ごとに増強する頭痛：脳腫瘍
  - 鼻漏，耳漏：髄液漏
  - 皮膚病変：結節性硬化症，神経線維腫症
  - チアノーゼ性心疾患，免疫不全症：脳膿瘍，脳塞栓
  - ステロイド・免疫抑制薬投与中，腎疾患：高血圧性脳症
  - 抗凝固薬内服中，血液凝固障害：頭蓋内出血
  - 脳室シャント造設術後：シャント不全，シャント感染

Ⅱ．救急で遭遇することの多い症状

❶ 頭痛の診断に検査が必要な疾患

	緊急性高い	緊急性低い
一般血液検査	白血病，低血糖，腎疾患，敗血症	貧血
血液ガス検査	一酸化炭素中毒，代謝疾患	
髄液検査	細菌性・ウイルス性髄膜炎	
単純頭部 CT	頭蓋内出血，水頭症，脳炎	脳腫瘍
造影頭部 CT	眼窩蜂窩織炎，脳膿瘍	
頭部 MRI	脳炎・脳症	
頭部 MRA，脳血管造影		もやもや病，脳動静脈奇形，未破裂脳動脈瘤

- 一酸化炭素中毒：閉鎖空間での火気，車内
- 診断に検査が必要な疾患を❶に示す．

4. 上級医などに相談すべき状況
- 身体所見の評価が困難な場合
- 意識や神経学的所見に異常がなくても，症状が強い場合

5. 対処
- 強い頭痛が持続している状態で帰宅させない．
- 頭蓋内出血，水頭症の場合は緊急手術の必要性について脳外科医にコンサルトする．

6. 保護者への説明
- 緊急度の高い疾患の可能性が低い場合は，その旨を説明し，症状変化時の再診を具体的に指示する．
- 重篤な疾患でなくても，可能なかぎり頭痛の原因を説明するよう努める．

（小林大樹，佐々木隆司，永井　章）

8. 喘　鳴

1. 対処の基本方針
- 喘鳴＝気道の狭窄．狭窄部位の診断が処置に直結する．
- 急性喉頭蓋炎や気道異物などでは緊急の対応が必要．

2. 診察時の注意点
- 緊急事態を常に想定．
- 喘鳴がない≠軽症（重度の気道閉塞，重症喘息，細気管支炎の可能性）．
- 補助呼吸（鼻翼呼吸，肩呼吸，陥没呼吸）は特に乳幼児において重要な呼吸困難のサイン．
- 患児を泣かせないように（特にクループなど上気道狭窄疾患）．
- ◆血液検査・静脈路確保が最優先ではない！

3. 鑑別診断（❶）
- 小児で喘鳴を呈する代表的疾患．
  - 乳児の呼気性喘鳴，気管支拡張薬に反応不良 ⇒ 急性細気管支炎
  - 呼気性喘鳴でアトピー素因あり，気管支拡張薬に反応 ⇒ 気管支喘息発作
  - 吸気性喘鳴，犬吠様咳嗽 ⇒ クループ症候群
  - ぐったり，年長児，アドレナリン吸入で改善しない吸気性喘鳴，嚥下痛 ⇒ 細菌性気管炎
  - 食事，遊び中の突然のむせ ⇒ 気道異物
  - 流涎，sniffing position，嚥下痛 ⇒ 急性喉頭蓋炎
  - 発疹あり，急性発症 ⇒ アナフィラキシー
  - 頸部腫脹，嚥下痛 ⇒ 咽後膿瘍

4. 対処
1) PALS評価による緊急度の判断
  - 不良なら酸素投与・モニタリングを開始 ⇒ 気道緊

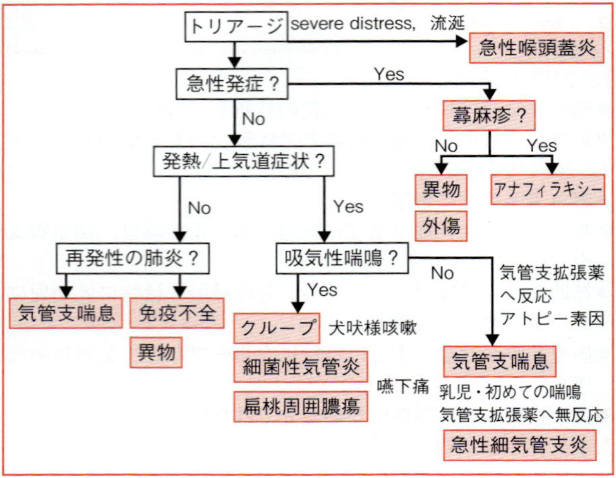

II. 救急で遭遇することの多い症状

```
             トリアージ ── severe distress, 流涎
                │                    ↓
                │               急性喉頭蓋炎
                ↓
            急性発症? ────Yes──→ 蕁麻疹?
                │                 ↓ No    ↓ Yes
                No              異物     アナフィラキシー
                ↓               外傷
         発熱/上気道症状?
           ↓No    ↓Yes
    再発性の肺炎?  吸気性喘鳴? ──No── 気管支拡張薬へ反応
                   ↓Yes              アトピー素因
                 クループ 犬吠様咳嗽      ↓
                 細菌性気管炎           気管支喘息
                 扁桃周囲膿瘍 嚥下痛  乳児・初めての喘鳴
                                    気管支拡張薬へ無反応
    ↓                                    ↓
  気管支喘息 免疫不全                   急性細気管支炎
  異物
```

❶ 小児の喘息の鑑別疾患

　（急性喉頭蓋炎など）が疑われれば麻酔科に搬送．
2) 気道緊急以外
　①問診：既往歴（周産期歴，喘息，アレルギー歴，心疾患含む），家族歴，発症が急激か緩徐か，症状出現直前のエピソード（異物誤飲，外傷，アレルゲン摂取，併存する症状の有無，発熱，咳嗽，疼痛，流涎，嚥下障害など）
　②診察：努力呼吸，聴診（呼気性/吸気性喘鳴），皮疹
　③吸入
- 呼気性喘鳴：β_2 刺激薬吸入
- 吸気性喘鳴・犬吠様咳嗽：アドレナリン吸入

3) 初期検査
- X線：過膨張，異物，左右差，Holzknecht 徴候など

- 血液ガス：PCO_2 が 40 mmHg ≧は中等症以上の呼吸障害を示唆．
- 血算，生化学
- ウイルス迅速抗原検査，培養検査
- 気道 CT
- 喉頭・気管ファイバー：気道を含む全身管理が可能な状況で行う．

4) 入院適応
- 酸素需要のある症例，努力呼吸が改善しない場合．

5. 上級医などに相談すべき状況
- 気道異物や急性喉頭蓋炎：緊急対応．
- 酸素投与や吸入などの加療にて症状が改善しない症例．

6. 保護者への説明
- 努力呼吸のサインを説明し，不眠や経口摂取不良などが見られれば医療機関を受診するように指導する．

（田中裕也）

Ⅱ. 救急で遭遇することの多い症状

9. 呼吸困難

1. 対処の基本方針
- PALS に基づく ABC 評価 ⇒ まず安定化
- 重症度の評価，原因検索
- 継続したモニター観察と繰り返しの評価

2. 診察時の注意点
- 刺激は最小限に（保護者の抱っこで診察．検査は必要最小限に）．
- 予備力が少なく進行が早い ⇒ 原因が何であれ，呼吸窮迫/不全では治療を優先．治療への反応をみながら診断を進める．

3. 鑑別診断
1) 理学所見のアプローチ
① ABC 評価・重症度の評価
- 努力呼吸の有無：頻呼吸，陥没呼吸，鼻翼呼吸，肩呼吸，シーソー呼吸

②症状，所見（❶）

2) 初期検査
- 胸部単純 X 線
- 血液ガス
- 必要に応じて胸部 CT
- 心疾患が疑われれば心エコー，心電図

4. 上級医などに相談すべき状況
- ABC に異常がみられる場合
- 急性喉頭蓋炎など気道緊急のときは麻酔科，耳鼻科にも連絡．

5. 保護者への説明
- 帰宅させる場合には，再受診のタイミング（症状再燃時，喘鳴，努力呼吸があるときなど）を説明．

（松本麻里花）

❶ 呼吸困難の鑑別

	症状，所見	鑑別疾患
上気道狭窄	吸気性喘鳴 嚥下困難（流涎） 発声困難 嗄声 sniffing position	クループ（犬吠様咳嗽） 喉頭蓋炎 咽後膿瘍，扁桃周囲膿瘍，頸部膿瘍 異物(突然の発症，エピソード) アナフィラキシー（アレルギーの既往，エピソード）
下気道狭窄	咳嗽 呼気性喘鳴 呼気延長 呼吸音低下	細気管支炎 気管支炎 気管支喘息 異物
肺病変	crackle，呼吸音低下，咳嗽 呼吸音低下	肺炎 無気肺 肺水腫
心疾患	多呼吸，crackle チアノーゼ 心雑音，gallop rhythm，心音低下 不整脈	先天性心疾患 　肺血流増加型 　肺血流低下型 心筋炎
代謝疾患	頻呼吸	糖尿病性ケトアシドーシス（Kussmaul呼吸） 先天性代謝異常症
その他		神経筋疾患 中枢性 中毒 外傷 肺塞栓 過換気症候群

Ⅱ．救急で遭遇することの多い症状

10. 無呼吸

1. 対処の基本方針
- 無呼吸は原因にかかわらず生命のリスクが高く，上級医や看護師を含む複数の応援を要請する．
- 救命処置を行いながら，短時間で感染症・気道異物・先天奇形・薬剤使用の有無・周産期の異常の有無などに関する病歴を確認する．
- 閉塞性睡眠時無呼吸症候群（OSAS）など慢性反復性無呼吸や生理的な短時間の呼吸停止，ため息呼吸が強く疑われる場合でも，保護者の訴えを慎重に聴取し，呼吸不全徴候（頻呼吸・鼻翼呼吸・陥没呼吸など）がないことを十分確認する．

2. 診察時の注意点
- 全身状態の評価を短時間で行う．
- 患児の反応がない，脈拍・心拍が確認できない，呼吸不全徴候やチアノーゼを認めるなどの場合には直ちに蘇生処置と気道確保，酸素投与を行い，$SpO_2 > 95\%$を目指す（「心肺蘇生」p.368 参照）．
- 呼吸器疾患を示唆する他覚的異常が乏しくても，意識レベルの低下がある場合には高炭酸ガス血症や境界域の低酸素血症（SpO_2 90％前後）より無呼吸に移行することがある．
- 生後3か月以下の乳児や早期産児と脳性麻痺や先天性心疾患などの基礎疾患を有する児では，診察時に呼吸不全が明らかでなくても慎重な判断が求められる．

3. 鑑別診断（❶）
- 無呼吸の原因＝呼吸器疾患，とは限らない．
- RSウイルスに代表される急性呼吸器感染症とクループ症候群や気道異物による上気道閉塞が最多．
- 心疾患を有する場合や上気道閉塞性に合併する無呼吸は激

10. 無呼吸

❶ 無呼吸に際し鑑別すべき主な疾患

	原因	具体的疾患
中枢神経疾患	けいれん 感染症 早期産児 頭蓋内圧亢進 先天奇形 原発性中枢性肺胞低換気症候群（オンディーヌ） 憤怒けいれん	熱性けいれん，てんかん，脳症など 髄膜炎，脳炎など 脳腫瘍，水頭症，外傷など Arnold-Chiari 奇形など
上気道	喉頭攣縮 感染症 先天異常 気道異物 閉塞性睡眠時無呼吸症候群（OSAS）	胃食道逆流症（GERD）など クループ症候群，百日咳など Down 症候群など
下気道	感染症 気道異物 気管支喘息 先天異常	RS ウイルス性細気管支炎，肺炎など 気管支分枝異常など
その他	電解質異常 代謝異常 感染症 脊髄神経の異常 循環器疾患 薬剤性 全身性	低ナトリウム血症，低カルシウム血症 低血糖，アシドーシス，アルカローシス 敗血症 Guillan-Barré 症候群，脊髄損傷など 不整脈，先天性心疾患など 誤飲・過量投与など 高度貧血，低酸素血症

しい啼泣により血行動態を不安定化させたり窒息を誘発しうるので，X線検査や採血時も酸素投与が可能な環境下で実施すべきである．

4. 上級医などに相談すべき状況
- 原則として全例上級医に連絡する．
- チアノーゼや有意な気道症状を呈する場合には必ず上級医に相談する（例：リンパ管腫，アデノイドなどでは，感染症により気道閉塞所見が著しく重篤化することがある）．
- 酸素投与を要する症例，気管挿管やエアウェイによる気道確保，腰椎穿刺など侵襲的検査を実施する場合には介助者に依頼して上級医をコールする．自分自身は患児から目を離してはならない．

5. 対処
- 監視を継続し，無呼吸を繰り返すようであれば気管挿管と酸素投与を行う．
- 鎮静薬・抗けいれん薬による無呼吸の場合には，バッグマスクによる換気により呼吸状態が安定する場合もあるが，心拍数・血圧が維持できていても上級医へのコンサルトと心電図・SpO_2 モニタリングは必須であり，不可能な場合には高次医療機関へ転送することを考慮する．
- クループ症候群ではアドレナリン吸入が著効してもリバウンドにより呼吸不全が急激に増悪することがあり，安易に帰宅させない．

6. 保護者への説明
- 無呼吸を主訴に来院する場合，保護者は不安にさいなまれている．状況を平易な言葉で簡潔に説明し落ち着かせて，保護者が症状の推移を正確に想起できるようにする．
- 慎重な病歴聴取の結果，無呼吸発作が否定的で診察や検査にも異常を認めない場合には帰宅も可能だが，保護者には観察の要点を具体的かつ丁寧に説明する． （松裏裕行）

11. 動 悸

1. 対処の基本方針
- 動悸＝頻脈，ではない．心拍数の増加，心拍リズムの乱れ，心拍出量の増加などにより起こる．
- 原因は非心臓性のことも多く多彩．成人を含めた報告では，心臓性43％，心因性31％，薬剤・嗜好品6％，その他4％，不明16％．
- 持続性でなければ，迅速な診断は難しい．有症状時の心電図をとらえることが，診断への近道．

2. 診察時の注意点
- 救急では，持続性の不整脈（発作性上室頻拍など），心不全（心筋炎など），内分泌疾患（甲状腺機能亢進症など）の診断が重要．
- 失神・意識障害，虚脱発作を伴う場合は，重篤な不整脈の可能性があり，速やかな精査が必要（「不整脈」p.196参照）．
- 薬剤性は，頻脈を起こす薬だけでなく，QT延長，徐脈などをもたらす薬剤にも注意．

3. 鑑別診断（❶）
- 病歴の聴取，診察，心電図検査が第一．

1）病歴の聴取
- 症状の性状：発症様式，持続時間，随伴症状（特に意識障害など）
- 既往歴（基礎疾患の有無），内服薬，嗜好品，環境，精神状態

2）診察所見
- 貧血，甲状腺肥大，呼吸障害，心音・心雑音（収縮中期のクリック：僧帽弁逸脱症），心調律，肝脾腫，手指の振戦，CRTなど

Ⅱ. 救急で遭遇することの多い症状

❶ 動悸の鑑別診断

心臓由来	不整脈	頻脈性	心房細動・粗動，心房頻拍，房室回帰性頻拍，心室頻拍など
		調律異常	心房性・心室性期外収縮，洞不全症候群，高度房室ブロック，QT延長症候群など
	器質的疾患	構造異常	先天性心疾患，弁膜症（特に僧帽弁逸脱症）など
		心膜心筋疾患	心外膜炎，心筋炎，肥大型・拡張型心筋症など
非心臓性	内分泌・代謝	内分泌疾患	甲状腺機能亢進症，褐色細胞腫など
		代謝疾患	低血糖症，電解質異常など
	心因性	心因性反応	興奮，緊張，不安など
		神経症	パニック障害，うつ病，不安神経症など
	薬剤・嗜好品	薬剤	テオフィリン製剤，気管支拡張薬（β刺激薬），抗コリン作用を有する薬剤など
		食品・嗜好品	カフェイン，たばこ，アルコールなど
	その他	自律神経系	起立性調節障害，血管迷走神経反射など
		生理的反応	発熱，脱水，貧血，運動，妊娠など

3）心電図
- 不整脈の有無，頻脈の有無
- Δ波，PR時間，QTc時間，異常Q波，ST-T異常など

4) その他の検査
- 心エコーを考慮．心不全を見逃さない．
- 採血：貧血，低血糖，電解質異常，血液ガス，甲状腺機能など
- 胸部 X 線
- Holter 心電図，イベントレコーダー

4. 上級医などに相談すべき状況
- 循環不全症状（末梢冷感，CRT の延長，低血圧，意識障害など）がある場合
- 失神・意識障害，虚脱発作を伴っていた場合
- 診断のつかない持続性頻脈

5. 対処
- 原因疾患により対処は異なる（「不整脈」参照）．
- 持続性の頻脈は，原因をはっきりさせる．改善を確認してから帰宅させる．
- 動悸の消失，失神・意識障害や虚脱症状がない，心電図・心エコー，採血などにて異常を認めない，などの所見ならば帰宅可能．

6. 保護者への説明
- 動悸が消失した後の鑑別診断は時として困難．有症状時の注意深い観察や心電図が診断に重要なことを説明し，循環器専門医の再診を指導する．

（衣川佳数）

12. チアノーゼ

1. 対処の基本方針
- チアノーゼを呈し状態の悪い子どもを診察する場合，まず応援を要請，モニターを装着し，原則すぐに酸素投与を開始する（「鎮静とモニタリング」p.425 参照）．
- 発症には年齢別に疾患特異性があり，特に新生児期，乳児期早期で先天性心疾患が疑われる場合は，不用意に酸素投与のみで経過観察せず速やかに循環器専門医に指示を仰ぐ（「チアノーゼ性心疾患」p.199 参照）．

2. 診察時の注意点
- 中心性／末梢性のチアノーゼを判断する．
  - 中心性は還元ヘモグロビンが 5 g/dL 以上で認められるため，貧血があるとわかりにくい．また，舌や口腔粘膜でもチアノーゼがみられる．
  - 循環不全の状態では，低酸素血症がなくとも末梢性チアノーゼを呈することがあり，冷感を伴う．
- 呼吸が悪いのか，循環が悪いのか，生理的指標をチェックする．
  - 呼吸：気道の開通，努力呼吸の有無，呼吸数，呼吸音，SpO_2 など．
  - 循環：脈拍の触知，脈拍数，末梢冷感，CRT，血圧など．
- 新生児期のチアノーゼ性心疾患では心雑音を認めないことが多い．動脈管依存性の心奇形では持続的な酸素投与が致命的（ductal shock）になることがある．gallop rhythm では心筋炎，心筋症なども鑑別．
- 意識状態，けいれんの有無を確認するとともに，速やかに血糖をチェックする．
- 体温を測定，全身を観察し出血斑，腹部膨満，浮腫，外傷などの有無をみる．

- 突然の発症かどうか病歴を確認する．突然の発症では気道異物，けいれん，不整脈，アナフィラキシーなどをまず考慮．
- 胸部 X 線のほか，心疾患を疑ったら心電図をとり，超音波検査を行う．

3. 鑑別診断
- ❶に大まかな診断のフローを示す．
- 呼吸に異常がある場合，吸気性喘鳴では上気道狭窄，呼気性喘鳴では下気道狭窄，肺野にラ音など聴取する場合は肺炎など肺実質病変，呼吸数の異常では意識障害，けいれん，頭部外傷，薬剤による呼吸抑制など呼吸調節の障害を考える．
- 循環に異常がある場合，脱水症状（大泉門陥没，ツルゴールの低下など），重症感染症（発熱，意識障害など），心不全症状（心音異常，肝腫大，浮腫など），アナフィラキシー，イレウス，緊張性気胸（各該当頁を参照）などの有無をチェックする．

4. 上級医などに相談すべき状況
- 動脈管依存性心疾患が疑われるときは，プロスタグランジン E_1 製剤を準備し，専門医を待つ．
- 上気道の異常で緊急を要するときは，患者を興奮させず安静な状態で酸素投与をしつつ，上級医を待つ．

5. 対処
- 速やかに酸素投与を開始し，その反応を再評価する．
- まず，気道確保．クループであれば吸入療法を開始する（「クループ症候群」p.180 参照）．急性喉頭蓋炎，気道異物であれば，保護者についてもらい，泣かせずに酸素投与し上級医を待つ．
- 酸素投与で SpO_2 が改善しないときは，バッグバルブマスクなどでの補助換気を準備する．

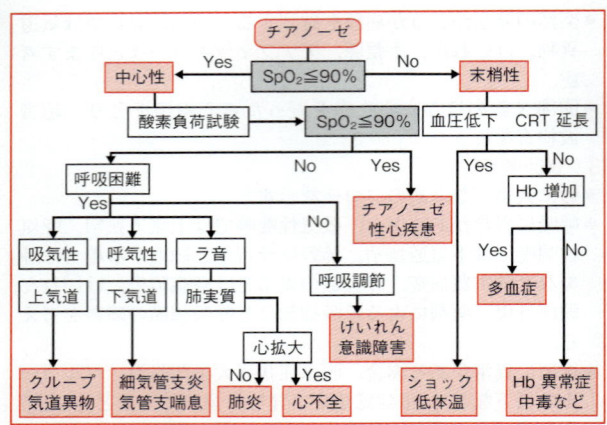

Ⅱ．救急で遭遇することの多い症状

```
                        チアノーゼ
                           │
              Yes ┌─── SpO₂≦90% ───┐ No
          中心性 │                   │ 末梢性
                 │                   │
        酸素負荷試験 → SpO₂≦90%    血圧低下　CRT 延長
                      No │ Yes      Yes │ No
  呼吸困難                │              │  Hb 増加
  Yes │              チアノーゼ          │
      │              性心疾患        Yes │ No
 ┌────┼────┐             No            多血症
吸気性 呼気性 ラ音         │
 │    │    │          呼吸調節
上気道 下気道 肺実質       │
 │    │    │         けいれん
 │    │    │         意識障害
 │    │   心拡大
 │    │   No│Yes
クループ 細気管支炎 肺炎 心不全  ショック   Hb 異常症
気道異物 気管支喘息              低体温   中毒など
```

❶ チアノーゼの鑑別診断

- ショックでは細胞外液 20 mL/kg を急速に投与する．心疾患の場合は半量ずつゆっくり投与する．
- 敗血症性ショックが考えられるときは，血液培養をとり，抗菌薬の投与を開始しておく．
- ショック，けいれん，意識障害では必ず低血糖を迅速に補正する．
- 外傷の鑑別も忘れないこと．頭部外傷では虐待の有無も考慮しておく．
- 使用薬剤があれば，その副作用の可能性も念頭におく．

（村田祐二）

13. 失 神

1. 概論
- 突然の，急激な，一過性，可逆性の脳機能低下による姿勢保持困難な一時的意識消失．
- 小児期の失神の多くは一過性，良性で完全に回復する．
- 一部に危険なものあり．まず心原性を除外する．

2. 鑑別診断（❶）
- 意識障害を呈するてんかん発作と，意識消失にみえるヒステリーの除外が主．
  - 血管迷走神経性失神：起立性調節障害，迷走神経反射
  - 心血管性失神：器質的心疾患，血管病変，不整脈（頻脈性，徐脈性）
  - 代謝性失神：低血糖，低酸素，高アンモニアなど
  - その他の失神：アナフィラキシー，薬物

3. 対処の基本方針
- 100％酸素を投与，人を集め，モニター装着，AED/除細動器（呼吸停止のとき）．
- 気道，呼吸，血圧の評価と安定化，AEDによるショック（無脈のとき）．
- 血糖値のチェック．
- 血管ルート確保，困難な場合は骨髄針を考慮．
- それぞれの病態への対応は PALS プロトコルに準じて行う．
- 引き続き，詳細な病歴聴取と身体診察．
- 検査：12誘導の心電図，血算，電解質，血糖値，血液ガス分析．
- 心電図所見は重要：頻拍性不整脈（上室頻拍，VT，AF），徐脈性不整脈（AVブロック，洞不全），心拍停止（心静止，VT/VF，無脈性心活動）などを鑑別．
- 入院適応：不完全な意識回復，心電図異常や胸痛，浮腫な

Ⅱ. 救急で遭遇することの多い症状

❶ 小児期に急性の意識消失をきたす疾患

失神	自律神経性	血管迷走神経性失神	
		循環血液量減少	脱水，出血
		反射性	息こらえ 咳，排尿時
	心血管性	器質的心疾患	Fallot四徴症 肥大型心筋症 大動脈弁狭窄 原発性肺高血圧症 心房内粘液腫 拡張型心筋症 心筋梗塞 心外膜炎
		頻拍性不整脈	QT延長症候群 上室頻拍 心室頻拍 心房細動，心室細動
		徐脈性不整脈	AVブロック 洞不全症候群
		血管性	大動脈炎症候群 モヤモヤ病
	代謝性	低血糖，低酸素，一酸化炭素中毒など	
	その他	アナフィラキシー 薬物：利尿薬，降圧薬，抗不整脈薬，鎮静薬，など 毒物：アルコール，麻薬	

13. 失 神

失神ではない「意識消失」	心因性	ヒステリー パニック障害 過換気症候群 代理 Münchhausen 症候群	
	神経性	てんかん発作 偏頭痛	

どの身体所見のある場合，起立や座位で容易に再発する場合，巣症状や髄膜刺激症状を伴う場合，発作にチアノーゼを伴っている場合など．

4. 診察時の注意点
- 救急では原因診断よりバイタルサインの評価と安定化が優先，続いて病態の把握を客観的に，手早く，静かに進める．
- 血糖測定はベッドサイドでの簡易迅速測定器で ⇒ 低血糖ならば 20％ブドウ糖 2.5 mL/kg 投与．
- 安静，臥位を保持，回復するまでは座位や立位を取らせない．
- 心電図モニターの電極やリード，モード切り替えスイッチ，倍率に注意．

5. 上級医などに相談すべき状況
- 介入しても意識回復が不十分な場合．
- リズム異常や血圧低下を伴う場合．
- 深刻な社会心理的な背景が疑われる場合：虐待，犯罪，自殺企図による薬物摂取など．
- その他，対応に自信がもてない場合．

6. 対処
- 個別の患者ごとに特化した対処が必要．
- 治療を要する不整脈の対応手順には習熟しておく．
  - 上室頻拍：電気的除細動 0.5〜1 J/kg，ATP 0.1 mg/kg 急速静注など．

- VF/脈のない VT：電気的除細動 4 J/kg，アドレナリン/アミオダロンなど．
- 徐脈：アドレナリン，アトロピン 0.02～0.04 mg/kg 静注など．

7. 保護者への説明

- 血管迷走神経性 ⇒ 急に立ち上がらない，長時間立ち続けない，失神の前兆があれば何かにつかまって座るかしゃがみ，下を向くように患児とともに指導．
- 誘因となる状況を避ける：睡眠の不足，食事や水分の不摂取，運動の不足，心理的ストレスなど．
- 次の場合は，専門医への受診を調整，指導
  - 非典型的発作，繰り返す発作，通常の処置で改善しなかった発作，運動で誘発された発作，胸痛や脈の不整，動悸を伴う失神，リズムや波形などの心電図異常を伴う場合，突然死の家族歴，神経学的に巣症状のある場合．

〈鍵本聖一〉

14. 腹　痛

1. 対処の基本方針
- 胃腸炎など軽症のものから消化管穿孔など致死的な疾患，さらに，糖尿病性ケトアシドーシスや心筋炎など腹部外臓器の疾患まで多岐にわたる．
- 系統だった病歴聴取と身体診察により重要な疾患を見逃さない．
- 腹痛の診断は難しい．確定診断よりも緊急性の有無の判断が大切．

2. 診察時の注意点

1) 第一印象の確認
- 意識，呼吸努力，皮膚色を数秒で評価する．
- 異常を認めるときは病歴聴取の前にモニター（心電図や酸素飽和度など）を装着し酸素投与や静脈路確保を行う．

2) 一次評価
① ABCDE（付表1）アプローチで患児を数分で評価し，バイタルサインや生理学的徴候に異常があれば迅速に対応する．

例）頻呼吸，努力呼吸など ⇒ 酸素投与
頻脈，毛細血管再充満時間（CRT）の延長など ⇒ 細胞外液を用いた輸液蘇生を開始

ABCDE に異常がある場合は治療的介入がなされるまで②に進まない．

② SAMPLE（付表1）を参考に病歴聴取を行う．
③ 緊急もしくは待機的外科の介入が必要かどうか判断．
④ 原因疾患を鑑別（❶）．

3) 病歴聴取のポイント
① 年齢：年齢によって鑑別疾患群が異なる（❶）．
② 性別：思春期女児では，月経発来の有無，月経周期，妊

II. 救急で遭遇することの多い症状

娠の可能性を確認.
③ SAMPLE に加えて外傷歴, 手術歴, 基礎疾患の有無, 薬物摂取状況の確認.
④家族歴:家族での同症状の有無, 遺伝性疾患の有無.

❶ 年齢別腹痛の原因疾患

	頻度		
	高	低	まれ
<2歳	乳児疝痛 GERD 急性胃腸炎	外傷(虐待含む) 腸重積 ヘルニア嵌頓 ミルクアレルギー 鎌状赤血球症	虫垂炎 中腸軸捻転 腫瘍 中毒 吸収不良症候群
2～5歳	急性胃腸炎 尿路感染症 外傷 虫垂炎 肺炎 気管支喘息 鎌状赤血球症 便秘	Meckel憩室 HSP 中毒 嚢胞線維腫症 腸重積 ネフローゼ症候群	ヘルニア嵌頓 腫瘍 HUS リウマチ熱 心筋炎・心外膜炎 急性肝炎 炎症性腸疾患 総胆管嚢胞 溶血性貧血 糖尿病・DKA ポルフィリア
6～12歳	急性胃腸炎 外傷 虫垂炎 尿路感染症 機能性腹痛 鎌状赤血球症 便秘	肺炎 気管支喘息 嚢胞線維腫症 炎症性腸疾患 消化性潰瘍 胆管炎 急性膵炎 精巣捻転	リウマチ熱 中毒 腎結石 腫瘍 卵巣捻転 メコニウムイレウス 腸重積

14. 腹痛

>12歳	急性胃腸炎 急性胃炎 急性腸炎 GERD 外傷 虫垂炎 便秘 骨盤内炎症疾患 尿路感染症 肺炎 気管支喘息 月経困難症 精巣上体炎 鎌状赤血球症 排卵痛 乳糖不耐症	子宮外妊娠 精巣捻転 卵巣捻転 腎結石 消化性潰瘍 急性肝炎 胆管炎 急性膵炎 メコニウムイレウス 血管炎症候群 炎症性腸疾患 中毒	リウマチ熱 腫瘍 腹腔内膿瘍

⑤腹痛に関する病歴聴取
- いつどのように発症した腹痛か（急性発症か徐々に発症したか）
- 寛解・増悪：どんなときによく/悪くなるか
- 性状・量：どんな/どれくらいの痛みか　痛みの性状は鈍痛か疝痛か　持続痛か，間欠痛か
- 部位：一番痛いところはどこか指1本でさせるか
- 放散痛：放散痛はあるか　年長児で聴取可能であれば聴取
- 随伴症状：発熱，嘔吐，排便（下痢，便秘，血便など），食事との関係，食欲，体重減少などの有無の確認
- 時系列：各症状などの時間的関係を確認
- 初めてか否か　急性か慢性反復性か

⑥腹痛以外の疾患を示唆する病歴：心筋炎，中耳炎，肺炎やDKAなど

4）身体診察
- 視診：姿勢，表情，腹部膨満の有無，診察室入室の様子．
- 聴診：腸蠕動音（亢進，減弱，聞こえない，金属音）．
- 触診：圧痛の位置（触診時の表情の変化など），腹膜刺激症状．腫瘤の有無．
- 打診：腹部膨満があるときに行う．鼓音，濁音の確認．
- 鼠径部，陰部の診察や必要時は直腸診も忘れず行う．
- 腹部以外の疾患を示唆する所見（心雑音，肝脾腫，胸部副雑音など）．

5）初期検査
- 腹部単純X線：腹部単純X線単独では得られる情報は限られている．腸管ガスの分布や量，遊離腹腔内ガス，ニボー像の有無．
- 腹部超音波検査：腸重積，虫垂炎や腸回転異常症など多くの診断に役立つが術者の技術を要する．
- 血液，尿検査：鑑別診断の評価．
- 腹部CT検査：腹部単純X線に比べ病変の検出力はよいが，被爆の問題があるため適応を考えて行うことが必要．
- 消化管造影検査：腸回転異常症や腸重積（治療的診断）などが疑われる場合．

3. 外科コンサルトを考慮すべき状況
- 腹腔内臓器損傷が疑われるとき
- 腹痛や腹部所見が改善しないもしくは増悪するとき
- 血性，胆汁性嘔吐を頻回に認めるとき
- 筋性防御や反跳痛などの腹膜刺激症状を認めるとき
- 外科的疾患が疑われるときや否定しきれないとき

4. 帰宅の判断
- バイタルサインに異常のある児，腹痛が改善しない児を安易に帰宅させない．
- 虫垂炎において鎮痛薬投与は虫垂炎診断に影響を与えない

との報告があるが，安易に鎮痛薬を投与して帰宅させることはしない．

5. 保護者への説明
- 初診時に診断がつかないこともよくあり，虫垂炎，腸重積など緊急性のある疾患が否定できないときは再診時期などをしっかり説明する．

（森　崇晃）

II. 救急で遭遇することの多い症状

15. 吐 血

1. 概論
- 血液の嘔吐であり，多くは Treitz 靱帯近位の上部消化管出血の一症状.
- 鼻出血後の嘔吐や，新生児，乳児では母体由来の血液を嚥下した後に嘔吐するケースも存在する.
- 重症度はさまざま.

2. 診察時の注意点
- 出血源の特定よりも致死的状態か否かの判断を優先する.
- 口から出したものが，鮮紅色やピンク色で泡沫状であり酸性でないときには喀血を疑って対処する.

3. 鑑別診断
- 吐血量，激しい嘔吐の有無，易出血性，腹部症状，腹壁静脈，肝脾腫，黄疸，肝疾患，膵疾患，繰り返す鼻出血の既往，服薬歴，抜歯，扁桃摘出術，肝生検を含む検査や処置，外傷，誤飲，誤嚥，窒息などの問診と診察を行う.
- 新生児：ビタミン K 欠乏，母の ITP，母の NSAIDs の使用，母体血の嚥下，ストレス性潰瘍，血管奇形，感染，肝不全，先天性凝固因子欠損.
- 乳幼児：ストレス性潰瘍，消化性潰瘍，血管奇形，門脈圧亢進症による食道静脈瘤，逆流性食道炎，食道異物，消化管異物，NSAIDs の使用，刺激物誤飲による腐食性傷害.
- 年長児・思春期：消化性潰瘍，薬剤性胃炎，Mallory-Weiss 症候群，門脈圧亢進症による食道静脈瘤，Dieulafoy 病変（小さな粘膜欠損を伴う露出動脈から出血をきたす病変），血管奇形，胃腫瘍，リンパ腫，IgA 血管炎，結節性多発性動脈炎，Crohn 病，肝生検後，急性膵炎，慢性膵炎，外傷では胆道出血や膵臓からの出血（脾動脈瘤）.

4. 対処
1) PALS に沿った身体所見のアプローチ
- 全身状態の評価 ⇒ 緊急度と重症度を判断.
- 吐物や血液により気道,呼吸が脅かされている ⇒ 吸引し酸素投与と呼吸サポート.
- 循環不安定 ⇒ 細胞外液 20 mL/kg を必要に応じて繰り返し急速輸液して輸血の準備.

2) 呼吸,循環の安定化を図った後
- 経鼻胃管を挿入して洗浄を施行し,胃内への出血がどの程度持続しているかを確認しながら出血源を推察.
- 内容物がコーヒー残渣様のときや鮮紅色で活動性出血が疑われるときは制酸薬を投与.
- 凝固障害がある場合には是正する.

3) 初期検査
- 血液検査(Hb,Hct,血小板数,凝固線溶系,肝機能,BUN,Cr,血液型,クロスマッチ),胸部 X 線,腹部 X 線(異物,消化管穿孔),腹部エコー(体液貯留,腫瘤,肝疾患,肝外門脈圧亢進所見)などを重症度と鑑別疾患に合わせて検査.

5. 上級医などに相談すべき状況
- 全身状態不良の場合.
- 活動性の出血が持続するときには内視鏡検査が必要.
- 内視鏡による評価と治療が不十分なときには外科や放射線科と IVR や手術を検討.

6. 保護者への説明
- 重症度に応じて検査と治療を行うこと,救急外来では出血の部位や原因を特定できないこともあること.
- 軽症例で帰宅させるときも経過観察の重要性を説明し,症状の増悪時には医療機関を再診するように指導する.

（唐木克二）

Ⅱ. 救急で遭遇することの多い症状

16. 下 血

1. 対処の基本方針
- 全身状態とバイタルサインの確認.
- 外科的介入（腸重積, 拘扼性イレウスなど）や緊急内視鏡（活動性の消化管出血）などが必要な疾患の鑑別が重要.

2. 診察時の注意点
- ABCDE（付表 1）アプローチにより生理学的異常を把握.
- 循環血液量に対する出血量の推定.
  - <15％：血行動態安定
  - ＞15％：頻脈, 脈圧狭小化
  - ＞30％：低血圧
- 出血部位の推定 ⇒ 次の「鑑別診断へのアプローチ」参照.
- 年齢別の原因推定（❶）.
- 消化器症状（腹痛, 嘔吐など）および消化器外症状（黄疸, 意識障害など）の確認.

3. 鑑別診断へのアプローチ
- 下血の性状 ⇒ 出血部位の推定.
  - メレナ ⇒ 回盲弁より口側からの出血
  - hematochezia ⇒ 肛門に近い部位からの出血
- メレナや大量の新鮮血の排泄 ⇒ 胃管の挿入による出血が確認できれば上部消化管出血を疑う（食道静脈瘤凝い例では禁忌！）.

4. 検査
- 血算, 凝固, 生化学, 血液型, クロスマッチ
  - ◆急性出血では, Hb はすぐには低下しない！
- 腹部単純 X 線：腸管ガスの偏在, 無ガス野, 腫瘤影など
- 超音波：腸重積, 拘扼性イレウスなど

5. 上級医などに相談すべき状況
- 全身状態不良（集中治療の必要性を考慮）

16. 下血

❶ 年齢別の下血の原因疾患

新生児	乳児	幼児	学童期
感染性腸炎 腸軸捻転 壊死性腸炎 Meckel 憩室 重複腸管 ミルクアレルギー 新生児メレナ 腸重積	感染性腸炎 腸重積 裂肛・痔核 リンパ濾胞性増殖症 Meckel 憩室 重複腸管 HUS 炎症性腸疾患 食物アレルギー	感染性腸炎 腸重積 裂肛・痔核 大腸ポリープ 紫斑病 炎症性腸疾患 HUS 急性胃粘膜病変	感染性腸炎 大腸ポリープ 消化性潰瘍 急性胃粘膜病変 紫斑病 炎症性腸疾患 HUS

- 間欠的腹痛(啼泣)⇒ 腸重積
- 輸液に反応しない循環不全
  ⇒ 活動性の出血の持続
  ⇒ 内視鏡的/外科的止血術の考慮
- 初期治療に反応しない意識障害
  ⇒ 溶血性尿毒症症候群(HUS)
- 体重減少を伴う慢性出血
  ⇒ IBD など栄養障害を伴う消化器疾患

6. 対処(特に循環不全を認める場合)

- 酸素投与
- より大きな口径の輸液路確保 ⇒ 細胞外液 20 mL/kg のボーラス投与
- 活動性出血の疑い ⇒ 濃厚赤血球や新鮮凍結血漿など輸血準備.
- 新生児期の凝固障害や肝障害の疑い ⇒ ビタミン K 投与

7. 保護者への説明

- (全身状態良好であっても)注意深い観察が必要.経口摂取低下や全身状態の悪化時には,速やかな再診を指導する.

(浦田 晋)

II. 救急で遭遇することの多い症状

17. 皮疹（紫斑）

1. 対処の基本方針
- 全身評価/致死的疾患の除外が最優先.

2. 緊急対応が必要な皮疹
- アナフィラキシー（蕁麻疹を含む）
- 薬疹（Stevens-Johnson 症候群：SJS）
- 敗血症を含む全身性細菌性感染症：ブドウ球菌性熱傷様皮膚症候群, 毒素性ショック症候群, 劇症型 A 群レンサ球菌感染症

3. 紫斑とは
- 紫斑とは皮膚・粘膜下の出血で, 圧迫しても消退しない.
  - 点状出血：径 1～5 mm　・斑状出血：数 cm 以内
  - びまん性出血：面積の比較的大きな皮下出血

4. 紫斑の鑑別診断（❶にまとめた）

5. 紫斑の検査と診断
- CBC（分画, 網状赤血球含む）, 血小板数, 凝固系（PT, APTT）,（出血時間）, LDH

1) 血小板減少あり
- PT, APTT 延長あり ⇒ 敗血症, DIC
- PT, APTT 延長なし ⇒ ITP, HUS, TTP, 悪性疾患, 骨髄低形成

2) 血小板減少なし
- PT, APTT 延長あり ⇒ 血友病など凝固因子異常, von Willebrand 病, 肝障害
- PT, APTT 延長なし
  ▶ 出血時間正常：外傷, 虐待, HSP, von Willebrand 病, 血管の異常（感染, 薬物, ビタミン C 欠乏など）
  ▶ 出血時間延長：血小板機能の異常（Glanzmann 病, Bernard-Soulier 病など）, von Willebrand 病

17. 皮疹（紫斑）

❶ 紫斑の鑑別診断

血管構造の破綻

外傷	事故，虐待
感染	ウイルス性発疹，伝染性単核球症，細菌性心内膜炎，リケッチア，溶連菌感染症
その他	薬剤性/毒素性，Henoch-Schönlein 紫斑病（HSP），ビタミンC不足，Langerhans組織球症，Ehlers-Danlos症候群，急性糸球体腎炎，リウマチ熱，膠原病

血小板の減少または機能異常

破壊（消費）亢進	免疫性血小板減少症（ITP），膠原病，敗血症，薬剤性（ST合剤，バルプロ酸，フェニトイン），播種性血管内凝固症候群（DIC），溶血性尿毒症症候群（HUS），血栓性血小板減少性紫斑病（TTP），Wiskott-Aldrich症候群
産生低下	悪性疾患（白血病，神経芽腫），敗血症，再生不良性貧血，Fanconi貧血，巨赤芽球性貧血
血小板の血管外分離	うっ血性脾腫，巨大血管腫（Kasabach-Merritt症候群），貯蔵症（Niemann-Pick病，Gaucher病）
血小板機能の異常	先天性：Glanzmann病（血小板無力症），Bernard-Soulier症候群 後天性：血尿，肝機能異常，薬剤性（アスピリン，抗ヒスタミン薬，フェノチアジン系，バルプロ酸，グアイフェネシン）

凝固因子の異常

先天性	von Willebrand病，血友病A（第VIII因子欠乏），血友病B（第IX因子欠乏）
後天性	DIC，肝疾患，腎疾患，ビタミンK欠乏症，抗凝固薬，チアノーゼ性先天性心疾患

Ⅱ. 救急で遭遇することの多い症状

❷ 病歴/身体所見と各疾患

key word	疾患
ウイルス感染，ワクチン接種後	ITP
繰り返す既往，家族歴	遺伝疾患
関節内出血	血友病
点状出血，結膜下出血	血小板の異常
下肢，臀部の紫斑	HSP
手掌，足底の紫斑	リケッチア感染症
不自然な形/部位の紫斑	虐待
肝脾腫	肝疾患，IM，白血病，蓄積症
リンパ節腫大の合併	悪性疾患，ウイルス感染

6. 対処

1) 全身状態不良（発熱，ぐったり）⇒ 上級医などへ相談すべき状況

- 診断よりも呼吸/循環の安定を優先
- 髄膜炎菌などによる敗血症を想定した早期の抗菌薬投与
- 出血を制御するため，一種または複数の血液製剤による非特異的治療
- 生命の危険がある出血の原因を特定
- 最低限の血液検査：CBC, PT, APTT, 血液型, 血液培養

2) 発熱，ぐったりなし

- 病歴，身体所見，既往歴，家族歴，ワクチン接種，関節血腫，術後や抜歯後の出血の遷延，紫斑の分布
- ❷を参考に鑑別を進める．

7. 保護者への説明

- 確定診断をするための検査を追加すること．
- 診断に応じて抗菌薬やIVIG，ステロイド，輸血などを開始することを説明する．
- 全身状態が不安定な際には，診断の前に状態の安定化を図る旨を説明する．

（吉田仁典，益田博司）

18. 嘔吐

1. 対処の基本方針
- 新生児の哺乳後の嘔吐：元気があり哺乳力良好なら，病的嘔吐の可能性は低い（機能的嘔吐）．
- 乳幼児期以降の嘔吐：ウイルス性胃腸炎が多いが，腸重積（p.205）や細菌性髄膜炎（p.135）の場合もあるので注意．
- 胆汁性嘔吐は消化管閉鎖を示唆し，速やかな精査が必要．

2. 診察時の注意点
- 嘔吐≠胃腸炎．原因はさまざまで，多くは特定困難．
- 腹腔外因子（頭部外傷や UTI など）を見逃さない．
- 救急では全身評価・致死的疾患の除外が最優先事項．

3. 鑑別診断（❶）
- 発症初期の確定診断は不可能．経過観察が重要．

1) 理学所見のアプローチ
①まず全身状態の評価 ⇒ PALS 評価により緊急度を判断．不良なら酸素投与を開始，work up，10～20 mL/kg で輸液蘇生 ⇒ ②へ

②閉塞機転・胆汁性の有無は？ あり ⇒ 消化管の精査へ
なし ⇒ ③へ

③消化器以外の所見は？ なし ⇒ 消化管の精査へ
あり ⇒ 全身検索へ

- 胆汁性嘔吐 ⇒ 閉塞機転の評価
- 新生児 ⇒ 先天性消化管狭窄・閉塞を考慮

2) 初期検査
- 腹部 X 線：閉塞機転の有無，胆汁性嘔吐の評価
- 腹部エコー・注腸造影：腸重積，消化管狭窄・閉鎖
- 腹部造影 CT：虫垂炎
- FAST：腹部外傷
- 血液・尿検査：鑑別疾患の評価

Ⅱ．救急で遭遇することの多い症状

❶ 嘔吐の鑑別疾患

閉塞性	胆汁性 (Vater 乳頭遠位)	先天性	小腸狭窄・閉鎖，腸回転異常，内ヘルニア
		後天性	腸重積，腫瘍性病変（リンパ腫等）
	非胆汁性 (Vater 乳頭近位)		食道～十二指腸近位狭窄・閉鎖，胎便栓，NEC，Hirschsprung 病，鎖肛
			肥厚性幽門狭窄症，異物誤飲，輪状膵
非閉塞性	炎症・感染性		胃腸炎，虫垂炎，食物アレルギー，GERD，敗血症，髄膜炎，UTI，他消化管疾患
	中枢神経系		頭部外傷，頭蓋内圧亢進，SBS，周期性嘔吐症
	内分泌・代謝系		先天性代謝異常，代謝性疾患，DKA
	腎・泌尿器系		腎不全
	精神的問題		過食症，食思不振症
	その他		中毒，妊娠，心不全，心筋炎，溢乳（乳児）

4. 上級医などに相談すべき状況
- 嘔吐以外の症状がない．胃腸炎と断定できない．外科的急性腹症が疑われる．⇒ 外因系では外科にコンサルト．

5. 対処
- 原因疾患によって対処は異なる．
- 改善傾向がなければ帰宅させない．
- 制吐薬の効果は不明であり，薬剤投与のみに頼らない．
- 乳児期以降では，脱水症には経口補水療法（ORT）が有効．

6. 保護者への説明
- 経過観察の重要性を繰り返し説明し，症状の増悪時には医療機関を再診するよう指導する．

（辻　聡）

19. 下　痢

1. 対処の基本方針
- 全身状態の評価と，治療介入が必要な病態（外科疾患など）の否定が重要.
- 全身状態が保たれていれば，外来フォローで十分.

2. 診察時の注意点
- 原因のほとんどはウイルス性胃腸炎であるが，多くの鑑別疾患があるため詳細な問診と丁寧な診察が必要.
- 急性虫垂炎やウイルス性胃腸炎に合併した腸重積症などの外科疾患を見逃さない.
- 全身状態を評価して，点滴治療の必要性や，家庭でのケアで十分かどうかを判断.

3. 鑑別診断（❶）
- ウイルス性胃腸炎の診断が明らかなら検査は不要.
- 初診時には診断がつかないことも多く，経過観察が重要.

1) 身体所見のアプローチ
- 全身状態の評価 ⇒ PALS 評価にて緊急度・重症度を判断

❶ 下痢の年齢層別主な原因疾患

	乳幼児期	学童〜思春期
急性	感染性胃腸炎 腸管外感染症（尿路感染症，敗血症，急性虫垂炎，溶連菌感染症など） 薬剤性（抗菌薬）　他	感染性胃腸炎 腸管外感染症（尿路感染症，敗血症，急性虫垂炎，溶連菌感染症など） 薬剤性（抗菌薬）　他
慢性	二次性乳糖不耐症 食物アレルギー　他	過敏性腸症候群 食物アレルギー 甲状腺機能亢進症 炎症性腸疾患　他

II. 救急で遭遇することの多い症状

- 発熱,腹痛,嘔気・嘔吐,血便などの随伴症状の有無は？
- 経過は急性か,慢性（2週間以上）か

2) 初期検査
- 便中ウイルス抗原迅速検査：ロタウイルス,ノロウイルス,アデノウイルスをその場で判定可能
- 便培養検査：血便時など細菌性腸炎を疑うときには必須
- 腹部X線検査：腸管ガス像,閉塞機転の評価
- 腹部超音波検査：腸重積や虫垂炎の所見の有無,腸壁の浮腫や腸管内腸液の貯留を評価
- 血液・尿検査：全身状態と鑑別疾患の評価
- 便検査：便中好酸球,クリニテスト,ズダンIII染色

4. 上級医などに相談すべき状況
- 全身状態不良（ショック状態）
- 外科疾患が疑われる場合
- 慢性に持続しており,原因不明の場合

5. 対処
- ショック状態と判断すれば,直ちに酸素投与と輸液蘇生を開始：細胞外液補充液20 mL/kgを5～20分で投与し,改善なければ反復投与.
- 意識状態が不良時（ぐったり,活気がない）は血糖値を測定,低血糖なら20％ブドウ糖を2.5～5 mL/kg投与.
- 中等症～重症の脱水では,経静脈的に輸液療法を行う：細胞外液補充液10～20 mL/kgを1時間で投与,その後は血液ガスや電解質所見を参考に適宜変更.
- 軽症～中等症の脱水では,経口補水療法（ORT）が有効.
- 薬物療法：抗菌薬や止痢薬の投与は通常不要.

6. 保護者への説明
- 家庭でのケア（ORT,食事療法など）を指導.
- 全身状態不良時や激しい腹痛時,血便時などの再診の目安.

（松島卓哉）

20. 腹部膨満

1. 対処の基本方針
- 小児の腹部膨満の要因は多彩である．
- 空気・腹水・実質臓器の腫大や腫瘤・便による前方腹壁への圧亢進の結果である．
- **腹部膨満の3つの危険因子**
  - 低出生体重児：緊急処置を準備
  - 腹部外科的処置の既往：閉塞性イレウス
  - 先天性神経筋疾患：麻痺性イレウス

2. Pitfall
- 胆汁性嘔吐のある腹部膨満は注意．
- 手術歴のない腹部膨満は麻痺性イレウスとは安易に診断しない．

3. 診察時の注意点
- 随伴する徴候に注意：ショック，特に蒼白・低血圧・発汗・頻脈・筋緊張低下・浅呼吸．
- 随伴する身体所見に注意：全身性浮腫・紫斑・出血斑・打撲痕・黄疸・外科的瘢痕 ⇒ 必ず身体的虐待を鑑別する．
- 学童～思春期以降の女性では骨盤腔内の腫瘤(妊娠も考慮)，男性では陰茎・睾丸病変を見逃さないように必ず視診と触診を徹底．
- 骨盤腔内の腫瘤を認めた場合の診察に直腸診を加える．

【腹部所見における注意点】
1) 聴診所見
- 腸蠕動音の亢進：吸収不良症候群・胃腸炎や小腸閉塞の急性期で観察
- 腸蠕動音の減弱：イレウスで観察

2) 打診所見
- 鼓音：腸管内ガス貯留の徴候 ⇒ 鼓音が腹部全体に観察

II. 救急で遭遇することの多い症状

❶ 頻度の高い小児の腹部膨満と見逃せない危急状態で発見される疾患

頻度の高い小児の腹部膨満

・呑気症	・胃腸炎	・便秘症	・妊娠
・腹部外傷	・腹腔内出血	・小腸絞扼性イレウス	
・尿路閉塞	・肺炎	・敗血症	・腹膜炎
・溶血性貧血	・先天性心疾患	・肝炎	

見逃せない危急状態と腹部膨満

- 感染症,腹膜炎,肺・敗血症,膵炎,肝炎,ボツリヌス感染症,先天梅毒,結核
- 先天代謝異常,チロシン血症,ガラクトース血症,溶血性貧血
- 外傷,肝損傷,脾損傷,腎損傷,膵損傷,腹腔内出血
- 悪性新生物,白血病,神経芽細胞腫,腎腫瘍(Wilms腫瘍),横紋筋肉腫
- その他
  敗血症性ショック,絞扼性イレウス,癒着性イレウス,小腸穿孔,壊死性腸炎
  Budd-Chiari症候群,門脈圧亢進

された場合には,閉塞性イレウスや穿孔に伴う腸管外ガスを疑う.
- 濁音:腹水貯留の徴候

3) 触診所見
- 腫瘤触知:便・腫大した実質臓器(肝腎脾臓)および腫瘍
- 反跳痛や板状硬の腹部:腹膜炎の所見

4. 鑑別診断 (❶❷)
- 発症年齢・危険因子・症状の持続期間を迅速に把握して鑑別診断を進めていく.

1) 新生児期
- 胆汁性嘔吐 ⇒ 閉塞性イレウス(小腸閉鎖,腸回転異常)
- 胎便排泄遅延 ⇒ Hirschsprung病
- 発熱 ⇒ 敗血症,穿孔性腹膜炎

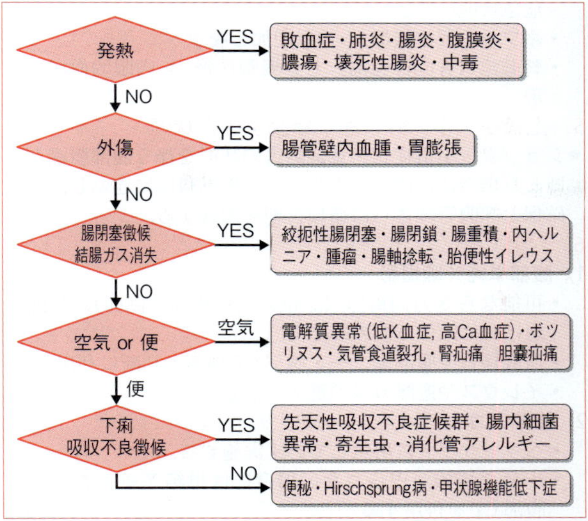

20. 腹部膨満

```
発熱 ──YES→ 敗血症・肺炎・腸炎・腹膜炎・膿瘍・壊死性腸炎・中毒
 │NO
外傷 ──YES→ 腸管壁内血腫・胃膨張
 │NO
腸閉塞徴候 ──YES→ 絞扼性腸閉塞・腸閉鎖・腸重積・内ヘルニア・腫瘤・腸軸捻転・胎便性イレウス
結腸ガス消失
 │NO
空気 or 便 ──空気→ 電解質異常(低K血症, 高Ca血症)・ボツリヌス・気管食道裂孔・腎疝痛 胆嚢疝痛
 │便
下痢 ──YES→ 先天性吸収不良症候群・腸内細菌異常・寄生虫・消化管アレルギー
吸収不良徴候
 │NO
便秘・Hirschsprung病・甲状腺機能低下症
```

❷ 腹部膨満へのアプローチ　臨床判断過程で重要な5つのバンドル
(Textbook of Pediatric Emergency Medicine 6th ed を参考に作成)

2) **乳幼児期から学童**
   - 必ず外傷歴や腹部手術の既往と排便習慣を詳細に聴取し，腹痛の程度を常にモニタリングする．
3) **腹痛が急性発症かつ徐々に増悪する場合**
   - 腸重積，腸炎，絞扼性イレウスを鑑別
4) **腹痛が慢性発症の場合**
   - 便秘，ミルクアレルギー，吸収不良症候群
5) **その他の鑑別診断のポイント**
   - 悪性腫瘍による腹部膨満 ⇒ 肝脾腫や腹水や出血による

Ⅱ. 救急で遭遇することの多い症状

危急病態へ進展
- ネフローゼ症候群 ⇒ 体重増加と腹水
- 腎腫瘍（Wilms 腫瘍）と多囊胞性腎 ⇒ 肉眼的血尿の出現

5. 上級医・小児外科医に相談すべき状況
- ショック・中毒症状・意識障害の状態を伴う腹部膨満と判断した場合には直ちに上級医・小児外科医に連絡し，気道確保と呼吸管理さらに循環管理を徹底する．

6. 対処
1) 腹部単純 X 線撮影
- 可能なら 3 方向撮影（立位，臥位正面，側面）．状態が悪ければ臥位正面のみで可．
- 血液検査や腹部エコー・腹部 CT 撮影の判断に利用．
- イレウスや遊離ガスの鑑別には必須．

2) 腹部エコー
- ベッドサイドに用意して必ず実施する．
- 十分な情報が得られない場合には単純 X 線撮影および腹部 CT を併用すること．
- 充実臓器の病変や腸重積の鑑別には必須．

3) 腹部 CT
- 最も詳細な鑑別診断が可能．
- 必要性を十分考慮し，腹部エコーで不十分な点を補う目的で実施．

7. 保護者への説明
- 急激発症の腹部膨満と腹痛は迅速に閉塞性イレウスを鑑別する必要がある．
- 腹痛を伴わない場合には腹部腫瘤を考慮して鑑別診断を進めていく必要性を説明する．

（神薗淳司）

21. 尿閉（乏尿）

1. 概論
- 広義には尿路の通過障害や尿排出機能が障害されて尿が出なくなった状態であり，狭義には膀胱に尿が充満しているにもかかわらず排尿できない状態.
- 乏尿とは小児では尿量 0.5 mL/kg/ 時以下（新生児は1 mL/kg/ 時以下）の状態.

2. 対処の基本方針
- 乏尿・無尿の原因となる急性腎不全（腎前性・腎性）・抗利尿ホルモン不適合分泌症候群（SIADH）との鑑別を行う（「急性腎不全」p.241 参照）.
- 原因は先天性・外傷・新生物・結石・炎症・神経因性・外科的処置に伴うものがあり超音波で閉塞部位を検索する.

3. 問診・診察・検査時の注意点
- 心疾患・腎尿路疾患・神経疾患などの既往歴を確認し，内服薬，飲水・食事状況，嘔吐・下痢の有無と程度，膀胱直腸障害，腹痛などの随伴症状を確認する.
- 薬剤では抗ヒスタミン薬，抗コリン薬，抗うつ薬，麻薬，気管支拡張薬，総合感冒薬，漢方薬（麻黄）.
- 排尿回数，濃縮尿の有無，最終排尿時間から尿量を推測する（正確な尿量の把握には尿道カテーテルを挿入する）.
- 腹部の診察だけでなく，乏尿・無尿の原因となる疾患に焦点を絞った全身診察を行う.
- 閉塞部位により上腹部から側腹部に疼痛を伴うこともある.
- 下腹部に拡張した膀胱が触れる場合もある.
- 超音波で膀胱・尿管・腎盂・腎杯と閉塞の原因となる結石・新生物などを評価する.

4. 鑑別診断
- 腎盂〜腎盂尿管移行部：先天性狭窄，結石，炎症（結核），

新生物（Wilms腫瘍，神経芽腫など），外傷，術後
- 尿管：先天性狭窄，尿管転移，尿管瘤，後大静脈尿管，結石，外傷，術後，外因性圧迫（腫瘍など）
- 膀胱出口部・尿道：神経因性膀胱（脳性・脊髄性・その他下部尿路機能障害・心因性），後部尿道弁（男児のみ），尿道狭窄（先天性，外傷性，医原性），先天性膀胱頸部硬化症，異所性尿管瘤，結石，異物，包茎

5. 上級医などに相談すべき状況
- 尿道カテーテルが挿入できない場合，尿閉が解除できない場合
- 膀胱タンポナーデ
- 閉塞部位により泌尿器科医に尿道ブジー，膀胱瘻造設，尿管ステント，腎瘻造設の適応を相談する．

6. 対処
◆下腹部を圧迫することによる手圧排尿は膀胱破裂の危険があるため行わない．
- 膀胱内に尿を認める場合は尿道カテーテルを挿入（サイズの目安は乳児 6〜8 Fr, 幼児 8〜10 Fr, 小児 10〜12 Fr）．

◆尿道損傷が疑われる場合には尿道カテーテルは挿入しない．
- 尿道カテーテルが挿入できない場合は膀胱穿刺を施行する（不慣れな場合，無理はしない）．
- 尿閉解除後の利尿で電解質異常・脱水をきたすことがあるため水・電解質管理を行う（「電解質異常」p.275 参照）．
- 尿道カテーテルによる尿閉解除後，再度乏尿・無尿を認めた際には他の原因検索とともにカテーテルの閉塞を疑う．
- 膀胱の減圧中に出血が生じることがあり，止血と凝血塊による閉塞がないことを確認する．

7. 保護者への説明
- 尿閉の解除と原因となった疾患の治療が必要となること．

(山内豊浩)

22. 血　尿

1. 対処の基本方針
- 大半の顕微鏡的血尿の場合，緊急性はない．ただし血尿の原因検索は必要．
- 肉眼的血尿：精査が必要．場合によっては入院加療が必要．ヘモグロビン尿やミオグロビン尿は速やかな治療開始が大切なので注意．
- 赤色尿：オムツの尿が赤色の場合は，尿酸塩やシュウ酸塩の結晶の可能性あり．また薬剤（チペピジン，セフジニル，リファンピシンなど）で赤く着色することもある．

2. 診察時の注意点
- 肉眼的血尿の場合は，腹部エコーでの画像検査は必須．まれだが悪性疾患が原因となることがある．非糸球体性血尿の際は，肉眼的血尿でなくても，鑑別診断にエコーは有用．
- 肉眼的血尿で尿潜血陽性なのに尿赤血球が少数の場合は，ヘモグロビン尿やミオグロビン尿の可能性がある．血液検査結果と合わせて，溶血性尿毒症症候群や横紋筋融解症を診断する．

3. 鑑別診断（❶）
1) 理学所見のアプローチ
①まず血圧を含めた全身状態を評価．呼吸・循環が落ち着いた後に血尿の原因検索を進める．外傷歴の有無を確認．

②肉眼的血尿の有無は？
- なし ⇒ 顕微鏡的血尿と判断．高血圧・乏尿・浮腫の有無を確認し，あれば血液検査施行．特に症状がなく，叩打痛や疼痛もなければ緊急性はないので後日精査・再検．
- あり ⇒ ③へ

③肉眼的血尿 ⇒ 尿検査（尿沈渣）・血液検査・腹部エコー・腹部 X 線を施行．場合によっては腹部 CT も施行．

II. 救急で遭遇することの多い症状

❶ 血尿の鑑別診断

【非糸球体性血尿】 ・赤血球円柱（−） ・変形赤血球（−） 肉眼的血尿の場合 ・鮮紅色	腎臓	ナットクラッカー現象 腎静脈/動脈血栓症，動静脈奇形，多囊胞腎 急性間質性腎炎（抗菌薬，NSAIDs，フロセミドなど） 尿細管壊死（アミノグリコシド，抗腫瘍薬，重金属，シクロスポリン，シクロホスファミドなど） 悪性腫瘍（Wilms腫瘍，横紋筋肉腫，白血病など） まれな原因：血管腫，リンパ管腫，神経線維腫など
	尿細管	膀胱炎，尿路結石症，高カルシウム血症 精巣上体炎，尿道炎，出血性素因（血友病）など
【糸球体性血尿】 ・赤血球円柱（＋） ・変形赤血球（＋） 肉眼的血尿の場合 ・黒褐色	単独腎疾患	C3低下	急性糸球体腎炎 膜性増殖性糸球体腎炎 シャント腎炎，B型肝炎，HIV 慢性菌血症（亜急性細菌性心内膜炎など）
		C3正常	IgA腎症 急速進行性糸球体腎炎 Alport症候群，基底膜菲薄化症候群など
	全身疾患	血管性紫斑病 SLE 溶血性尿毒症症候群 Wegener肉芽腫症・結節性多発動脈炎など

22. 血 尿

2）初期検査
- 尿検査：尿沈渣にて赤血球の変形が高度であったり，赤血球円柱や白血球円柱が認められれば糸球体性血尿の可能性.
- 血液検査：腎機能障害，凝固異常
- 腹部エコー：水腎症，尿路結石症，腎・膀胱腫瘍，ナットクラッカー現象，腎出血，出血性膀胱炎
- 腹部X線：尿路結石症（ただしX線透過性の結石もある）
- 腹部CT・MRI：腎・膀胱腫瘍

4. 上級医などに相談すべき状況
- 肉眼的血尿（特にヘモグロビン尿やミオグロビン尿）の場合は適切な対応が必要 ⇒ 上級医や小児腎臓専門医にコンサルト.

5. 対処
- 顕微鏡的血尿の場合，腎機能が正常範囲内で高血圧・乏尿・浮腫・叩打痛や疼痛がなければ後日精査・再検を予定.
- 肉眼的血尿の場合は，基本的には入院精査が望ましい.
- ヘモグロビン尿やミオグロビン尿が疑われた場合は迅速な対応が必須.
- 急性糸球体腎炎の場合は水分・塩分制限を含む対症療法．基本的に輸液は不要．それ以外の腎疾患の急性増悪による肉眼的血尿や出血性膀胱炎の場合は十分な輸液負荷を考慮.

6. 保護者への説明
- 症状が落ち着いても再検・精査の必要性を説明し，必ずかかりつけ医もしくは専門医療機関の受診を指導する.
- 帰宅後に血尿以外の症状（嘔吐・腹痛・背部痛など）が出現した場合は早目に再診するように説明する.

（平本龍吾）

Ⅱ. 救急で遭遇することの多い症状

23. 頭部打撲

1. 対処の基本方針
- PALS（付表 1）や JATEC™（付表 2）に基づいた体系的アプローチを行う．
- 虐待の可能性を常に考える．

2. 診察時の注意点
- ABCDE（付表 1）に異常はないか ⇒ 気道・呼吸・循環に異常がある場合，まずはその安定化．
- 意識は GCS（付表 3），JCS（付表 4）にて評価．
- 「切迫する D」があるか ⇒ あれば気管挿管，頭部 CT を優先させる．
  - GCS≦8
  - 経過中に GCS が 2 点以上低下
  - 意識障害あり（GCS≦14），かつ脳ヘルニア徴候，瞳孔不同，片麻痺，Cushing 徴候
- Battle 徴候，raccoon eyes，髄液漏 ⇒ 頭蓋底骨折を疑う．
- 巣症状の有無

3. 病歴聴取のポイント
- 受傷機転：保護者の説明と受傷部位に矛盾がないか．虐待の疑いはあるか．
- 繰り返す嘔吐，外傷後の健忘，進行性の頭痛，外傷後けいれん，抗血小板薬・抗凝固薬の内服，頭部手術の既往の有無を聴取．
- SAMPLE（付表 1）聴取．

4. 軽症頭部外傷の CT 適応
- 2 歳未満と 2 歳以上に分けてアルゴリズムを示す（❶）．

5. 保護者への説明
- 受傷後 24 時間は下記の症状に注意することを話し，翌日の再診を指示し，異変がある場合は早期の受診を促す．

23. 頭部打撲

A. 2歳未満のアルゴリズム

- ・GCS＝14
- ・別の意識変容*の徴候
- ・触知できる頭蓋骨折

　あり → CTを推奨

　なし ↓

- ・後頭部，頭頂骨，側頭部の血腫
- ・5秒以上の意識消失
- ・重度の受傷機転**
- ・保護者から見て通常どおりでない

　あり →
- ・経過観察
- ・下記の因子があればCT
  - ・臨床医の経験
  - ・症状が多数か，単独か***
  - ・ERで経過観察後に増悪傾向
  - ・3か月未満
  - ・保護者の希望

　なし ↓
CTは推奨されない

B. 2歳以上のアルゴリズム

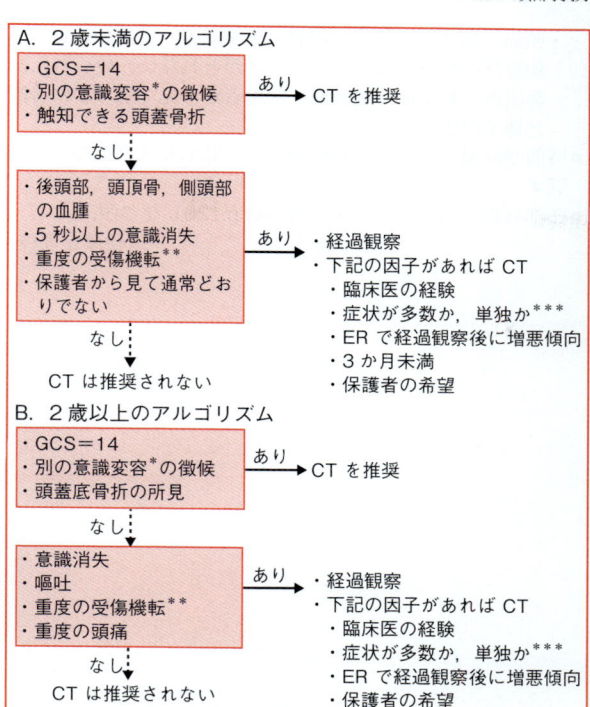

- ・GCS＝14
- ・別の意識変容*の徴候
- ・頭蓋底骨折の所見

　あり → CTを推奨

　なし ↓

- ・意識消失
- ・嘔吐
- ・重度の受傷機転**
- ・重度の頭痛

　あり →
- ・経過観察
- ・下記の因子があればCT
  - ・臨床医の経験
  - ・症状が多数か，単独か***
  - ・ERで経過観察後に増悪傾向
  - ・保護者の希望

　なし ↓
CTは推奨されない

❶ 軽症頭部外傷（GCS＝14～15）のアルゴリズム

*意識変容：興奮，眠気，同じことを繰り返し言う，反応・返答が鈍い．
**重度の受傷機転：車との衝突，別の通行人が死亡，車の横転，通行人やヘルメットなしの自転車とバイクの衝突，0.9 mからの転落，強い衝撃を生じる物体が頭に当たる．
***意識消失，頭痛，嘔吐，3か月以上の乳児で頭血腫が存在する．

Ⅱ. 救急で遭遇することの多い症状

- ・頭痛，嘔吐，頸部痛の増悪．意識障害．手足の感覚，運動異常の有無．複視．バランスがとれない．けいれん．鼻出血，耳出血，髄液漏．保護者から見て明らかに普段と様子が異なる．
- ●時間が経過してからの慢性硬膜下血腫のリスクについても話す．
- ●頭部外傷説明シートの例（次項❶ p.120）を参照．

（伊藤友理枝）

24. 墜落 / 転落

1. 対処の基本方針
- 局所の異常所見にとらわれず,まず全身診察より開始.
- 救急車搬送では,頸椎/全脊柱固定,酸素投与の実施を判断.
- 救急隊の情報では重症度の予測は困難.病院前は over triage としてよい.

2. 診察時の注意点
- 損傷の重症度 ⇒ 必ずしも高さと相関しない.
- 受傷機転と重症度の乖離 ⇒ 虐待を疑う.

3. 診察
- JATEC™(付表 2)に準じた評価を行う.生理学的 ⇒ 解剖学的の順に評価,介入
  ▸ GCS≦8 点 ⇒ 重症頭部外傷を疑った早期介入および評価が必要.
  • 体表所見 ⇒ 受傷機転から説明のつかない不自然な皮膚所見に注意(虐待を想起).
  ◆ 四肢の外傷を主訴としても,全身診察を怠らない.
  • 解剖学的評価 ⇒ 頭から足先まですべて行う.

4. 検査
- 胸部・骨盤 X 線
- FAST
- 外傷の程度,部位に応じて以下の検査を考慮.
  • 頭部 CT(軽症頭部外傷の基準に沿った検査)
  • 頸部 CT
  • 胸腹部造影 CT
  • 四肢 X 線
  • CBC,生化学,凝固系,尿検査

5. 上級医などに相談すべき状況
- 受傷から来院までに呼吸,循環の異常や意識障害,神経学

Ⅱ. 救急で遭遇することの多い症状

頭部打撲について

当センター受診後に下記の症状が出現した際は，すぐに当センターもしくは最寄りの医療機関を受診してください．
1. 頭痛・嘔吐・首の痛みがひどくなる
2. 呼びかけても覚醒させることが困難
3. 手や足に力が入らなかったり，しびれなど変な感覚がある
4. 首を動かした際に手や足に痛みやしびれが走る
5. ものが二重に見える
6. バランスが取れずまっすぐ歩けない
7. けいれん
8. 耳や鼻から出血したり，透明な液体が出てくる
9. 御家族からみて明らかに普段と様子が異なる

---

❶ 頭部外傷説明シート（例）

的異常を疑わせるエピソード．
- 受傷機転が不明，受傷機転に比べて外傷の程度が重度の場合（虐待を想起）．
- 身体所見上明らかな異常がある．

6. 対処
- 生理学的異常がある場合
  - 酸素投与
  - 細胞外液による急速輸液，輸血
  - 外科的介入の検討

7. 保護者への説明
- 粗大な損傷がなく，外来で帰宅させる場合でも❶のような説明シートを用いて，受診のタイミングを指示もしくは再診を約束するとよい．

（浦田　晋）

25. 黄疸

1. 対処の基本方針
- 黄疸の原因は多様：全身状態，バイタルサインの異常を見逃さないこと．

2. 診察時の注意点
- まず敗血症や頭蓋内出血を除外．
- 黄疸を契機に発見される先天性疾患に注意．
- 胆道閉鎖症は頻度は低いが早期発見・早期介入が重要．
- 全身状態不良やバイタル異常があれば迅速に対応．
- 状態が落ち着いていれば問診より開始．

3. 鑑別診断
1) 問診のポイント
- 発症時期により，鑑別疾患を推定（❶）．
- 嘔吐，嗜眠，栄養不良，過度な体重減少，出生時の光線療法によるビリルビン低下不良，無呼吸，白色便，溶血性疾患の家族歴の有無や母親の血液型，栄養法（人工栄養か母乳栄養か），授乳回数・排尿回数・排便回数を聴取．

2) 理学所見のアプローチ
- 黄疸は通常顔面に始まり血清ビリルビン値の上昇に伴い腹部・下肢へと進行．
- 新生児や乳児は皮膚の血流が豊富で所見がとりにくい：指で圧迫し黄疸の有無を判断．
- 一般的に間接高ビリルビン血症では皮膚は鮮やかな黄色，直接高ビリルビン血症では皮膚は黄緑色，尿は濃黄色．
- 肝脾腫や核黄疸の徴候（Moro反射消失，甲高い泣き声，筋緊張亢進，後弓反張など）に注意．

3) 初期検査
- 血液検査・腹部超音波検査など．
- 直接型か間接型かで鑑別疾患は異なる（❷）ため身体所

II. 救急で遭遇することの多い症状

❶ 日齢ごとの頻度の高い疾患

生後 24 時間以内

血液型不適合 赤血球膜の脆弱性 赤血球酵素異常 敗血症	子宮内感染症（梅毒，巨細胞封入体病，風疹，先天性トキソプラズマ症）

生後 2〜3 日目

生理的黄疸	早発性母乳黄疸

生後 3 日目〜1 週間

細菌性敗血症や尿路感染症 梅毒，トキソプラズマ症，	サイトメガロウイルス，エンテロウイルス感染症

生後 1 週間以降

母乳性黄疸 敗血症 胆道閉鎖症，胆管低形成 肝炎 ガラクトース血症 甲状腺機能低下症	先天性溶血性貧血 （球状赤血球症など） その他溶血性貧血発作 薬物関連の溶血性貧血 幽門狭窄症

見より推察.
- 直接高ビリルビン血症 ⇒ 速やかに検査を進める.
- 間接高ビリルビン血症 ⇒ 生理的黄疸や母乳性黄疸が多いため，明確な検査介入の基準はない：全身状態や日齢，親の不安などを総合的に判断.
- 血液検査で甲状腺機能を評価.

4. 上級医・専門医などに相談すべき状況

- 全身状態が不良.
- 生理的黄疸や母乳性黄疸以外の疾患が疑われる.
- 早産児や新生児，溶血性疾患など核黄疸のリスクが高い.
- 光線療法が必要.

❷ ビリルビン分画による鑑別診断

間接高ビリルビン血症	・早産児や子宮内発育遅延 ・甲状腺機能低下症 ・体質性黄疸：Crigler-Najjar症候群，Gilbert症候群 ・溶血性疾患：新生児溶血性疾患，先天性溶血性疾患，Upshaw-Schulman症候群 ・敗血症 ・多血症 ・腸肝循環の亢進：下部消化管閉鎖，胎便閉塞，脱水，低栄養 ・血管外出血：帽状腱膜下血腫，頭血腫，硬膜下血腫，副腎出血，頭蓋内出血，腸管出血など ・染色体異常：Down症候群，18トリソミー ・母乳性黄疸
直接高ビリルビン血症	・敗血症 ・肝細胞障害：急性・劇症肝炎，特発性新生児肝炎，胎内感染 ・胆汁排泄障害：胆道閉鎖症，総胆管拡張症，肝内胆管形成不全症，総胆管嚢腫，腫瘍，膵嚢胞性線維症 ・内分泌・代謝疾患：ガラクトース血症，フルクトース血症，リン酸マンノイソメラーゼ欠損症，シトリン欠乏による新生児肝内胆汁うっ滞症（NICCD），チロシン血症 ・体質性黄疸：Dubin-Johnson症候群，Rotor症候群 ・α_1-アンチトリプシン欠乏症 ・長期の高カロリー栄養

5. 対処
- 原因疾患の治療．
- 健常乳児でも血清ビリルビン値が 20 mg/dL 以上の場合は核黄疸のリスクを考え入院のうえ，光線療法を検討．

6. 保護者への説明
- 全身状態や尿色・便色などの経過観察のポイント．
- 母乳性黄疸では一般的に母乳を中止する必要はない．

（松井　鋭）

26. 貧　血

1. 対処の基本方針
- ショックあり ⇒ 評価 ⇒ 酸素投与・急速輸液 ⇒ 輸血の判断
- 急性か慢性か ⇒ 出血部位の検索順位づけ

2. 診察時の注意点
- 貧血の程度と臨床症状は必ずしも相関しない（Hb＜7〜8 g/dL となるまで臨床的障害は生じない）.
- すぐに治療介入が必要な原因疾患を見逃さない.

3. 鑑別診断（❶）
1) 問診
- 時間経過：発症時期，持続期間
- 貧血症状：頻呼吸，失神，動悸，息切れ，眩暈，頭痛，易疲労性
- 出血症状：血痰，鼻出血，吐血，血尿，下血，血便，深部出血（関節内・筋肉内），皮下出血，月経過多（女児）
- その他：食餌内容，発熱，先行感染，黄疸，体重減少，家族歴，内服歴

2) 初期検査
- 血液検査
  - 血算（血液像含む），網赤血球数
  - 生化学：T-Bil，LDH，BUN/Cr，血清 Fe，TIBC，フェリチン，ハプトグロビン
  - 凝固能：PT，APTT，FDP，出血時間
- 尿検査（尿潜血）
- 便検査（便潜血）⇒ 直腸診も行う

3) 鑑別フローチャート（❷）

4. 上級医に相談すべき状況
- 進行性の貧血（速やかな鑑別と対処の必要性が高い）

26. 貧血

❶ 機序からみた貧血の鑑別診断

機序	原因疾患
出血	外傷,月経過多,消化管出血
破壊亢進	自己免疫性溶血性貧血,サラセミア,HUS,DIC,TTP
産生障害	再生不良性貧血,鉄欠乏性貧血,ビタミンB_{12}欠乏,葉酸欠乏

❷ 検査値からみた貧血の鑑別

MCV	網赤血球	疾患
<80		鉄欠乏性貧血(慢性出血,食餌性),サラセミア,鉛中毒,二次性貧血(炎症性)
80〜100	<2万	【WBC・Plt:→】 急性出血,感染症,薬剤性,腎不全
		【WBC・Plt:→〜↓】 感染症,薬剤性,腎不全,脾機能亢進
		【WBC・Plt:↓】 白血病,再生不良性貧血,感染症
	>10万	出血,自己免疫性溶血性貧血,HUS,TTP,DIC
>100		葉酸欠乏,ビタミンB_{12}欠乏,薬剤性,脾摘後貧血,甲状腺機能低下症,再生不良性貧血,肝不全

- 活動性の出血(外科的治療介入が必要)
- 輸血の必要性があると判断した場合(妥当性を協議)
- 白血病などの血液疾患が疑われた場合(速やかな専門的治療介入が必要)

5. 対処
- 鉄剤(内服):鉄として 3〜6 mg/kg/日 分1〜3 ⇒ フェリチン値が正常化するまで
- 赤血球輸血

Ⅱ. 救急で遭遇することの多い症状

- 適応
  - 臨床的に出血性ショックと考えられている場合（外傷など）
  - 急性出血：Hb＜7 g/dL
  - 慢性貧血：Hb＜5〜6 g/dL（鉄欠乏性はまず鉄剤投与から）
- 効果予測：赤血球濃厚液 4 mL/kg ⇒ Hb 約 1 g/dL 上昇
- 1 回輸血量：10〜20 mL/kg
- 速度：4 mL/kg/時　心不全疑い例では＜2 mL/kg/時
- 副作用
  - 溶血性：即時型（ABO 型不適合），遅発型（赤血球抗体など）
  - 非溶血性：アナフィラキシー，蕁麻疹，輸血後 GVHD，ウイルス感染,容量負荷（心不全・肺水腫），TRALI（輸血関連急性肺障害）
- 止血：外科的治療介入

6. 保護者への説明

- 帰宅後に眩暈，ふらつきや全身状態の悪化，出血（吐血や下血，黒色便）が出現した場合はすぐに再診すること．

（田中康子，石黒　精）

III

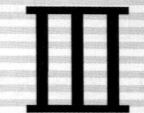

主な小児救急疾患

Ⅲ. 主な小児救急疾患

1. 重症感染症

1. 新生児発熱

1. 疾患概論
- 母体からの移行抗体があるが,産道感染や胎内感染は起こりえる.
- 感染以外にも頭蓋内出血,炎症,脱水,うつ熱が考えられる.
- ヘルペス感染,GBSなど注意すべき重症感染を見逃してはならない.

2. Pitfall
- 確定診断を待つ時間的余裕はないため,適切な治療を開始しながら,診断を待つ.
- 培養結果などで重症細菌感染症が否定されるまでは,入院による抗菌薬治療を実施する.
- ヘルペスウイルスなどの新生児ウイルス感染症を常に念頭において診療する.
- 新生児において,重症細菌感染症を否定できる感度と特異度の高い理学所見はない.
- 受診時に解熱していても,自宅での発熱の訴えは,発熱ありとして対応する.

3. 評価と検査
1) 理学所見
- まず全身状態の評価を行い,不良と判断すれば直ちに酸素投与および輸液ルート確保.

2) 初期検査
- 重症感染症の可能性が少しでもある場合には髄液検査を含めた,以下に示す初期検査(full sepsis work up)を実

1. 新生児発熱

施する．
- ▶ 血液検査，尿検査，髄液検査
- ▶ 培養（血液培養，尿培養，髄液培養，尿・髄液グラム染色）
- ▶ 画像（胸部X線，CT）

3）鑑別診断（❶）

4. 治療
- 救急外来での対応：迅速に抗菌薬治療（❷）を開始する（ルートを確保し血液培養採取後，CT，髄液検査実施前でよい）．
- ウイルス感染症が疑わしい場合の対応：抗ウイルス薬投与も検討する．
  - 単純ヘルペスウイルス感染症：アシクロビル20 mg/kg 1日3回

5. 上級医に相談すべき状況
- 泣かない，疼痛刺激に反応しないなどから意識障害が疑われる場合，けいれんを起こした場合，嘔吐を認める場合などは，中枢神経感染症が疑われるため上級医に相談する．

❶ 新生児発熱の鑑別診断

細菌感染症	尿路感染症，菌血症，軟部組織感染症，髄膜炎，肺炎
ウイルス感染症	HSV-1,2, VZV, エンテロウイルス，パレコウイルス，インフルエンザウイルス，アデノウイルス，RSウイルス
その他	頭蓋内出血，中枢神経系の奇形，けいれんなどに伴う発熱，脱水・飢餓熱，甲状腺機能亢進症，薬剤・輸血・離脱症状，高温度環境，着せすぎ

VZV：水痘・帯状ヘルペスウイルス．

Ⅲ. 主な小児救急疾患　1. 重症感染症

❷ 抗菌薬治療（投与量）

髄膜炎

抗菌薬	投与量/回	投与間隔 ≤生後7日	投与間隔 ≥生後8日
アンピシリン（ABPC）	75～100 mg/kg	8時間	6時間
セフォタキシム（CTX）	75 mg/kg	8時間	6時間

髄膜炎以外

抗菌薬	投与量/回	投与間隔 ≤生後7日	投与間隔 ≥生後8日
アンピシリン（ABPC）	50 mg/kg	8時間	6時間
セフォタキシム（CTX）	50 mg/kg	8時間	6時間
ゲンタマイシン（GM）	2.5 mg/kg	12時間	8時間

6. 保護者への説明
- 受診時に児の様子がいつもと大きく変わらなくても，重篤な感染症を起こしている可能性もあり，入院での抗菌薬や抗ウイルス薬の加療が必要である旨を説明し，同意を得る．

（利根川尚也，中舘尚也）

2. 生後 3 か月未満の発熱（直腸温 38℃以上）

1. 疾患概論
- 乳幼児の急性発熱の原因：①感染症，②川崎病，③薬剤アレルギー，④異常高体温を示す疾患群（熱射病，悪性高熱病など），⑤中枢性発熱，⑥自己免疫性疾患，⑦自己炎症性疾患
- 乳幼児では上記のうち，感染症が最も多く，そのなかでウイルス感染症が多い．
- 重症細菌感染症（SBI：菌血症，尿路感染症，髄膜炎，細菌性腸炎，肺炎，骨髄炎）を見逃さず，広域抗菌薬治療を救急から開始する．
- ウイルス感染症（単純ヘルペス・帯状ヘルペス・エンテロ・インフルエンザ・アデノ・RS ウイルス）でも重症化するが，なかでもヘルペス感染症は重症かつ治療可能な感染症である．

2. Pitfall
- 新生児期や乳児期は病歴や身体所見だけでは診断できないことも多いので積極的に検査を行う．
- 細菌性髄膜炎でも大泉門の膨隆や項部硬直はわからないことが多いので，細菌性髄膜炎を疑うのであれば髄液検査は積極的に行う．

3. 評価と診断
1）詳細な病歴聴取
- 症状：呼吸・消化器症状，哺乳力，活気，易刺激性の有無
- シックコンタクト：両親，同胞，集団保育での流行
- 易感染性の既往歴：無脾症，先天性心疾患，無ガンマグロブリン血症，中心静脈ライン，脳室腹腔シャント，悪性腫瘍の有無
- 抗菌薬使用歴の有無

III. 主な小児救急疾患　1. 重症感染症

- 出産歴：母親のB群レンサ球菌（GBS）感染症・性感染症（ヘルペス・淋菌・クラミジア），破水時間

2) 身体所見で見逃してはならないサイン
- バイタルサインの変化：頻脈，頻呼吸，SpO$_2$値の低下
- 中毒様顔貌（toxic appearance）：易刺激性，活気不良，網状チアノーゼ
- 臍炎，関節炎，四肢の熱感・腫脹の有無
- ヘルペスを疑わす咽頭・皮膚所見の有無

4. 検査と治療
● 年齢・全身状態により分けて考える．

1) 日齢29～90の"ぐったりしている児"
- SBIの高リスク群であり，full work upを施行．
- full work up後に広域抗菌薬投与を開始（❶❷）．

2) 日齢29～90の"活気良好な児"
- 必ずしも，全例入院，full work upではない．
- 血液検査・尿検査（培養も含む）を提出し，症例に応じて髄液検査（培養も含む）を追加．
- SBIのリスク基準が考案されており，SBIかどうかの参考にする．
- 臨床症状の悪化や培養結果が陽性であれば外来治療から入院治療に変更．

❶ 新生児・3か月未満に多い細菌感染症

年齢	主なもの	まれなもの
日齢28未満	大腸菌 GBS リステリア菌	腸球菌 黄色ブドウ球菌 その他のグラム陰性桿菌
日齢29～90未満	肺炎球菌 インフルエンザ菌 髄膜炎菌	GBS リステリア菌 大腸菌 腸球菌

GBS：B群レンサ球菌．

2. 生後3か月未満の発熱（直腸温38℃以上）

❷ 新生児, 3か月未満の広域抗菌薬治療

年齢	広域抗菌薬
日齢28未満	アンピシリン＋セフォタキシム 　またはアンピシリン＋ゲンタマイシン 投与量は髄液培養陰性まで髄膜炎量 以下のときは，アシクロビルを追加投与 ・ヘルペス感染症を疑わす水疱あり ・母親がHSV感染症である ・経過中にけいれんあり ・血液検査で肝酵素上昇あり
日齢29〜90未満	①活気良好で髄液細胞数増加なし：無治療もしくはセフトリアキソンの経静脈投与 （外来で経過観察可能） ②髄液細胞数増加または活気不良：バンコマイシン＋アンピシリン＋セフォタキシム （入院治療）

投与量：アンピシリン＊300 mg/kg/日 分4，セフォタキシム＊300 mg/kg/日 分4，ゲンタマイシン7.5 mg/kg/日 分3，アシクロビル60 mg/kg/日 分3，バンコマイシン60 mg/kg/日 分4.
＊：髄膜炎量．HSV：単純ヘルペスウイルス．

3) SBIのリスク基準（❸）

- 1つでも逸脱している条件があればSBIの高リスク群となる．
- 低リスク群であれば，無治療か経静脈的な抗菌薬投与で帰宅可能．培養結果判明まではフォローする（❷）．
- リスク基準は限界があり，個々の症例に応じて方針を決定．

5. 上級医・専門医に相談すべき状況

- 全身状態不良やショック（例：呼吸数＞60回，HR＞200回/分，収縮期血圧：新生児＜60 mmHg，乳児＜

III. 主な小児救急疾患　1. 重症感染症

❸ 重症細菌感染症（SBI）のリスク基準

Boston protocol*	・活気良好で，養育者がすぐに病院へアクセス可能 ・48 時間以内の抗菌薬投与歴がない ・脱水，中耳炎，骨・軟部組織感染症がない ・白血球数（末梢血）<20,000/μL ・白血球数（髄液）<10/μL ・白血球（尿）<10/HPF ・胸部 X 線：浸潤影がない
Rochester protocol**	・一般状態が良好で，入院の既往なし ・在胎週数 37 週以上で出生後問題なく退院 ・皮膚・軟部組織・骨・関節・耳感染がない ・白血球数 5,000〜15,000/μL（桿状核球数<1,500/μL） ・白血球数（尿）<10/HPF ・白血球数（便）<5/HPF

*日齢 28〜89 で直腸温が 38℃以上のもの
**日齢 60 以下で直腸温が 38℃以上のもの
上記のリスク基準で低リスク群と分類されても重篤な感染症は完全には否定できない．

70 mmHg）のとき
- 広域抗菌薬開始の対象だが髄液培養が採取不能なとき

6．保護者への説明

1）生後 1 か月未満，またはぐったりしている児の場合
- 重篤な感染症の可能性が高く，抗菌薬治療を開始し，全例入院させ経過をみる．

2）日齢 29〜90 未満で，活気良好な児の場合
- 帰宅可能であるが，活気不良，哺乳量低下，呼吸状態悪化などの変化があれば，すぐに再診するべき．
- 全身状態に変化がなくても 24 時間以内に必ず再診する．

（出来沙織，水口浩一）

3. 細菌性髄膜炎

1. 疾患概論
- 診断，治療の遅れが生命予後や神経学的後遺症に直結する内科的 emergency の一つであり，細菌性髄膜炎を疑う場合は受診後 30 分以内の初回抗菌薬投与を目標とする．
- 新生児期，乳児期に発症する症例が多い．
- Hib ワクチン，小児用肺炎球菌ワクチンの普及によって発生頻度は減少傾向である．

2. Pitfall
- 項部硬直や Kernig 徴候などの髄膜刺激徴候は，特異度は高いが感度が十分ではないため，それらの所見が陰性でも否定してはならない．
- 末梢血白血球数（核左方移動含む），CRP などの炎症マーカーが，正常値もしくは低値だからといって細菌性髄膜炎を否定してはならない．特に新生児では末梢血白血球数はしばしば低値を示す．
- 新生児期の場合，全身状態不良や中枢神経症状がある場合は細菌性髄膜炎のみならずヘルペス脳髄膜炎の可能性を常に念頭におく．
- 検査を優先するあまり，治療開始が遅れてはならない．

3. 評価と診断
- 全身状態と神経学的所見（意識レベル，けいれんの有無など）の評価が重要．しばしばショックを呈する．
- 問診では主訴，現病歴に加えて，既往歴，ワクチン接種歴などを確認する．特に問診上重要な項目について❶に示す．
- 症状は不機嫌，嘔吐，顔色不良など非特異的であることが多い．神経学的所見の異常や髄膜刺激徴候がある場合は特に疑わしい（ただしなくても否定はできない）．
- 細菌性髄膜炎を疑った場合は髄液検査（髄液細胞数，糖，

III. 主な小児救急疾患　1. 重症感染症

❶ 細菌性髄膜炎を疑う場合に重要な問診項目

項目	特に重要なポイント
既往歴	最近罹患した病気，慢性疾患，顔面・頭部の外傷歴
過去の手術歴	脾臓摘出，中枢神経系シャント，人工内耳
出生歴，周産期歴	絨毛羊膜炎，前期破水，周産期の感染症
予防接種歴	すべての予防接種歴*
過去6か月以内の投薬歴	抗菌薬，免疫抑制薬，最近の免疫グロブリン投与
曝露歴	シックコンタクト，集団保育，動物（ネコ）や虫（ダニ，カ）との接触，結核暴露歴，海外渡航歴

*特に肺炎球菌ワクチン，Hibワクチンの接種歴が重要.
GBS：B群レンサ球菌.
(Mann K, et al. *Pediatr Rev* 2008；29：417-29)

❷ 髄液検査前にCTを撮る適応

適応となる状況
免疫不全あり 特定の中枢神経疾患の病歴あり ・シャント ・水頭症 ・外傷　　・中枢神経系手術後 ・頭蓋内占拠性病変 視神経乳頭浮腫あり 神経学的巣症状あり

(Tunkel AR, et al. *Clin Infect Dis* 2004；39：1267-84)

蛋白，ラテックス凝集検査，培養）の施行を考慮する．ただし❷にあげた状況の場合には髄液検査の前にCTを施行し，頭蓋内圧亢進を疑う病変がないかチェックし，それがないことを確認してから髄液検査を施行する．
- 抗菌薬投与前に血液培養は必ず2セット提出する．

4. 初期治療のポイント
1) 全身状態の安定化
- 細菌性髄膜炎は受診時にショックを呈していることも多く全身状態の安定化は非常に重要である．
- PALSやSurviving Sepsis Campaign Guideline（SSCG）などに準じた評価とそれに応じた治療（細胞外液の補充など）を行う．
- 全身状態が不安定な症例では人工呼吸管理を含めた集中治療管理を考慮する．

2) 抗菌薬
- 抗菌薬投与の遅れは予後不良と関連する．細菌性髄膜炎を疑う場合は可能なかぎり救急外来受診後30分以内に抗菌薬投与ができるよう意識する．
- 髄液検査の前にCTが必要な状況や，髄液検査に時間がかかることが予想される場合は，血液培養2セット採取後に抗菌薬を投与し，その後髄液検査の施行を考慮する．

3) 抗菌薬の選択
① 1か月未満（市中発症）
- B群溶連菌（*Streptococcus agalactiae*），大腸菌，リステリアが起炎菌であることが多い．
- 初期治療としてはアンピシリン（75〜100 mg/kg/回 1日4回）＋セフォタキシム（75 mg/kg/回 1日4回）を選択する．
- 状況によってはヘルペス脳炎カバー目的にアシクロビル（20 mg/kg/回 1日3回）の併用を考慮する．

② 3か月以上（市中発症）
- 肺炎球菌，インフルエンザ菌b型（Hib）が起炎菌であることが多い．
- バンコマイシン（15 mg/kg/回 1日4回）＋セフォタキシム（75 mg/kg/回 1日4回）またはセフトリアキソン

（100 mg/kg/回 1日1回）を選択する（カルバペネム系抗菌薬＋セフォタキシム or セフトリアキソンを選択する施設もある）.
- 1〜2か月の症例では，セフォタキシム＋アンピシリンにするかセフォタキシム＋バンコマイシンにするかは症例ごとに検討する.

③院内発症，基礎疾患のある症例
- 緑膿菌などのグラム陰性桿菌や黄色ブドウ球菌（シャントあり，中枢神経系術後などでは表皮ブドウ球菌）などが起炎菌となることがある.
- 施設ごとのアンチバイオグラムを参考に緑膿菌を含めたグラム陰性桿菌に感受性が保たれており，髄液移行性のよい薬剤（例：セフェピム，セフタジジム，ピペラシリン，メロペネム）＋バンコマイシンなどの選択を考慮する.

4) ステロイド
- 小児において明確な効果（難聴の改善）が期待されるのはインフルエンザ菌b型（Hib）が原因で，かつ先行抗菌薬投与がない場合である.
- 肺炎球菌での効果ははっきりしていない.
- Hib髄膜炎，肺炎球菌髄膜炎を疑う症例ではデキサメタゾン（0.15 mg/kg/回 1日4回）の2〜4日間の投与を考慮する．その際，初回投与は抗菌薬静注前に行う（遅くとも抗菌薬投与後1時間以内には投与する）.
- 新生児の髄膜炎には投与しない.

5. 治療期間と予後
- 細菌性髄膜炎の予後は起炎菌ごとに異なるが，おおむね死亡率が数〜10％程度，難聴などの後遺症が残る率が30〜40％程度と，予後の悪い疾患である.
- 起炎菌が培養より確定された後の抗菌薬変更や，治療期間については成書を参考とすること.

3. 細菌性髄膜炎

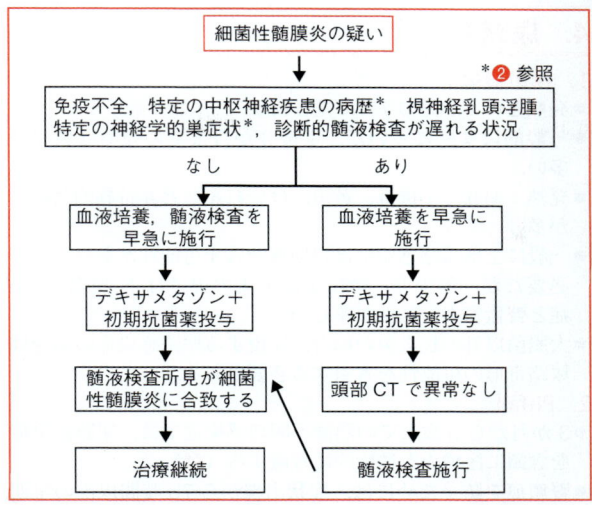

```
                    細菌性髄膜炎の疑い
                                              *❷ 参照
  免疫不全，特定の中枢神経疾患の病歴*，視神経乳頭浮腫，
  特定の神経学的巣症状*，診断的髄液検査が遅れる状況
          なし                          あり

  血液培養，髄液検査を              血液培養を早急に
     早急に施行                         施行

  デキサメタゾン＋                   デキサメタゾン＋
   初期抗菌薬投与                    初期抗菌薬投与

  髄液検査所見が細菌              頭部CTで異常なし
  性髄膜炎に合致する

      治療継続                      髄液検査施行
```

❸ 細菌性髄膜炎を疑った場合の初期評価，治療のアルゴリズム
(Tunkel AR, et al. *Clin Infect Dis* 2004；39：1267-84)

6. 保護者への説明

- 保護者に対しては，細菌性髄膜炎が非常に重篤な疾患であること，治療するためには大量の抗菌薬を最低10～14日間程度は使用する必要があること，適切な治療をしたとしても一定の確率で難聴をはじめとした神経学的後遺症を残す可能性や，最悪の場合は死に至る場合もあることなどについてできるだけ平易な言葉で説明する．
- 細菌性髄膜炎を疑った場合の初期評価，治療のアルゴリズムを❸に示すので参考にしていただきたい．

(庄司健介，宮入　烈)

Ⅲ. 主な小児救急疾患　1. 重症感染症

4. 尿路感染症

1. 疾患概論
- 発熱を伴う小児の7%に見られる.
- 一般的に女児に多いが, 生後3か月までの児では男児が多い.
- 発熱, 嘔吐, 不機嫌, 黄疸, けいれんなど非特異的な症状が多い.
- 一般に上部尿路感染症は腎瘢痕を残す可能性があり注意が必要だが, 年少児, 特に2歳未満の児では下部尿路感染症と腎盂腎炎は区別が難しい.
- 大腸菌以外の起炎菌の場合, 反復する尿路感染症の場合は尿路奇形の可能性を考慮する必要がある.

2. Pitfall
- 3か月から3歳までの熱源不明の感染症では, 尿路感染症を念頭に尿検査を積極的に考慮する (**❶**).
- 腎瘢痕を防ぐためには, 症状出現から72時間以内の早期, 積極的治療が必要であり, 治療開始の遅れは腎障害や重症度を増悪させる.
- 尿路感染症の診断は除外的な診断であり, 常に他の熱源がないか意識する.
- ただし, 中耳炎や上気道感染症は尿路感染症を除外しないとされている.

3. 評価と検査
1) とるべき身体所見
- バイタルサイン (血圧も重要)
- 腹部の圧痛, 恥骨上圧痛, CVA叩打痛:腎尿路系の閉塞によって二次的に腫大した膀胱や腎臓の確認
- 外陰部奇形の確認
- 背部奇形の確認:dimple (臀部のくぼみ), 髄膜瘤の有

4. 尿路感染症

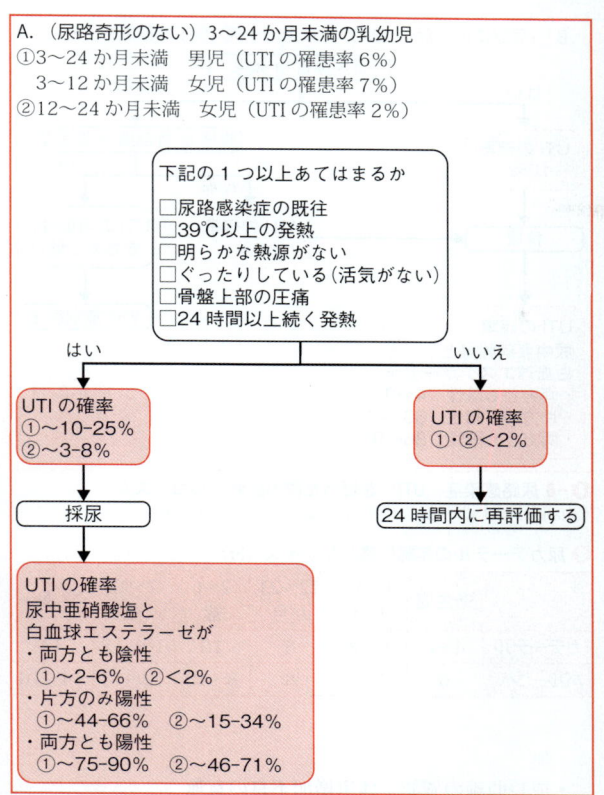

A.（尿路奇形のない）3〜24か月未満の乳幼児
①3〜24か月未満　男児（UTIの罹患率6％）
　3〜12か月未満　女児（UTIの罹患率7％）
②12〜24か月未満　女児（UTIの罹患率2％）

```
┌─────────────────────────┐
│下記の1つ以上あてはまるか │
│                         │
│□尿路感染症の既往         │
│□39℃以上の発熱           │
│□明らかな熱源がない       │
│□ぐったりしている（活気がない）│
│□骨盤上部の圧痛           │
│□24時間以上続く発熱       │
└─────────────────────────┘
```

はい ↙ 　　　　　　　　　　↘ いいえ

UTIの確率
①〜10-25%
②〜3-8%

UTIの確率
①・②<2%

↓採尿

24時間内に再評価する

UTIの確率
尿中亜硝酸塩と
白血球エステラーゼが
・両方とも陰性
　①〜2-6%　②<2%
・片方のみ陽性
　①〜44-66%　②〜15-34%
・両方とも陽性
　①〜75-90%　②〜46-71%

❶-A 尿路感染症（UTI）を疑った際の診断アルゴリズム
(Shaikh N, et al. *JAMA* 2007；298（24）：2895-904)

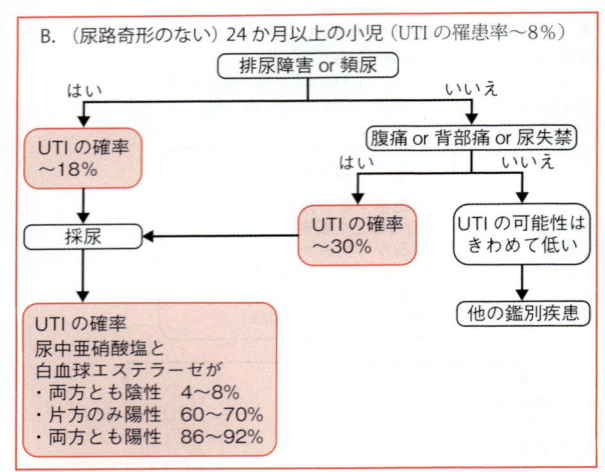

III. 主な小児救急疾患　1. 重症感染症

> B. (尿路奇形のない) 24か月以上の小児 (UTIの罹患率~8%)
>
> 排尿障害 or 頻尿
> - はい → **UTIの確率 ~18%** → 採尿
> - いいえ → 腹痛 or 背部痛 or 尿失禁
>   - はい → **UTIの確率 ~30%** → 採尿
>   - いいえ → UTIの可能性はきわめて低い → 他の鑑別疾患
>
> **UTIの確率**
> 尿中亜硝酸塩と白血球エステラーゼが
> ・両方とも陰性　4~8%
> ・片方のみ陽性　60~70%
> ・両方とも陽性　86~92%

❶-B 尿路感染症 (UTI) を疑った際の診断アルゴリズム
(Shaikh N, et al. *JAMA* 2007；298 (24)：2895-904)

❷ 尿カテーテルの年齢に応じたサイズ (Fr)

	新生児	1~11か月	12~23か月	2~6歳	7~12歳	12歳~
カテーテル	4~6	6~8	8	10	10~12	14
バルーン	6	6~8	8	8~10	12~14	14~16

無
- 成長曲線の確認：体重増加不良の有無
- 他の熱源がないか確認

2) **検査**
- 尿沈査にて尿中白血球が中間尿で 10^5/mL 以上, カテー

4. 尿路感染症

❸ 初期治療（グラム染色を参考にする）

- グラム陰性桿菌（GNR）→セフォタキシム（複雑型尿路感染症が想定される場合はゲンタマイシンを追加）
- グラム陽性球菌（GPC）→アンピシリン

テル採取尿（❷）で $5×10^4$/mL 以上であること．
- 3か月未満におけるパック尿での検査は感度が低いため尿路感染症の否定には使えない．
- 膿尿のみの場合は，川崎病や髄膜炎など他の疾患に付随する所見のこともあるためグラム染色を必ず一緒に行う．

4. 治療（❸）

- 抗菌薬選択においてはグラム染色の結果，過去の起炎菌，院内のアンチバイオグラムを参考にする．

1) グラム陰性桿菌（GNR）に対する抗菌薬

- 大腸菌を主なターゲットとし第三世代セフェム系抗菌薬（セフォタキシム，セフトリアキソン）を選択する．
- 尿路系の基礎疾患がある場合は院内感染の起因菌（SPACE*など）を考慮して，アミノグリコシド系抗菌薬（ゲンタマイシン，アミカシン）や第四世代セフェム系抗菌薬（セフェピム）などを使用する．

* SPACE：セラチア，シュードモナス，アシネトバクター，サイトロバクター，エンテロバクター

2) グラム陽性球菌（GPC）に対する抗菌薬

- 腸球菌を主なターゲットとしてアンピシリンで開始．
- 培養結果で *Enterococcus faecium* が起因菌の場合はバンコマイシンでの治療が必要となる．

3) 抗菌薬投与量の例

- アンピシリン：200 mg/kg/日　6時間ごと
- セフォタキシム：200 mg/kg/日　6～8時間ごと
- セフトリアキソン：75 mg/kg/日　24時間ごと．ただ

III. 主な小児救急疾患 1. 重症感染症

> **急性巣状細菌性腎炎（acute focal bacterial nephritis：AFBN, acute lober nephronia：ALN）**
> 急性腎盂腎炎の重症亜型で腎膿瘍へ進展しうる病態と位置づけられ，腎エコーや造影CTで充実性腫瘤状病変を呈する．尿所見を欠く不明熱という臨床像のこともあり，画像評価で診断に至る場合が多い．複雑型尿路感染症，膀胱尿管逆流の合併も多く，排尿時膀胱尿道造影，DMSAシンチによるフォローが必須である．腎膿瘍の亜型との意見もあり，治療期間は3週間となる（2週間では不完全であったという報告あり[1]）．
> 1) Cheng CH, et al. *Pediatrics* 2006；117：e84-9.

しセフトリアキソンはCa含有の補液と混ぜると結晶化するため禁忌，また新生児も遊離ビリルビンによる影響があり禁忌．
- セフェピム：100 mg/kg/日　12時間ごと
- ゲンタマイシン：7.5 mg/kg/日　8時間ごと．ゲンタマイシンは血中モニタリングが必要．

4) 治療期間
- 治療期間は7〜14日間．
- 感受性判明後，de-escalationし可能であれば内服薬に変更する．
- ただし，新生児は腸管吸収が十分でなく内服による治療は一般的ではない．目安としては2か月以上の児は内服での抗菌薬治療が可能とされている．
- 適切な抗菌薬治療が行われれば，24〜48時間以内にほとんどの患者は症状が改善する．
- 48時間を超えて発熱が持続する場合は画像検索も考慮する．

5. 入院適応
- 新生児，3か月未満の乳児

- 敗血症またはショック
- 複雑性尿路奇形を有する場合
- 嘔吐もしくは脱水が持続する場合
- 内服コンプライアンスが悪い場合
- 経口薬に対して耐性を示す菌株が予想される場合

6. 上級医・専門医に相談すべき状況
- 大腸菌以外のGNR（プロテウス属やクレブシエラなど）や黄色ブドウ球菌，腸球菌などが起因菌であった場合は，尿路系の異常を考慮し逆行性膀胱尿管造影（VCUG）などの画像検索が必要となる．最も頻度が高いものは膀胱尿管逆流であるが，男児に多い尿道狭窄は画像の評価が難しいため泌尿器科との検討が必要となる．

7. 保護者への説明
- 腎瘢痕化を防ぐため，早期かつ十分な治療が必要であることを伝える．
- 尿路奇形を合併することがあるため精査の必要性について十分に説明しておく．
- 再度発熱した際の受診のタイミングについてしっかり伝える．

（秋山聡香，余谷暢之）

III. 主な小児救急疾患　1. 重症感染症

5. 敗血症

1. 疾患概論
- 敗血症とは感染症によって発症した全身性炎症性反応症候群（SIRS）である．
- 下記 4 項目中 2 項目の該当で SIRS を疑う．
  - 体温 38.5℃以上，もしくは 36.0℃以下
  - 年齢と比較して 2 SD 以上の頻脈，もしくは 10％タイル以下の徐脈
  - 年齢と比較して 2 SD 以上の頻呼吸
  - 白血球数 10％タイルから逸脱する上昇もしくは低下

2. リスクファクター
- 1 か月未満
- 重症な創傷（外傷，熱傷など）
- 慢性疾患（脳性麻痺，誤嚥性肺炎，先天性心疾患，短腸症候群）
- 免疫低下
- 大手術後広範囲の創部
- CV ライン挿入
- 尿路奇形

3. Pitfall
- 小児では心拍出量が限られているため心拍数で代償して血圧を保持しており頻脈に注意（代謝性ショック）．
- 大人と比較して cold shock（四肢末端が冷たい）が多い．

4. 検査
- 血液検査：動脈血ガス，静脈血ガス，乳酸，血糖値，カルシウム，CBC
- 培養：血液培養（2 セット）
- 画像：X 線，心エコー

5. 初期対応と治療
1）初期対応（敗血症と認識したら）
- 血圧低下がなくても代謝性アシドーシス，乳酸値の上昇，CRT 延長があれば敗血症と考えて対応開始する．
- ①初期評価をしながら（PALS に沿って評価）
- ②意識レベルの評価
- ③酸素投与（呼吸サポートの必要性を評価）
- ④輸液　20 mL/kg ⇒ 60 mL/kg までは所見が改善するまで継続
- 血圧保てなければ Alb などの投与も検討
- 循環作動薬，ステロイドも検討
- ⑤血液検査，血液培養の採取（2 セット）
- ⑥抗菌薬投与

2）初期対応のゴール
- 中枢・末梢の脈の回復
- CRT の正常化
- 意識の回復
- 尿量 =1 mL/kg/時 以上の確保
- 血圧の安定
- 代謝性アシドーシス，乳酸値の改善
- $SCvO_2$ の改善（V ラインがあれば）

3）問診事項
- 小児科では予防接種の有無の確認が重要．
- 免疫不全か否かや原因菌の手がかりとなる．

4）抗菌薬の選択
- 原因菌の想定（❶）
- 原因巣が不明の広域な抗菌薬治療（❷）

5）免疫不全者の抗菌薬選択（❸）

Ⅲ. 主な小児救急疾患　1. 重症感染症

❶ 原因菌の想定

	原因菌
3か月未満	グラム陰性菌（*E.coli*），GBS，黄色ブドウ球菌
3か月以上の小児	黄色ブドウ球菌，化膿性レンサ球菌
好中球減少症	グラム陽性菌（CNS，黄色ブドウ球菌，肺炎球菌，緑色レンサ球菌） グラム陰性菌（緑膿菌，*E.coli*，*Klebsiella*）
院内感染	CNS
脾摘出後	インフルエンザ菌，髄膜炎菌，肺炎球菌
炎症性腸疾患	腹腔内グラム陰性菌，嫌気性菌

GBS：B群レンサ球菌，CNS：コアグラーゼ陰性ブドウ球菌．

❷ 原因菌が不明の広域な抗菌薬治療

年齢	抗菌薬治療		
日齢28日以上	基本		VCM 15 mg/kg/回 ＋ CTX 100 mg/kg/回
	追加	UTI疑い	GM 15 mg/kg/回
		消化管感染疑い	PIPC/TAZ，CLDM，メトロニダゾール
日齢28日未満	基本		VCM 15 mg/kg/回 ＋ CTX 50 mg/kg/回 ＋ GM 2.5 mg/kg/回 ＋ ABPC 50 mg/kg/回
	追加	ヘルペス感染疑い	アシクロビル 20 mg/kg/回

VCM：バンコマイシン，CTX：セフォタキシム，GM：ゲンタマイシン，PIPC：ピペラシリン，TAZ：タゾバクタム，CLDM：クリンダマイシン，ABPC：アンピシリン．

6. 上級医・専門医に相談すべき状況

● 介入を行っても，呼吸不全や循環不全が改善しないとき，ショック徴候があるとき．

5. 敗血症

❸ 免疫不全者の抗菌薬選択

免疫不全　基本 VCM 15 mg/kg/ 回	
リスク	追加抗菌薬
Pseudomonas 感染の危険	CFPM 50 mg/kg/回
ESBL 感染の危険	GM/AMK もしくは MEPM
真菌感染の危険	アムホテリシン B/ミカファンギン
2 週間以内に広域抗菌薬治療歴あり	MEPM
CV・VP シャント挿入者 透析・腎不全者 脾摘者	CFPM・PIPC/TAZ・MEPM ＋ 抗真菌薬 CTX・CFPM・PIPC/TAZ・MEPM・GM CTRX・CTX ＋ GM

VCM：バンコマイシン，CFPM：セフェピム，GM：ゲンタマイシン，AMK：アミカシン，MEPM：メロペネム，PIPC：ピペラシリン，TAZ：タゾバクタム，CTX：セフォタキシム，CTRX：セフトリアキソン．

- 原因菌が黄色ブドウ球菌，カンジダ属が検出された場合や高度薬剤耐性を獲得した多剤耐性菌では，感染症科専門医へのコンサルトが必要．

7. 保護者への説明

- 敗血症とは何か：血液の感染症で全身への影響を及ぼす，生命を脅かすものである．
- 症状：発熱，呼吸の変化，食思不振，嘔吐，紫斑，傾眠，チアノーゼ
- 医療機関を受診するタイミング：上記の症状の出現時
- 検査が必要か：血液検査，X 線，髄液検査，尿検査が必要である．

（岡田はるか，小穴愼二）

III. 主な小児救急疾患　1. 重症感染症

6. 急性喉頭蓋炎

1. 疾患概論
- 喉頭蓋とその周囲の声門上構造の炎症.
- 原因として細菌性, 特に *H. influenzae* type b (Hib) が最多. その他ウイルス性, 真菌性, 異物誤飲や熱傷.
- Hib ワクチンの普及により罹患率は低下.
- 上気道閉塞をきたせば致命的となる.

2. 診療時のポイント
- 上気道閉塞の緊急度評価を行い, 診断や検査よりも気道の維持を最優先とする. 当院における上気道閉塞患者のフローを❶に示す.
- 小児において重度の上気道閉塞を示す症状(吸気性喘鳴や陥没呼吸, チアノーゼ)は閉塞が起こる直前まで出現しにくい. 疑ったら早期に気道確保を考慮.
- 親を立ち会わせて安心させ, 愛護的に扱うこと. 診察や侵襲的処置により不必要に刺激しない.
- 気道確保の準備をし, 早期に麻酔科医(院内で気道確保に最も熟練した医師)や耳鼻科医(外科的気道確保が可能な医師)に連絡をする. 急変する可能性が高く, 患者のそばを離れない.

3. Pitfall
- 病状の進行が早く, また進行すると気道確保自体が困難になる.

4. 症状
- 突然の高熱と呼吸障害:吸気性喘鳴, 頻呼吸, 陥没呼吸, 不安感
- 咽頭痛, 嚥下障害, 流涎, こもった・かすれた声, 前頸部痛
- tripod position:頸部を過伸展し, 下顎を前方に突き出し,

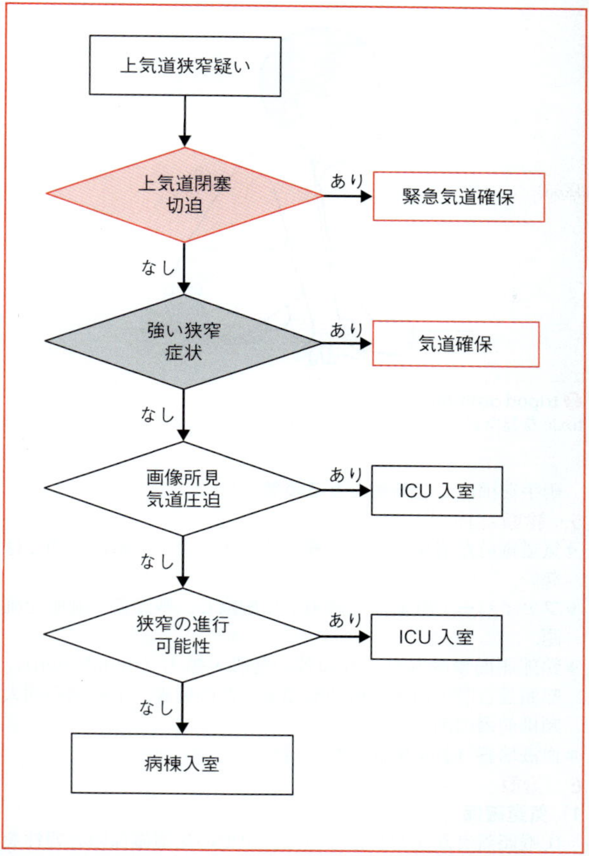

6. 急性喉頭蓋炎

```
        ┌──────────────┐
        │ 上気道狭窄疑い │
        └──────┬───────┘
               ↓
         ╱ 上気道閉塞 ╲    あり
         ╲   切迫    ╱ ──────→ 緊急気道確保
               │ なし
               ↓
         ╱ 強い狭窄 ╲     あり
         ╲   症状   ╱ ──────→ 気道確保
               │ なし
               ↓
         ╱ 画像所見  ╲    あり
         ╲ 気道圧迫  ╱ ──────→ ICU 入室
               │ なし
               ↓
         ╱ 狭窄の進行 ╲   あり
         ╲  可能性   ╱ ──────→ ICU 入室
               │ なし
               ↓
        ┌──────────────┐
        │   病棟入室    │
        └──────────────┘
```

❶ 上気道狭窄の疑われる症例フロー

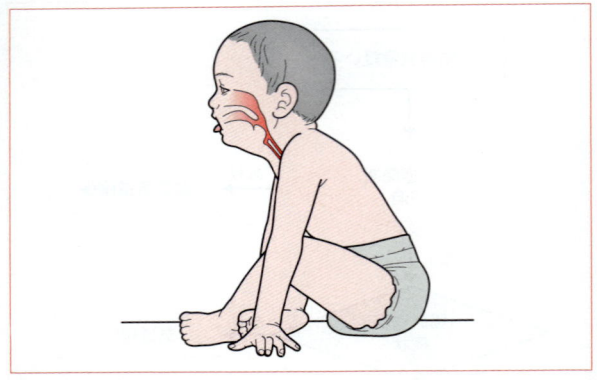

Ⅲ. 主な小児救急疾患　1. 重症感染症

❷ tripod position
toxic な見た目で，三脚のように前のめりに座っている．

両手を前にして前傾をとる姿勢（❷）．

5. 診断と検査
- 気道維持が最優先，各種検査は喉頭蓋炎の診断に必須ではない．
- ファイバーで喉頭蓋を直視下に観察し，喉頭蓋の腫脹を確認．
- 頸部側面単純写真：喉頭蓋の腫脹・拡大（thumb sign），喉頭蓋谷腔の消失，披裂喉頭蓋ひだの腫脹，下咽頭の開大，頸椎前彎の消失．
- 血液培養（気道確保された後）

6. 治療
1）気道確保
①喉頭蓋炎が疑われるならば，早期の気道確保の必要性を評価．

②愛護的に接し，麻酔科に依頼し手術室など吸入麻酔を使用できる環境下に移動し自発呼吸を残しつつ気管挿管を行う．通常よりも細い（0.5〜1 mm）挿管チューブを選択する．
③挿管困難があれば，輪状甲状靱帯穿刺，輪状甲状靱帯切開が必要．

2) 抗菌薬投与
- 耐性を考慮し，Hib，連鎖球菌，黄色ブドウ球菌などをカバーする抗菌薬を選択．
- 一般にはセフォタキシムもしくはセフトリアキソンに，バンコマイシン or クリンダマイシンの追加を検討．
- 通常2〜3日で腫脹が改善．

7. 上級医に相談すべき状況
- 喉頭蓋炎を疑う所見があれば，直ちに連絡すること．

8. 保護者への説明
- 適切に気道確保を行い，抗菌薬投与にて通常は後遺症なく回復する．
- 上気道閉塞により低酸素血症，心肺停止をきたせば予後はきわめて不良．

（大西志麻）

III. 主な小児救急疾患 1. 重症感染症

7. 肺炎

1. 疾患概論

- ほとんどが感染性であるが，誤嚥による化学性肺炎，薬剤性肺炎，放射線肺臓炎などもこれに含まれる．
- 小児では年代別，市中・院内発癥の別によって原因微生物が異なることが重要である（❶）．
- リスクファクターには次のようなものがあげられる：①肺疾患，②解剖学的問題，③誤嚥を伴う胃食道逆流，④気道の保護，気道からの不要物の除去を阻害する神経疾患，⑤免疫異常．
- Hib ワクチン，PCV7 ワクチン*の導入後：肺炎球菌・インフルエンザ菌が起因菌として減少しているばかりでなく，入院中の患児においてはいくつかのウイルス感染も減少している．＊ 2013 年 10 月以降は PCV13 ワクチン．

❶ 肺炎の年齢別原因微生物

年齢（月齢）	原因微生物
3 週間未満	E.coli，GBS，リステリア，肺炎球菌，インフルエンザ桿菌
3 か月未満	RS ウイルス，パラインフルエンザウイルス，アデノウイルス，肺炎球菌，インフルエンザ桿菌，Chlamydia trachomatis，百日咳菌
3 か月〜4 歳	RS ウイルス，インフルエンザウイルス，ライノウイルス，ヒトメタニューモウイルス，アデノウイルス，肺炎球菌，インフルエンザ桿菌，Mycoplasma pneumoniae，A 群溶連菌
5 歳以上	Mycoplasma pneumoniae，Chlamydia trachomatis，肺炎球菌

GBS：B 群レンサ球菌．

7. 肺炎

- マクロライド耐性マイコプラズマが全世界的に急増している.

2. Pitfall
- 気道症状や頻呼吸,呼吸窮迫を伴わなくても,39.0℃以上あるいは白血球数2万/μL以上の上昇を伴う5歳未満でoccult pneumoniaが26%程度に認められる.
- 肺炎を頻回に繰り返す例では肺分画症などの構造異常や,免疫不全を考慮する.
- 百日咳は新生児や乳児期早期で特に重症化しうる.

3. 評価と検査
1) 病歴
- 症状:発熱,咳嗽,胸痛,呼吸困難感など.
- 持続期間:72時間以上の発熱では,肺炎である可能性が高くなる.4週間以上持続する咳嗽は細菌性肺炎の可能性が低くなる.
- 周産期歴:GBSやヘルペス,クラミジアなどの母体感染歴,挿管歴など.
- シックコンタクト・ワクチン接種歴:聴取は細菌性かそれ以外かの鑑別に有用.

2) 理学所見
- バイタルサイン:頻呼吸は感度・特異度ともに高い所見である.WHOによる年齢ごとの頻呼吸の定義を参照する.
- その他の呼吸窮迫症状:酸素化不良(SpO_2<94~96%),鼻翼・陥没呼吸,呻吟は特異度が高く,重症度の評価にも有用である(❷).
- 胸部所見:局在するラ音,呼吸音減弱は特異度が高い.打診上濁音,清音などにも留意する.
- 肺外症状:マイコプラズマやウイルス感染では皮疹などの所見を認めることが多い.

Ⅲ. 主な小児救急疾患　1. 重症感染症

❷ 小児における呼吸窮迫の徴候

1. 頻呼吸 　0〜2か月：60回/分 　2〜12か月：50回/分 　1〜5歳：40回/分 　5歳以上：20回/分 2. 呼吸困難	3. 陥没呼吸（胸骨上，肋間，肋骨弓下） 4. 呻吟 5. 鼻翼呼吸 6. 無呼吸 7. 意識障害 8. $SpO_2<90\%$

3）画像診断
- X線：通常1方向の撮影で十分である．大葉性・区域性肺炎，円形肺炎像などは細菌性に多いが，シックコンタクトや臨床症状，血液データなどを総合して判断することが重要である．2歳未満の小児では大葉性・区域性肺炎を呈することはまれである．
- CT：膿胸・肺膿瘍・空洞壊死などを検索でき，これらの鑑別目的に行う．
- 超音波：低侵襲であり近年有用であるとされる．肺の中の低エコー域，葉間胸膜内の液体貯留や，胸膜肥厚を検索できる．

4）血液検査
- 白血球数，左方移動，CRPなどを参考にする．
- 白血球数が15,000〜20,000/μLを超えると細菌性の可能性が高くなるが，単独での判断は困難である．
- 低Naや肝酵素上昇の有無，血液ガス所見なども併せて評価する．

5）培養検査
- 喀痰培養：良質な喀痰（Geckler 4〜5群）が採取できた際にはグラム染色が起因菌の推定に有用である．挿管例や5歳以上で考慮する．

- 咽頭・鼻腔培養：常在菌が培養されることが多く，慎重な判断が必要．
- 血液培養：10〜12％で陽性になる．細菌性を疑い，採血を行う際には同時に提出しておく．

6) 迅速抗原検査
- インフルエンザウイルス，RS ウイルス，アデノウイルス

7) マイコプラズマ抗体 PA 法
- 7〜9 日で上がり始めて 3〜4 週目にピークとなる．
- 単一血清で 320 倍以上もしくはペア血清で 4 倍以上であれば診断できる．

8) 肺炎球菌尿中抗原検査
- 小児では鼻腔保菌が多く，偽陽性のことが多い．

9) リアルタイム PCR 法，LAMP 法
- 重症例では，百日咳，マイコプラズマ，RS ウイルス，ボカウイルス，ヒトメタニューモウイルスなども考慮する．

4. 治療
1) 入院基準
- 下記を目安に総合的に判断する．
  - ▶ 中等度〜重症（呼吸窮迫，$SpO_2 < 90\%$）
  - ▶ 細菌性が疑われる 6 か月未満の児
  - ▶ MRSA のような病原性が高い病原体の疑い
  - ▶ 自宅経過観察困難

2) 抗菌薬治療
- 月齢や重症度，治療歴と併せ，ワクチン接種歴や個人の耐性菌検出歴，各施設のアンチバイオグラムを考慮しエンピリックに治療を開始する．
- 初期治療例を❸❹に示す．

III. 主な小児救急疾患　1. 重症感染症

❸ 肺炎の初期外来治療

	細菌性肺炎	異型肺炎
<5歳	①アモキシシリン 90 mg/kg/日　分2 ②アモキシシリン/クラブラン酸 90 mg/kg/日　分2 (アモキシシリンとして)	①アジスロマイシン 10 mg/kg/日　分1 ②クラリスロマイシン 15 mg/kg/日　分2
≧5歳	①アモキシシリン 90 mg/kg/日　分2 ②アモキシシリン/クラブラン酸 90 mg/kg/日　分2 (アモキシシリンとして) ※異型肺炎が否定できない例では上記にマクロライド系を加えてもよい	①アジスロマイシン 10 mg/kg/日　分1 ②クラリスロマイシン 15 mg/kg/日　分2 ※耐性マイコプラズマを疑う例では≧8歳ではテトラサイクリンを考慮

5. 上級医・専門医に相談すべき状況

- 1か月未満
- 化学療法中など基礎疾患がある易感染宿主
- ICU適応は下記のような場合に考慮
  - 気管挿管など侵襲的な換気が必要
  - CPAP, biPAPなどの非侵襲的な陽圧換気が必要
  - 切迫する呼吸不全
  - 頻脈, 血圧低下の持続や血圧・循環に薬物のサポートが必要
  - $FiO_2 > 0.5$ で $SpO_2 < 92\%$

7. 肺炎

❹ 肺炎の初期入院治療

	細菌性肺炎	異型肺炎
Hib/肺炎球菌ワクチン済みPRSP蔓延なし軽症例	①アンピシリン 200 mg/kg/日 6時間 毎 ②セフォタキシム 200 mg/kg/日 6〜8時間 毎 またはセフトリアキソン 50〜75 mg/kg/日 12〜24時間 毎	①アジスロマイシン 10 mg/kg/日 分1 ②クラリスロマイシン 15 mg/kg/日 分2 ※細菌性が否定できない例ではβラクタム系を加えてもよい ※耐性マイコプラズマを疑う例では ≧8歳ではテトラサイクリン系を考慮 <8歳ではフルオロキノロン系を考慮
Hib/肺炎球菌ワクチン未PRSP蔓延あり重症例	①セフォタキシム 200 mg/kg/日 6〜8時間 毎 またはセフトリアキソン 50〜75 mg/kg/日 12〜24時間 毎 ②フルオロキノロン ※CA-MRSAを疑う例ではバンコマイシンまたはクリンダマイシンを加える	

6. 保護者への説明

- 外来治療の場合，呼吸状態，全身状態の増悪時の医療機関再診を説明する．
- 水分，塩分摂取を励行する．

（一宮優子，小穴愼二）

2. 神経疾患

1. けいれん重積

1. 疾患概論
- けいれん重積の定義
  - けいれん発作が 30 分以上持続
  - 意識の回復なくけいれんが断続的に持続
- 原因疾患（❶）
  - 小児では発熱に伴うけいれん重積が多く，熱性けいれん重積が最多．
- 鑑別疾患
  - 鑑別しなければならない疾患は急性脳炎・脳症，細菌性髄膜炎．
- けいれん重積は神経細胞障害を引き起こすことから早期治療が大切．

❶ けいれん重積の原因として多い疾患

有熱時	熱性けいれん 中枢神経感染症（細菌性髄膜炎） 急性脳炎・脳症，ヘルペス脳炎 先天性代謝異常症（ミトコンドリア異常症など） 重症乳児ミオクロニーてんかん
無熱時	てんかん（Panayiotopoulos 症候群など） 電解質異常（低血糖，低ナトリウム血症，低カルシウム血症） 急性脳炎・脳症（二相性脳症） 頭蓋内出血，脳血管障害 中毒（銀杏，テオフィリン，水）

1. けいれん重積

2. Pitfall
1）診断の Pitfall
- けいれんが5分以上持続している場合は，けいれん重積として治療を開始する．
- 血糖や電解質の評価を忘れない．

2）治療の Pitfall
- 重積するまで治療を待たない．単時間のけいれんでも治療を開始する．
- 小児では咳，鼻水，喘鳴など感冒症状に配慮して治療計画をたてる．
- 四肢強直が消えても，眼球偏位や対光反射鈍化があれば，けいれんが持続している可能性がある．
- けいれんの頓挫を確認したら安心せず原因疾患の検索や治療を進める．

3. けいれん治療の前に行うべき基本事項
① バイタルサインの確認と心拍，SpO_2 モニターを装着する．
② 気道確保と酸素投与．喘鳴や嘔吐があるときは気道の吸引を行う．
③ 意識レベルの評価やけいれんの有無を確認する．
④ 血管確保と採血．
⑤ 抗けいれん薬投与を開始する．

4. 原因検索のために必要な検査
- 血液検査：血糖や電解質異常の評価
- 髄液検査：細菌性髄膜炎など中枢神経感染症の検索
- 頭部 CT による画像評価：出血や腫瘍など粗大病変，脳浮腫の確認
- 脳波検査：けいれん持続の有無，意識障害の評価

5. 治療
- 早期に治療を開始し，30分以内にけいれんを頓挫させることが望ましい．

III. 主な小児救急疾患 2. 神経疾患

❷ 使用する抗けいれん薬の使い方

抗けいれん薬	効果発現	用量	当院での使い方
ミダゾラム (ドルミカム®)	即効性	0.1〜0.2 mg/kg/回（ゆっくり静注）	10 mg（1A）を生理食塩水と合わせ10 mL（1 mg/mL）にして使用
フェニトイン (アレビアチン®)	10〜30分	20 mg/kg （投与速度1 mg/kg/分）	0.4 mL/kgを生理食塩水と合わせ計20 mLにして20分で投与
ホスフェニトイン (ホストイン®)	10〜30分	22.5 mg/kg （投与速度3 mg/kg/分）	0.3 mL/kgを生理食塩水と合わせて20 mLにして20分で投与
フェノバルビタール (ノーベルバール®)	20〜30分	10〜20 mg/kg （投与速度2mg/kg/分）	0.2 mL/kgを生理食塩水と合わせて20 mLにして10分で投与
チオペンタール (ラボナール®)	即効性	3〜5 mg/kg/回（ゆっくり静注）	溶解液で25 mg/mLにして0.08 mL/kg（0.2 mg/kg）を投与

1）抗けいれん薬の種類と使用法（❷）
- 治療は即効性のミダゾラムが中心となる.

2）治療アルゴリズム（❸）
- 血管確保ができないときは，ミダゾラム（0.3 mg/kg）を鼻腔投与する（保険適応外）.
- ホスフェニトインはフェニトインのプロドラッグで血管痛がなく，他の輸液との混合もできるので使いやすい. 2歳以上ではフェニトインの代わりに用いる.
- ミダゾラムの静注のみでけいれんが頓挫した場合は，

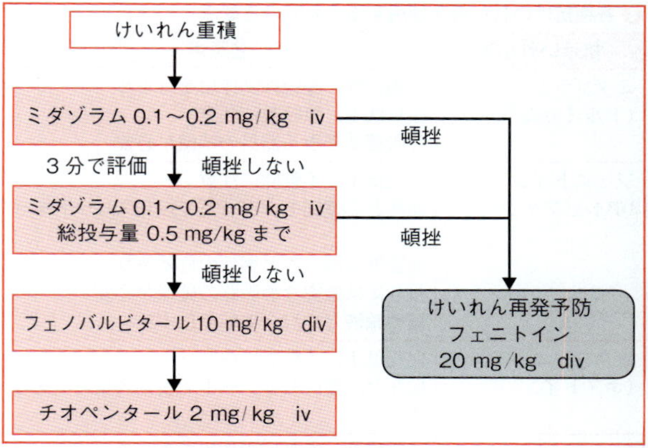

1. けいれん重積

```
けいれん重積
    ↓
ミダゾラム 0.1〜0.2 mg/kg  iv  ──頓挫──┐
    ↓                                │
3分で評価  頓挫しない                   │
    ↓                                │
ミダゾラム 0.1〜0.2 mg/kg  iv          │
総投与量 0.5 mg/kg まで    ──頓挫──┤
    ↓                                │
頓挫しない                             ↓
    ↓                          けいれん再発予防
フェノバルビタール 10 mg/kg  div       フェニトイン
    ↓                            20 mg/kg  div
チオペンタール 2 mg/kg  iv
```

❸ 当院でのけいれん重積治療アルゴリズム

フェニトイン（ホスフェニトイン）によるけいれんの再発予防に移行する．
- フェニトインやホスフェニトインは意識抑制作用がなく，けいれん頓挫後の意識状態の評価の点で有利である．

3）抗けいれん薬使用上の注意点（❹）
- 呼吸や循環抑制に十分配慮して使用する．

6. 上級医や小児神経科医に相談すべき状況
- ミダゾラム投与で頓挫しない場合
- 呼吸状態，循環状態が不安定
- 意識障害が持続している場合
- けいれんが持続しているか判断できない場合
- 瞳孔径の左右差，項部硬直，運動麻痺，体幹失調などの異常所見がある場合

III. 主な小児救急疾患　2. 神経疾患

❹ 各種抗けいれん薬を使用するうえでの注意点

抗けいれん薬	注意点
ミダゾラム (ドルミカム®)	意識抑制，呼吸抑制作用を有する 舌根沈下，無呼吸に注意 呼吸補助できる器具の準備が必要
フェニトイン (アレビアチン®)	血圧低下，不整脈に注意 血圧と心電図モニター下で投与スピードを守る 血管外に漏れると壊死の危険あり 投与には確実な静脈路の確保が必要 糖や輸液との混合で結晶化する
ホスフェニトイン (ホストイン®)	血圧低下，不整脈に注意 血圧と心電図モニター下で投与スピードを守る
フェノバルビタール (ノーベルバール®)	意識抑制，呼吸抑制作用を有する 特に多剤併用の場合には出現しやすい
チオペンタール (ラボナール®)	強力な呼吸抑制作用，循環抑制作用がある 使用に際しては気管挿管を考慮する ブドウ糖液で混濁する

7. けいれん頓挫後のマネジメント

- 意識状態の評価やけいれんの再発がないかを経過観察するため入院管理する．
- 有熱時けいれん重積では解熱後 2 日間はけいれん再発がないことを確認する．

(水口浩一)

2. 急性脳炎・脳症

1. 疾患概論（❶❷）
- 感染症に関連して急性に生じた脳機能障害であり，意識障害が主症状である．
- 急性脳炎はウイルスなどの病原体が中枢神経系を直接障害するもの（一次性脳炎）と，感染などによって引き起こされた自己免疫が障害の原因となるもの（二次性脳炎）がある．
  - 一次性脳炎の代表は単純ヘルペス脳炎であり，小児例は6歳未満に多く年間80例とされる．
  - 二次性脳炎の代表は急性散在性脳脊髄炎であり，3〜9歳に多く年間発症数は小児10万人あたり0.64人とされる．
  - 髄液細胞数の上昇を認める点が急性脳症との鑑別点だが，区別が難しいこともある．
- 急性脳症は多くの症候群からなり，高サイトカイン血症や神経興奮毒性，代謝異常が原因とされる．
  - 乳幼児期に最も多く（ただしインフルエンザ脳症に限ると1〜10歳に多い），性差はなく，年間発症数は400〜700人と推定される．
  - 予後は半数で治癒，半数で後遺症または死亡（6％）である．

2. Pitfall
- 初期は熱せん妄やけいれん後の一時的な意識障害との区別がつかないことが多い．意識障害の経時的評価が必要．
- 初期の血液所見や髄液所見，頭部画像で特記すべき所見がないこともある．それらの所見が正常であっても意識障害が続くようなら脳炎・脳症を否定しないこと．
- 単純ヘルペス脳炎，細菌性髄膜炎（p.135参照）など，確

III. 主な小児救急疾患　2. 神経疾患

❶ 主な脳炎

疾患	(予想される)機序	特徴的な症状・所見	特異的治療
単純ヘルペス脳炎	ウイルスの直接侵襲	画像上の側頭葉病変. 脳波異常（局在性異常や周期性一側てんかん型放電）	アシクロビル
エンテロウイルス71脳幹脳炎	〃	画像上の脳幹病変	なし
日本脳炎	〃	頭部MRIで視床・黒質・海馬・大脳皮質・小脳皮質に病変	なし
急性散在性脳脊髄炎	自己免疫	頭部MRIで皮質下〜深部白質に左右非対称で境界不明瞭な病変. 基底核・視床・小脳・脳幹に病変を認めることも多い	ステロイドパルス
抗NMDA受容体脳炎	〃	精神症状, けいれん, 不随意運動. 卵巣奇形腫合併例あり	卵巣腫瘍合併例には摘出を考慮. 免疫療法
難治頻回部分発作重積型急性脳炎	〃	難治性けいれん. 頭部MRIで前障に病変を認めることがある	抗けいれん療法（＋免疫療法）

免疫療法：ステロイドパルス療法, 大量ガンマグロブリン療法, 血漿交換, 持続的血液濾過透析など

2. 急性脳炎・脳症

❷ 主な脳症

疾患	(予想される)機序	特徴的な症状・所見	特異的治療
急性壊死性脳症	高サイトカイン血症	画像上で両側対称性の視床病変	免疫療法
出血性ショック脳症症候群	高サイトカイン血症	ショック,下痢,出血傾向.画像上で広範な脳浮腫	〃
けいれん重積型脳症	神経興奮毒性	けいれん重積,その後一時的に意識が軽度回復し,第3~7病日にけいれん群発.頭部MRIで第4~5病日に皮質下白質の拡散低下	抗けいれん療法
Reye症候群	ミトコンドリア機能異常	低血糖,高アンモニア血症,肝機能障害.病理で肝脂肪変性	アスピリン禁忌
可逆的脳梁膨大部病変を呈する軽症脳炎・脳症	不明	異常行動.低ナトリウム血症.頭部MRIで脳梁膨大部±両側白質対称性の拡散低下	なし

免疫療法:ステロイドパルス療法,大量ガンマグロブリン療法,血漿交換,持続的血液濾過透析など

立された治療があり,治療の遅れが予後の悪化に直結する疾患を見逃さないことが重要.

3. 診断・評価と検査
- バイタルサインの評価を行ったうえで,意識障害やけいれんの評価を行う.

Ⅲ. 主な小児救急疾患 2. 神経疾患

- 呼吸・循環の評価を行う．
- 意識障害の程度を AVPU, JCS, GCS などで評価する（「意識障害」p.45 参照）．
- 神経学的所見として，瞳孔径，対光反射の有無を評価する．
- けいれんについては，発熱からけいれん開始までの時間（24 時間以上のときは要注意），持続時間，左右差，群発の有無を評価する．けいれんが止まっているかどうかは対光反射，眼球偏位，心拍数などで判断するが，判別困難なときは脳波検査を行う．
- 血液検査（血算，生化学〈電解質，肝酵素，CK, BUN/Cr など〉，血液ガス，血糖，CRP，アンモニア，乳酸，凝固能など），尿検査，髄液検査を行う．それぞれできるだけ残った検体（できれば濾紙血も）を保存しておく（代謝異常症のスクリーニングやウイルス PCR などに使用するため）．
- 画像検査として頭部 CT を行い，頭蓋内出血の有無，脳浮腫の有無を評価する．頭部 MRI については，患者の全身状態と医療資源が許せば行う．
- 意識障害が遷延し，以上の検査で明らかな異常がない場合は脳波検査を行い，広範性に持続する高振幅徐波がないかどうかをみる．

4. 初期治療のポイント

- まずは全身状態の安定を図る．必要に応じて蘇生処置（「心肺蘇生」p.368 参照）を行い，呼吸・循環などの管理を行う．
- けいれんが続いていれば抗けいれん薬を投与する（「けいれん重積」p.160 参照）．
- 脳圧亢進が疑われる場合，頭部挙上し，D-マンニトール 0.5〜1g/kg を 15〜30 分で静注，1 日 3〜6 回繰り返す．
- 高熱に対してはアセトアミノフェン 10 mg/kg/回の投与やクーリングにより積極的な解熱を図る．
- 単純ヘルペス脳炎が疑われるときはアシクロビル 10〜

2. 急性脳炎・脳症

20 mg/kg を 8 時間ごとに，インフルエンザ脳症が疑われる場合はオセルタミビル 2 mg/kg を 12 時間ごとに，それぞれ投与する．
- 脳症特異的な治療（❸）を考慮する．

5. 転院を考慮するタイミング
- 意識障害が遷延し，高度な全身管理や脳症特異的治療が必

❸ 脳症特異的治療

治療法	適応	具体的方法
メチルプレドニゾロン（mPSL）パルス療法	高サイトカイン血症型	mPSL 30 mg/kg/日（最大 1g）を 2 時間で投与．3 日間．ヘパリン 100〜150 IU/kg/日の持続投与と制酸薬を併用する
大量ガンマグロブリン療法	〃	ガンマグロブリン 1g/kg を 10〜15 時間かけて投与
血漿交換または持続的血液濾過透析	〃	5％アルブミン液または新鮮凍結血漿を用い，1 日 1 回循環血液量を交換．3 日間 1 クール．詳細は成書参照
シクロスポリン療法	〃	詳細は成書参照
脳低体温療法		全身管理下に 33〜35℃に保ち 48 時間を目安に冷却．時期をみて 0.5℃/12 時間のペースで復温．詳細は成書参照
アンチトロンビンⅢ（ATⅢ）大量療法	DIC 合併例	ATⅢ 250 単位/kg を 1 時間で投与．5 日間
抗酸化ストレス療法		エダラボン 0.6 mg/kg を 12 時間ごとに投与．腎機能障害に注意

要であり，自施設でそれが困難な場合は，早急に高次医療機関への転院を行う．

6. 保護者への説明
- 全身管理，抗けいれん療法，各種検査などに時間がかかるため，実際の救急外来では保護者への説明にまとまった時間を割けないことが多い．途中経過を随時説明していくことが重要．
- 意識障害が遷延するときは脳炎・脳症の可能性を伝え，経過観察の必要性，脳炎・脳症が強く疑われた場合の治療方針（転院を含む）を説明しておく．
- けいれん重積頓挫後に，覚醒しても軽度の意識障害が残る場合はけいれん重積型脳症の可能性があり，第3～7病日にけいれんが再度出現，群発するかもしれないので経過観察が必要であることを伝える．

（寺嶋　宙）

3. 呼吸器系疾患

1. 気管支喘息発作

1. 疾患概論
- 発作性に起こる気道狭窄により,喘鳴や咳嗽,および呼気延長を伴う呼吸困難を反復する.
- 基本病態は気道の慢性アレルギー性炎症で,気道過敏性が亢進している.
- アレルゲン,感染,受動喫煙,大気汚染,気候,運動,心理要因などが発作を誘発する.
- 時に致死的.

2. Pitfall（❶）
- 本当に喘息か？ 特にβ刺激薬に明らかな反応がない場合は注意.
- 乳児喘息（2歳未満）はその解剖学的,生理学的理由により年長児よりも気道狭窄が強く現れ,症状の進行が速い.

❶ 見逃してはならない緊急疾患

気道感染症	細菌性	細菌性気管炎 急性喉頭蓋炎 扁桃周囲膿瘍 咽後膿瘍
	ウイルス性	クループ症候群
その他	解剖学的異常	腫瘍性の圧迫
	心原性	心筋炎 心不全/肺水腫
	アレルギー性	アナフィラキシー
	その他	気道異物

Ⅲ．主な小児救急疾患　3．呼吸器系疾患

❷ 発作の強度の判定基準

	小発作	中発作	大発作	呼吸不全
呼吸の状態 喘鳴	軽度	明らか	著明	減少または消失
陥没呼吸	なし〜軽度	明らか	著明	著明
呼気延長	なし	あり	明らか	著明
起坐呼吸	横になれる	座位を好む	前かがみになる	
チアノーゼ	なし	なし	可能性あり	あり
呼吸数	軽度増加	増加	増加	不定
覚醒時における小児の正常呼吸数の目安	＜2か月＜60回/分 2〜12か月＜50回/分 1〜5歳＜40回/分 6〜8歳＜30回/分			
呼吸困難感 安静時 歩行時	なし 急ぐと苦しい	あり 歩行時著明	著明 歩行困難	著明 歩行不能
生活の状態 話し方 食事の仕方 睡眠	一文区切り ほぼ普通 眠れる	句で区切る やや困難 時々目を覚ます	一語区切り 困難 障害される	不能 不能
意識状態 興奮状況 意識低下	正 なし	やや興奮 なし	興奮 ややあり	錯乱 あり
PEF （吸入前） （吸入後）	＞60% ＞80%	30〜60% 50〜80%	＜30% ＜50%	測定不能 測定不能

1. 気管支喘息発作

SpO$_2$(大気中)	≧96%	92～95%	≦91%	<91%
PaCO$_2$	<41 mmHg	<41 mmHg	41～60 mmHg	>60 mmHg

(濱崎雄平ほか．小児気管支喘息治療・管理ガイドライン 2012．協和企画；2012)

❸ Modified Pulmonary Index Score（MPIS）

カテゴリー	スコア			
	0	1	2	3
酸素飽和度(%)酸素なし	95～	93～95	90～92	～90
呼吸補助筋の使用	なし	軽度	中等度	高度
吸気・呼気比	2：1	1：1	1：2	1：3
喘鳴	聴取せず	呼気終末	吸気と呼気エア入り良好	吸気と呼気エア入り減弱
心拍数 (／分) 3歳未満 3歳以上	～120 ～100	120～140 100～120	141～160 121～140	160～ 140～
呼吸数 (／分) 6歳未満 6歳以上	～30 ～20	31～45 21～35	46～60 36～50	60～ 50～

MPIS 1～5 が小発作，6～10 が中発作，11～15 が大発作，16～18 が呼吸不全にほぼ対応．
(Carroll CL, et al. *Ann Allergy Asthma Immunol* 2005；94：355-9)

Ⅲ．主な小児救急疾患　3．呼吸器系疾患

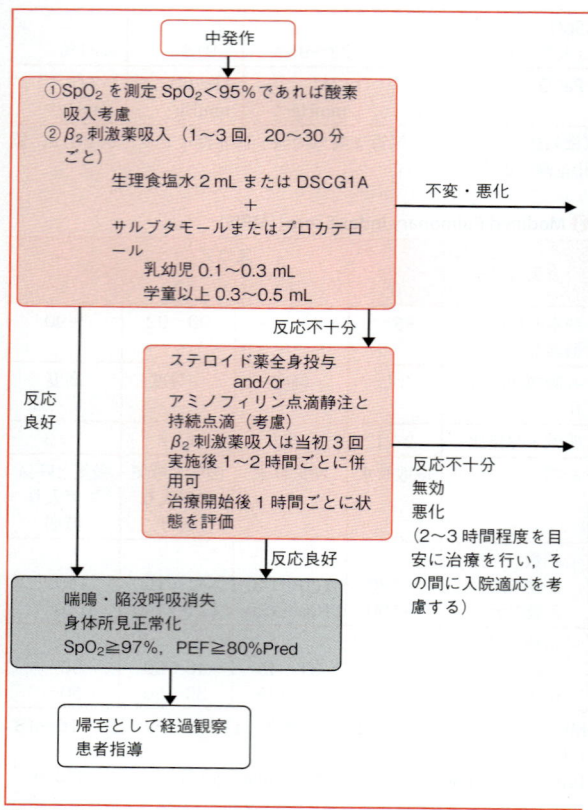

```
                    ┌──────────┐
                    │  中発作   │
                    └──────────┘
                          ↓
┌─────────────────────────────────────┐
│ ①SpO₂ を測定 SpO₂＜95%であれば酸素  │
│   吸入考慮                           │
│ ②β₂刺激薬吸入（1～3回，20～30分    │
│   ごと）                             │
│      生理食塩水2mL または DSCG1A   │
│              ＋                      │
│      サルブタモールまたはプロカテロ │
│      ール                            │
│        乳幼児 0.1～0.3 mL            │──→ 不変・悪化
│        学童以上 0.3～0.5 mL          │
└─────────────────────────────────────┘
                          ↓ 反応不十分
         ┌─────────────────────────┐
         │ ステロイド薬全身投与    │
         │       and/or            │
         │ アミノフィリン点滴静注と│
         │ 持続点滴（考慮）        │
  反応   │ β₂刺激薬吸入は当初3回   │  反応不十分
  良好   │ 実施後1～2時間ごとに併  │  無効
         │ 用可                    │  悪化
         │ 治療開始後1時間ごとに状 │  （2～3時間程度を目
         │ 態を評価                │  安に治療を行い，そ
         └─────────────────────────┘  の間に入院適応を考
                          ↓ 反応良好    慮する）
┌─────────────────────────────────────┐
│ 喘鳴・陥没呼吸消失                  │
│ 身体所見正常化                      │
│ SpO₂≧97%，PEF≧80%Pred              │
└─────────────────────────────────────┘
                ↓
    ┌──────────────────┐
    │ 帰宅として経過観察│
    │ 患者指導          │
    └──────────────────┘
```

❹ **急性発作時の医療機関での対応フローチャート（2〜15歳）**
長期管理で治療ステップ3以上の治療を受けている患児の発作に対しては，1ランク上の治療を考慮する．

1. 気管支喘息発作

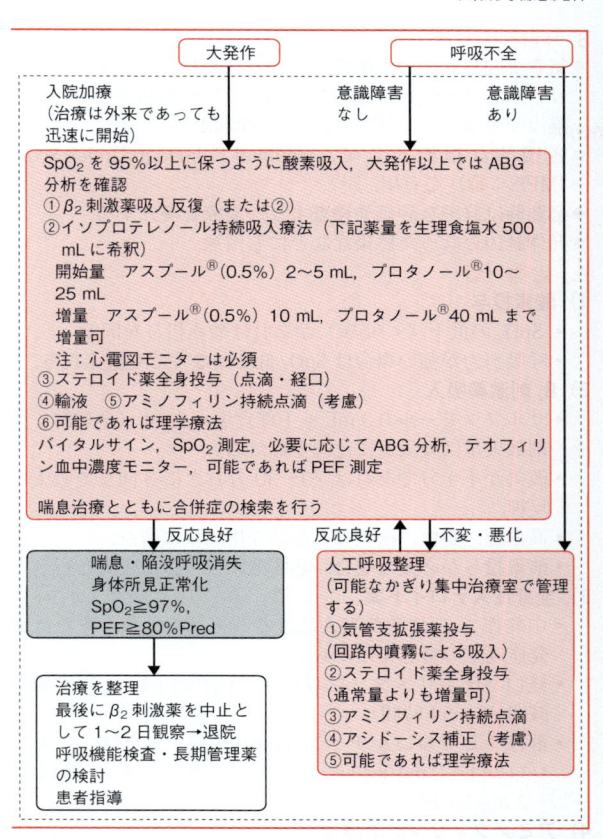

```
                    ┌─────────┐          ┌─────────┐
                    │  大発作  │          │ 呼吸不全 │
                    └────┬────┘          └────┬────┘
入院加療                   │      意識障害        │  意識障害
(治療は外来であっても       │      なし           │  あり
迅速に開始)                ↓                    ↓
```

SpO₂ を 95％以上に保つように酸素吸入，大発作以上では ABG 分析を確認
① β₂ 刺激薬吸入反復（または②）
② イソプロテレノール持続吸入療法（下記薬量を生理食塩水 500 mL に希釈）
　開始量　アスプール®(0.5%) 2～5 mL，プロタノール®10～25 mL
　増量　　アスプール®(0.5%) 10 mL，プロタノール®40 mL まで増量可
　注：心電図モニターは必須
③ ステロイド薬全身投与（点滴・経口）
④ 輸液　⑤ アミノフィリン持続点滴（考慮）
⑥ 可能であれば理学療法
バイタルサイン，SpO₂ 測定，必要に応じて ABG 分析，テオフィリン血中濃度モニター，可能であれば PEF 測定

喘息治療とともに合併症の検索を行う

　　　　　　反応良好　　　　　　　反応良好　　不変・悪化

┌──────────────────┐   ┌──────────────────────┐
│ 喘息・陥没呼吸消失 │   │ 人工呼吸整理   │
│ 身体所見正常化   │   │ (可能なかぎり集中治療室で管理 │
│ SpO₂≧97%,   │   │ する)   │
│ PEF≧80%Pred   │   │ ① 気管支拡張薬投与   │
└────────┬─────────┘   │ (回路内噴霧による吸入) │
         ↓   │ ② ステロイド薬全身投与 │
┌──────────────────┐   │ (通常量よりも増量可) │
│ 治療を整理   │   │ ③ アミノフィリン持続点滴 │
│ 最後に β₂ 刺激薬を中止と │ │ ④ アシドーシス補正（考慮）│
│ して 1～2 日観察→退院 │ │ ⑤ 可能であれば理学療法 │
│ 呼吸機能検査・長期管理薬 │ └──────────────────────┘
│ の検討   │
│ 患者指導   │
└──────────────────┘

（濱崎雄平ほか．小児気管支喘息治療・管理ガイドライン 2012．協和企画；2012）

3. 評価と検査
- 気管支喘息発作の可能性が高いと判断したら，まずモニタリングし（呼吸数，心拍数，SpO₂，呼吸補助筋使用の有無，陥没呼吸など），発作強度（❷）を判定．
- 客観的な指標として，Modified Pulmonary Index Score (MPIS: ❸) も有用．
- ◆必要時は詳細な評価や検査より，治療を優先する．
- 発作誘因となった感染症などにも留意．

4. 治療（❹）
1) 酸素投与
- SpO₂ の低下（＜95％）があれば酸素投与を開始．
- 呼吸努力が強い場合は SpO₂ 低下がなくても酸素投与．

2) ß₂ 刺激薬吸入
- サルブタモール 0.3 mL ＋生理食塩水 2 mL（全年齢：薬剤吸入量は吸気量に比例するため）
- 改善が不十分であれば 20〜30 分おきに 3 回まで吸入を反復．
- 高血圧，動悸，振戦などの副作用出現に留意．
- 酸素投与が必要な場合，必ず酸素投与下で吸入を行う．

3) 全身性ステロイド薬
- 中発作で ß₂ 刺激薬吸入による改善が不十分，または大発作以上の喘息発作に適応．
- 経口：デキサメタゾン 0.1〜0.3 mg/kg/回（生物学的半減期 36〜54 時間）
- 静注：ヒドロコルチゾン 5 mg/kg/回，またはプレドニゾロン 1〜2 mg/kg/回，またはメチルプレドニゾロン 1〜2 mg/kg/回

4) アミノフィリン点滴静注
- 安全に使用できる血中濃度域が狭いため，血中濃度のモニタリングが前提．

- 吐気やけいれんなどの副作用が多く，近年使用が減っている．

5. 上級医・専門医に相談すべき状況
- 上記の治療で改善が乏しく，酸素投与継続や追加治療が必要な場合
- 大発作以上の場合
- 傾眠傾向や興奮など意識障害を認める場合（挿管管理，ICU 入室も考慮される）

6. 保護者への説明
- 帰宅時には，必要に応じて再診を指示．
- 特に全身ステロイド投与を行った場合は，翌日の再診が望ましい．
- 再増悪の可能性があること，その際は速やかに医療機関を再診するよう指導．
- 除去可能な発作誘因がある場合（喫煙など），喘息発作後は特に誘因除去が重要であることを伝える．
- 必要に応じて，かかりつけ医で長期管理薬の見直しを受けることを薦める．

（安藤友久，前川貴伸）

III. 主な小児救急疾患 3. 呼吸器系疾患

2. 急性細気管支炎

1. 疾患概論
- 主にウイルス（RSウイルスなど）による細気管支を中心とした下気道感染症.
- 多量の鼻汁など上気道症状が先行. 数日で細気管支に炎症が波及し, 炎症性浮腫, 気道分泌物, 脱落上皮により細気管支が狭小化し, 無気肺や過膨張をきたし, 喘鳴, 陥没呼吸などの呼吸困難やチアノーゼを呈する.
- 1歳以下が多い.

2. Pitfall
- 無呼吸のリスクがあるため, 1か月未満の児, 早産児（在胎37週未満・修正48週）, 受診前に無呼吸の病歴がある場合には注意する.
- 合併症に中耳炎（30〜80％）や二次性細菌性肺炎, reactive airway, 重症例でのSIADHや脳症などがある.
- 基礎疾患（心疾患, 慢性肺疾患, 神経疾患, 免疫不全）がある児, 新生児, 早産児で重症化のリスクが高い.

3. 評価と検査
- 全身状態, 呼吸窮迫の程度を評価.
- 鑑別に（特に初回喘鳴は注意）, 気管支喘息, 異物誤嚥, うっ血性心不全, アナフィラキシー, 縦隔腫瘍, 血管輪, 気管軟化症など.
- RS抗原検出迅速キットが有用.
- 胸部X線写真は, 臨床所見と一致しないことがある.

4. 治療
- 重症化することもあり, 時に人工呼吸管理が必要.
- 支持療法（酸素, 吸引）が基本.
- パルスオキシメータによる血中酸素飽和度のモニタリングが有用.

- 発熱や頻呼吸の状態では補液も考慮.
- 中等症以上では気管支拡張薬などの吸入を実施（サルブタモール，アドレナリン，生理食塩水などを治療反応をみながら用いる）.
- ステロイドやロイコトリエン拮抗薬も時に有効.
- ウイルスが主であり抗菌薬は必要ないことが多い.
- 重症化しやすい早産児や心疾患にはパリビズマブ（RSウイルスのモノクローナル抗体）での予防が有効.

5. 上級医・専門医に相談すべき状況
- 全身状態・呼吸状態が不良な場合.
- 無呼吸や重症化のリスクが高い場合.

6. 保護者への説明
- 通常は self limited な疾患であり，reactive airway による喘鳴が残存することが多いが 28 日程度で病前に回復する.
- 外来受診後帰宅しても，無呼吸やチアノーゼなど重症化の兆しがあれば躊躇なく再診するように指導する.

〔千先園子，土田　尚〕

3. クループ症候群

1. 疾患概論
- 急性の喉頭狭窄により吸気性喘鳴，犬吠様咳嗽，嗄声，発熱をきたす症候群．
- 好発年齢は6か月から3歳で，1歳に最も多い．
- 12～48時間先行する上気道炎症状に続いて出現．
- 主な原因微生物はパラインフルエンザウイルス，RSウイルス，インフルエンザウイルス，アデノウイルスなどのウイルス．

2. 診察時の注意点
- まず，診断よりも気道の重症度と緊急性を考える．
- 子どもを泣かせないように，細心の注意を払いながら診察する．
- 啼泣は酸素需要を増加させ，気道抵抗も増大させる．
- 咽頭の診察は避ける．
  - 子どもを啼泣させる可能性がある．
  - 舌根部の刺激により喉頭腫脹が急速に進行して上気道閉塞をきたす可能性がある．
- 仰臥位の診察は避ける．
  - 子どもを啼泣させる可能性がある．
  - 腫脹した喉頭蓋で上気道閉塞を起こす可能性がある．

3. 評価と治療
- クループスコアによって重症度を決定する（**❶**）．
- 重症度により治療を決定する．

1) 軽症
- デキサメタゾン 0.15～0.3 mg/kg（極量 6 mg）を処方し，帰宅．

2) 中等症
- アドレナリン 0.3 mL ＋ 生理食塩水 3 mL を吸入し，デ

3. クループ症候群

❶ Westley クループスコア

	0	1	2	3	4	5
意識	正常 すやすや 寝ている					見当識 障害・ 不穏
チアノーゼ	なし				興奮時 にあり	安静時 にあり
喘鳴	なし	興奮時 にあり	安静時 に聴取			
呼吸音	正常	減弱	著明に 減弱			
陥没呼吸	なし	軽度	中等度	重度		

軽症：2点以下，中等症：3～7点，重症：8点以上．
(Westley CR, et al. *Am J Dis Child* 1978；132：484-7)

キサメタゾンを内服．
- 吸入は心拍モニターでの監視のもと行う．
- 吸入の反応に乏しければ 20～30 分後に追加吸入．
- 吸入後軽快すれば 3 時間後まで再発がないか経過観察を行う（アドレナリンの効果は 2～3 時間）．

3）**重症**
- 中等症に準じるが，原則入院させる．
- 躊躇せず酸素を投与する．

4）**上気道の閉塞が切迫しているとき**
- 酸素，アドレナリンの吸入を行いながら，患児を興奮させないことに留意し，考えられるかぎりの安全な気管挿管を優先する．
- 静脈路の確保は気管挿管後に行う．
- デキサメタゾン 0.6 mg/kg を静注する．

4. 入院の適応
- クループスコアが重症（8点以上）
- 3回以上吸入が必要
- 治療開始3時間後に安静時喘鳴，呼吸音減弱，酸素需要，不良な意識状態を認める．
- 生後6か月未満
- 自宅が遠方
- 親のアドヒアランス不良が予測される．

5. 上級医・専門医に相談すべき状況
- クループスコアが重症のとき
- 上気道の閉塞が切迫しているとき
  - 吸入麻酔導入の必要性，気管挿管困難の可能性 ⇒ 麻酔科医に相談．
  - 挿管不能の場合に外科的緊急気道確保が必要となる可能性 ⇒ 耳鼻科医に相談．
  - 以上を行うことのできる環境を早急に整える必要がある（例：手術室，初療室）．

6. 鑑別疾患
- 急性喉頭蓋炎，咽後膿瘍，扁桃周囲膿瘍，細菌性気管支炎，気道異物，物理的に上気道を閉塞する軟部腫瘤性病変．
- クループ症候群に矛盾する病歴，所見のときは気道緊急が改善された後に画像検査により鑑別を行う．

7. 保護者への説明
- 再燃する可能性があることを説明する．
- 症状の軽快は3〜5日を必要とすることを説明する．
- 安静時に喘鳴を聴取するときや呼吸困難感が増したときは速やかに再診するように指導する．

(野澤正寛)

4. 気　胸

1. 疾患概論
- 肺から空気が漏れ，胸腔内に貯留した状態．
- 漏れ出た空気に肺が押されて虚脱することで種々の症状が出現．
- 分類：自然気胸，外傷性気胸，医原性気胸，続発性気胸（既存肺疾患，投与薬剤）．
- 上記のうち，自然気胸が最多．肺尖部に好発する気腫性囊胞（ブラ）の破綻が原因．
- 10歳後半から増加．20歳代を中心とした青年期，やせ型の男性に好発．

2. Pitfall
- 緊張性気胸では右房への静脈還流が低下し，血圧低下が進行するため迅速な処置（「脱気治療の実際」p.185参照）が必須．
- 緊張性気胸は自然気胸ではまれだが，陽圧人工呼吸管理中および外傷性気胸にありうるので要注意．

3. 評価と検査
1) 全身症状
- 胸部違和感，咳嗽，胸痛，息切れ

2) 理学所見
- 患側の呼吸音減弱，打診での共鳴亢進

3) 検査
①胸部単純X線（❶）
- 立位深呼吸位で，肺紋理のない真っ黒な陰影と虚脱した肺を確認．
- 縦隔の偏位の有無を必ずチェック（⇒ 緊張性気胸）．

【肺虚脱度の評価】
- 軽度：肺尖部が，鎖骨またはその頭側にある．

III. 主な小児救急疾患　3. 呼吸器系疾患

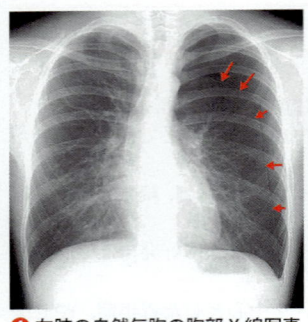

❶ 左肺の自然気胸の胸部 X 線写真
矢印で示した位置まで肺が虚脱している．➡の外側に肺紋理は認められない．

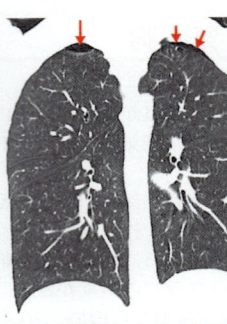

❷ 肺が拡張した後の胸部単純 CT 所見
自然気胸．両側肺尖部にブラ（➡）を認める．

(北川博昭. 最新ガイドライン準拠小児科診断・治療指針. 中山書店；2012．pp522-4．許可を得て転載)

- 中等度：肺尖部が鎖骨より下にあり，軽度と高度の中間．
- 高度：肺尖部が鎖骨より下にあり，肺の虚脱が著しい．

②胸部単純 CT（❷）
- 手術適応を判断するにあたり，肺尖部のブラの存在を確認するためにも有用．
- 健側のブラの有無も確認可能．

4. 初期治療のポイント
- 肺の再膨張の方法：安静，胸腔穿刺，胸腔ドレナージ
- 肺虚脱度が軽度かつ状態が安定（胸痛なし，息切れなし）
  ⇒ 安静を保ち，3〜6 時間後に胸部 X 線再検．
  - 悪化なければ帰宅を指示（症状増悪時の来院指示は必須）．
  - 悪化あれば，気漏（＋）と判断し，胸腔穿刺．
- 肺虚脱度が中等度以上 ⇒ 胸腔ドレナージ

5. 脱気治療の実際
1）胸腔穿刺
- 鎖骨中線上の第2肋間から16Gの針を肋骨上縁に沿って胸腔内へ挿入して脱気.

2）胸腔ドレナージ
- 長期留置が予想される症例では,20 Fr以上のチューブが望ましい（フィブリンにより閉塞するリスクを考慮).
- 穿刺部位は肺虚脱の程度が大きいので前腋窩線～中腋窩線上で構わない.
- 第7肋間より下は横隔膜損傷のリスクがあり避ける.
- 穿刺予定部位消毒,局所麻酔後,ペアン鉗子で肋間筋を分け直視下に鈍的に開胸してからドレーンを挿入.先端は肺尖部へ.ナイロン糸で皮膚固定.シリンジで脱気したのち持続吸引器に接続.

6. 上級医・外科医に相談すべき状況
- 呼吸困難の遷延,増悪
- 緊張性気胸（血圧の低下）
- ドレーンから血性液体が大量に流出

7. ドレーン挿入後の管理
- 全身状態の変化を注意深く観察.
- 挿入後,胸部単純X線（正面および側面）で,ドレーンの位置・肺虚脱の改善を確認.
- 気胸の改善が認められれば,持続吸引 ⇒ 水封 ⇒ クランプ.
- 半日以上ドレーンをクランプして胸部単純X線上虚脱がなければ抜去.

8. 保護者への説明
- 軽症の場合でも急速に進行する可能性あり.
- 保存的治療後再発を繰り返す場合は,手術を考慮.
- 手術治療は開胸術と胸腔鏡補助下手術.一長一短あり.

（寺脇　幹）

III. 主な小児救急疾患

4. 循環器系疾患

1. 川崎病

1. 疾患概論
- 川崎病は小児に特有の原因不明の全身性の血管炎症候群である.
- 主に4歳以下の乳幼児に多く,その数は年々増加している.2012年には13,000人以上の罹患数となり,0〜4歳人口10万対罹患率は,2012年264.8(男児298.6,女児229.4)であり史上最高の罹患率となった.
- 一過性のものも含めると川崎病では,10%程度の患者に何らかの心合併症を認めるため,早期に診断し治療を開始する必要がある.

2. Pitfall
- すべての発熱例や発疹症の鑑別として川崎病が入る.

3. 診断
- 「川崎病の診断の手引き 2002年 改訂5版」に基づいて診断する(❶).

❶ 川崎病の診断の手引き(厚生労働省川崎病研究班作成 2002年改訂5版)

A:主要症状
①5日以上続く発熱(ただし,治療により5日未満で解熱した場合も含む) ②両側眼球結膜の充血 ③口唇,口腔所見:口唇の紅潮,いちご舌,口腔咽頭粘膜のびまん性発赤

1. 川崎病

④ 不定形発疹
⑤ 四肢末端の変化：（急性期）手足の硬性浮腫，掌蹠ないしは指趾先端の紅斑
　　　　　　　　（回復期）指先からの膜様落屑
⑥ 急性期における非化膿性頸部リンパ節腫脹

6つの主要症状のうち5つ以上の症状を伴うものを本症とする．ただし，上記6主要症状のうち，4つの症状しか認められなくても，経過中に断層心エコー法もしくは，心血管造影法で，冠動脈瘤（いわゆる拡大を含む）が確認され，他の疾患が除外されれば本症とする．

B：参考条項

以下の症候および所見は，川崎病の臨床上，留意すべきものである．

1. 心血管：聴診所見（心雑音，gallop rhythm，微弱心音），心電図の変化（PR・QTの延長，異常Q波，低電位差，ST-Tの変化，不整脈），胸部X線所見（心陰影拡大），断層心エコー図所見（心膜液貯留，冠動脈瘤），狭心症状，末梢動脈瘤（腋窩など）
2. 消化器：下痢，嘔吐，腹痛，胆嚢腫大，麻痺性イレウス，軽度の黄疸，血清トランスアミナーゼ値上昇
3. 血液：核左方移動を伴う白血球増多，血小板増多，赤沈値の促進，CRP陽性，低アルブミン血症，α_2グロブリンの増加，軽度の貧血
4. 尿：蛋白尿，沈査の白血球増多
5. 皮膚：BCG接種部位の発赤・痂皮形成，小膿疱，爪の横溝
6. 呼吸器：咳嗽，鼻汁，肺野の異常陰影
7. 関節：疼痛，腫脹
8. 神経：髄液の単核球増多，けいれん，意識障害，顔面神経麻痺，四肢麻痺

- 診断の手引きには「参考条項」があり，これらも川崎病の診断に参考にすべきである．
- 診断の手引きの基準は満たさないが，他の疾患が否定され川崎病と考えられるものを川崎病不全型と呼ぶ．

❷ 川崎病の鑑別診断

感染症	溶連菌, アデノウイルス, エルシニア, EBウイルス, ヒトヘルペスウイルス-6,7, ヒトパルボウイルス, マイコプラズマ, 麻疹, 風疹, パレコウイルス (乳児), リケッチア
その他	薬疹, 多型浸出性紅斑, Stevens-Johnson症候群, 全身型若年性特発性関節炎 (sJIA), 毒素性ショック症候群, 乳児型結節性動脈周囲炎

4. 対処の基本方針
- 川崎病と診断した場合または川崎病が疑わしい場合は, 基本的には入院とし, 薬物療法を施行する.
- 急性期の川崎病の治療のゴールは, 合併症である冠動脈病変 (CAL) の発症頻度を最小限にするために, 急性期の強い炎症を可能なかぎり早期に終息させることである.

5. 診察時の注意点
- 救急では, 全身評価・致死的疾患の除外が最優先.
- 急性期に心筋炎, 心内膜炎, 弁膜炎, 心外膜炎, 心不全, 心タンポナーデ, 房室ブロック, 冠動脈瘤破裂を合併する場合がある.

6. 鑑別診断 (❷)
- 川崎病の診断は, 臨床症状のみで行われるため, 類似症状を示す鑑別疾患は多岐にわたる.
- 鑑別診断は, 感染症とそれ以外に大きく2つに分けられる.
- 細菌やウイルスが検出されたとしても川崎病が完全に否定しきれないときは, 継続した心臓超音波検査にてCALを評価する.

7. 検査
- 血算, 赤血球沈降速度 (血沈), 凝固検査, 一般生化学検査, 免疫学的検査 (IgG, IgA, IgM) (可能であれば:CH50, フェ

リチン,NT-pro-BNP(BNP),HDL-Chol)
- 尿検査：尿定性,尿沈渣,尿定量（β_2ミクログロブリン）
- 培養検査：血液培養,尿培養
- 咽頭：アデノウイルス,溶連菌
- 血管炎に伴う炎症所見すなわち以下の所見は「川崎病らしさ」を示している.
  - 白血球（特に好中球）上昇,CRP 上昇,血沈の亢進,血清 Na 低下,血小板低下（急性期に低下し,後に上昇）,Alb 低下,D-ダイマー上昇,FDP 上昇
- 近年 NT-pro-BNP 上昇や HDL-Chol の低下が補助診断に有用との報告もある.

8. 治療
- 初期治療（診断後,入院加療して行う）
  - 大量ガンマグロブリン（IVIG）療法：2 g/kg
  - アスピリン 30〜50 mg/kg/日 ⇒ 解熱後 5 mg/kg/日
  ※初期治療時に IVIG 療法不応を予測するスコアで層別化し,
    ‣ プレドニゾロン（PSL）療法：2 mg/kg/日 または,
    ‣ メチルプレドニゾロン（mPSL）パルス療法：30 mg/kg の併用を考慮する.

9. IVIG 療法不応を予測するスコア
- 治療の第 1 選択は IVIG 療法であるが約 20％に不応例が存在する.

1) 群馬（小林）スコア
- 5 点以上が高リスク群：感度 76％,特異度 80％
- 治療開始（診断）までに複数回検査を施行した場合は,好中球％,AST,CRP は最高値を,血小板数,Na は最低値を採用（第 5 病日まで治療開始を待つことで,治療開始病日の項目を 0 点とすることは意味をなさない）.
  ‣ Na 133 mmo/L 以下　2 点

- AST 100 IU/L 以上　2 点
- 治療開始（診断）病日 4 病日以前　2 点
- 好中球 80％以上　2 点
- CRP 10 mg/dL 以上　1 点
- 血小板数 30 万/μL 以下　1 点
- 月齢 12 か月以下　1 点

2）久留米（江上）スコア
- 3 点以上が高リスク群：感度 78％，特異度 76％
- 川崎病診断病日の結果を採用．
  - ALT 80 IU/L 以上　2 点
  - 治療開始（診断）病日 4 病日以前　1 点
  - CRP 8 mg/dL 以上　1 点
  - 血小板数 30 万/μL 以下　1 点
  - 月齢 6 か月以下　1 点

10. その他（臨床でポイントとなること）
- 化膿性頸部リンパ節炎と診断され，抗菌薬加療が無効であり，後に川崎病の診断になる症例が散見される．
- 川崎病不全型の診断がつかずに，気づかない間に CAL が発症している症例が少なからず存在する．心原性の CPA に遭遇した場合は，冠動脈の評価（冠動脈の拡張の有無）を考慮する必要がある．
- 川崎病の診断がつかずに回復期に膜様落屑を認める場合は，専門家に相談し，冠動脈の評価をする必要がある．
- 川崎病の治療が終了し，解熱後も症状や炎症反応が遷延する症例が存在する．その場合は，専門家に相談し，冠動脈の評価や追加治療をする必要がある．

（益田博司）

2. 劇症型心筋炎

1. 疾患概論
- 劇症型心筋炎は,「血行動態の破綻を急激にきたし,致死的経過をとる急性心筋炎」または「体外補助循環を必要とするような重症の急性心筋炎」と定義される.
- 血行動態破綻の原因としては,①不整脈と②ポンプ不全の2つの機序がある.

2. 診察時の注意点
- 初発症状は発熱を伴う感冒様の症状(63%)が多く,嘔吐や下痢などの消化器症状(23%)も多い.
- 先行する感冒様症状に不穏,意識障害,顔面蒼白,末梢冷感,冷汗,四肢の網状チアノーゼ,陥没呼吸,喘鳴などがみられたときは,要注意.鑑別困難な例が多い.
- 心音の聴取が重要.徐脈,頻脈に加え gallop rhythm を聴取した場合は心筋炎を疑う.
- 循環不全の診断のために,必ず四肢の脈を触知する.

3. 評価と治療
1) 鑑別すべき疾患
- 心原性以外のショック
- 拡張型心筋症(原発性または二次性)
- 冠動脈異常(BWG症候群,川崎病後など)
- 心筋梗塞
- 大動脈弁狭窄/大動脈縮窄による左室収縮低下

2) 理学所見のアプローチ
① まず全身状態の評価 ⇒ PALS評価により緊急度を判断.不良なら酸素投与を開始,末梢点滴ラインを確保し輸液開始.
② 上下肢の血圧測定 ⇒ 脈の触知困難 ⇒ 直ちに上級医/専門医に連絡.

③心電図モニタリング開始 ⇒ 不整脈診断. 判断できなければ専門医に連絡.
④心音聴取 ⇒ gallop rhythm（＋）なら直ちに上級医/専門医に連絡.

3) 初期検査
- 胸部 X 線：心拡大, 肺静脈性うっ血所見 (Kerley B line)
- 心電図：完全房室ブロック, 洞性頻脈, 心室頻拍, 心房頻拍などの不整脈, 胸部誘導での R 波の減高, ST 低下など
- 心エコー：左室収縮低下, 心筋肥厚, 心嚢水貯留, 僧帽弁閉鎖不全
- 血液検査：血液ガス (乳酸, アシドーシス), 白血球増加, CRP, CK (CK-MB), 血清トロポニン T の上昇, BNP/pro-BNP の上昇, ウイルス抗体価 (コクサッキーB, インフルエンザなど), ウイルス抗原同定 (PCR 法)
- MRI：T2 強調画像で心筋浮腫 (＋)

4) 対処の基本方針
- 劇症型心筋炎に対する対処の基本方針は, ①迅速で的確な診断, ②刻々と変化する血行動態の変化に対する適切な循環管理, ③抗炎症治療である.
- 分単位で急激に血行動態の変化を生じるため, 全身状態がおかしい場合は心拍, 血圧, 呼吸のモニタリングを必ず行い, 少しでも血行動態の増悪を認めた場合は上級医/専門医に連絡をする.
- 急激なポンプ不全または心室頻拍などの頻拍性不整脈を認めた場合は, 速やかに体外補助循環が行える専門医療施設へ連絡・搬送する.
- 完全房室ブロックによる徐脈に対しては, 体外式ペーシング.

2. 劇症型心筋炎

5) **対処・治療**
- 心筋炎を疑った場合は，基本的に集中管理の準備をする．
- ❶に従って鑑別診断と治療を行う．
- 末梢点滴ラインの確保（できれば2ルート以上）に加え，可能であれば中心静脈ラインを確保する．
- 房室ブロックに伴う徐脈に対しては，体外式ペーシングを行う．
- 循環不全の徴候があれば速やかに循環補助を行う．
- 抗炎症治療として，上級医または専門医と相談して大量ガンマグロブリン療法（2 g/kg/dose/日），ステロイド治療，血漿交換療法などを行う．

4. 上級医・専門医に相談すべき状況
- 心筋炎を疑った場合
- 顔面蒼白，不穏状態がみられた場合
- 経時的に心エコーで心機能をチェックし，血圧が安定しても頻脈傾向とともに左室収縮が低下してきた場合
- 代謝性アシドーシスの進行，血清乳酸値の上昇がみられた場合
- 不整脈（徐脈<60/分，または頻拍）を認めた場合
- 末梢冷感などの末梢循環不全（CRT>2秒）がみられた場合
- 失神発作を生じた場合

5. 保護者への説明
- 急性心筋炎と診断したら，劇症型心筋炎の可能性を常に念頭において緊急的な体外補助循環や体外式ペーシングの必要性についてあらかじめ説明しておく．
- 劇症型心筋炎は回復するまでの期間，循環が維持できれば救命できる可能性があることを説明．
- ECMOやPCPSなどの体外補助循環を開始する場合には，①体外補助循環には限界があること，②治療期間が限定さ

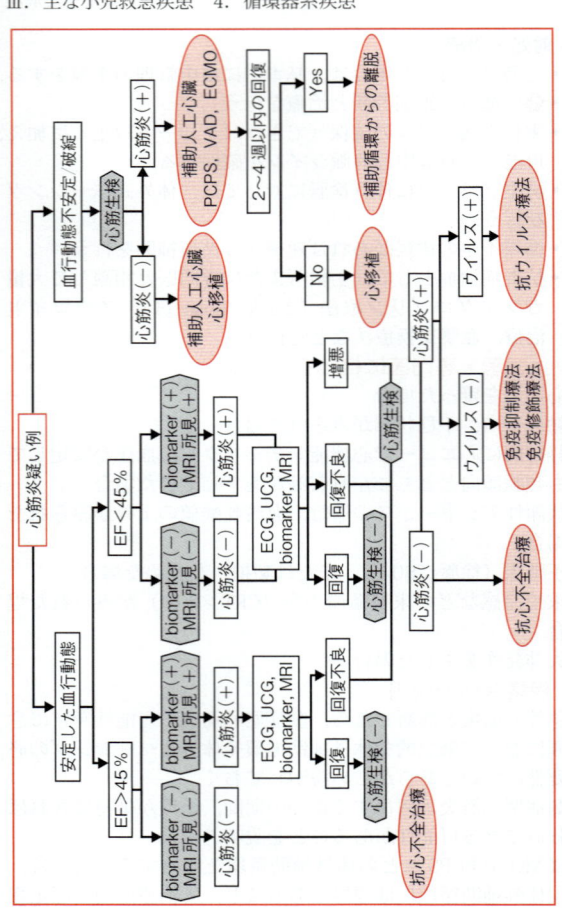

Ⅲ．主な小児救急疾患　4．循環器系疾患

❶ 心筋炎の鑑別診断

れる治療であること，③心機能の回復がない場合や重大な合併症（出血，血栓，感染）を生じた場合には補助循環治療を中止せざるをえないことを必ず伝える．
- 急性期を乗り越えれば後遺症なく回復する可能性があるが，特異的治療があるわけではなく，救命できない場合や心機能障害が遷延し慢性心筋炎に移行する場合があることも説明する．
- 心機能の回復が不良の場合は補助人工心臓の適用になる場合がある．

（安河内聰）

Ⅲ. 主な小児救急疾患　4. 循環器系疾患

3. 不整脈

1. 疾患概論
- 小児救急での不整脈は，頻脈，徐脈，心拍の不整を対象とする．
- 頻脈で多く遭遇するのは，洞性頻拍である．
- 発作性上室頻拍は，早急な治療を必要とする．
- 徐脈は，症状の有無が重要である．
- 心拍の不整は，洞性不整の場合も少なくない．心房性，心室性期外収縮とも緊急性が低い場合が多い．
- QT 延長症候群などの致死的不整脈は，失神やけいれん，SIDS で来院する場合がある．
- いずれの病態でも，循環が保たれているかどうかが重要である．

2. 検査
- 救急受診時には，まず血圧，心拍数などのバイタルサインを確認する．
- 次に，モニター心電図，12 誘導心電図にて心電図波形の確認を行う．
- 可能であれば，心エコー検査による心機能評価や基礎心疾患を除外する．
- 電解質異常，甲状腺機能を中心に血液検査も考慮する．
- 受診時不整脈を認めないが不整脈発作を疑う場合には，Holter 心電図や運動負荷検査を改めて施行する．

3. 診断（❶）
- 12 誘導心電図による診断を原則とする．
- 必要であれば，長めに記録し不整脈の診断を行う．
- QRS リズムが整か不整か，QRS 幅が狭いか広いか，P 波との関係（P 波がわからない，P と QRS がバラバラに出ているなど），デルタ波の有無，QT 延長の有無などを評価する．

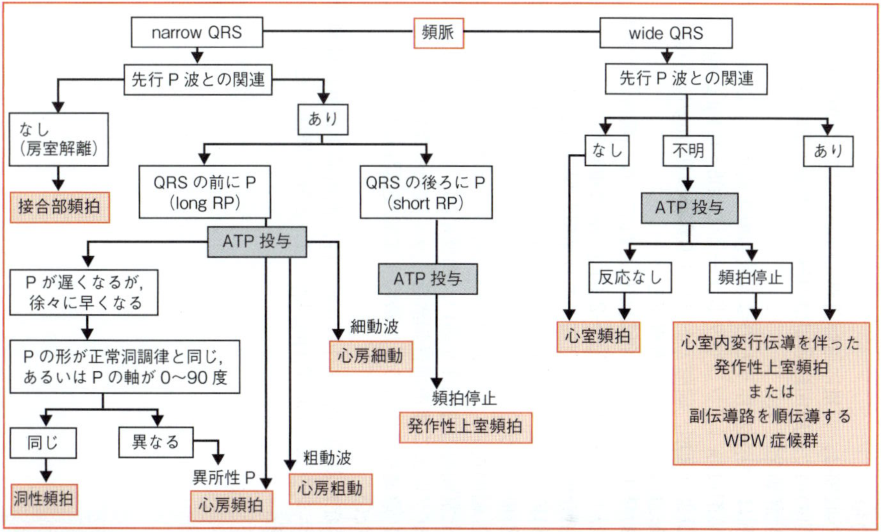

3. 不整脈

```
頻脈
├─ wide QRS
│   └─ 先行 P 波との関連
│       ├─ あり ──────────────→ 心室内変行伝導を伴った
│       ├─ 不明 ─ ATP 投与 ─┬─ 頻拍停止 →  発作性上室頻拍
│       │                    └─ 反応なし → 心室頻拍  または
│       └─ なし ──────────────→ 心室頻拍         副伝導路を順伝導する
│                                              WPW 症候群
└─ narrow QRS
    └─ 先行 P 波との関連
        ├─ なし（房室解離）→ 接合部頻拍
        └─ あり
            ├─ QRS の後ろに P (short RP) ─ ATP 投与 ─┬─ 頻拍停止 → 発作性上室頻拍
            │                                          ├─ 細動波 → 心房細動
            │                                          └─ 粗動波 → 心房粗動
            └─ QRS の前に P (long RP) ─ ATP 投与
                ├─ P が遅くなるが，徐々に早くなる
                ├─ P の形が正常洞調律と同じ，あるいは P の軸が 0〜90 度
                │     ├─ 同じ → 洞性頻拍
                │     └─ 異なる → 異所性 P → 心房頻拍
```

❶ 頻脈の診断
注：各疾患それぞれ例外がある（ATP でとまる心房頻拍や心室頻拍の存在など）

197

4. 治療

- 期外収縮は，背景に電解質異常や心筋炎などがなければ，救急の場では原則経過観察のみで，詳細は後に外来受診をさせ評価を行う．
- 徐脈は，症状を伴うものは入院加療を要する．心拍を上げる薬剤投与（イソプロテレノール 0.005〜0.1 μg/kg/分，少量より漸増，硫酸アトロピン 0.01〜0.02 mg/kg の静注）と緊急ペーシングを考慮する．
- 頻拍発作に対しては，循環が保たれていない場合は，「要時」鎮静下に直流通電（0.5〜2 J/kg）を考慮する．
- 頻拍発作があっても意識があり循環も保たれていれば，心室頻拍であっても慌てる必要はない．心電図診断の下，薬物治療を行う．
- QRS 幅の狭い，リズムが整の頻拍の場合は，いわゆる発作性上室頻拍の可能性が高い．簡便には，息こらえやアイスバッグによる迷走神経刺激を行う．改善がない場合には，ATP 急速投与を行う．原液のまま急速投与しないと効果は出ない．
- QT 症候群の心室頻拍の治療には，直流通電以外に硫酸マグネシウム（10〜20 mg/kg を 1〜2 分で静注）も有効である．

（金子正英）

4. チアノーゼ性心疾患

1. 疾患概論
- 心血管系の先天異常によりチアノーゼをきたす疾患の総称.
- チアノーゼは呼吸, 循環だけでなく, 多血などの血液異常でも生じる.
- チアノーゼを呈する心疾患としては, Fallot 四徴症, 三尖弁閉鎖, 完全大血管転換, 総動脈幹症, 総肺静脈還流異常が5つのTとして有名. そのほかに, 両大血管右室起始, 肺動脈閉鎖（純型, 心室中隔欠損合併）, 単心室, 左心低形成症候群, Ebstein 奇形などがあげられる.
- 成人期に近づくと, 心室中隔欠損や心房中隔欠損などの小児期には左右短絡の疾患も, 中等度以上の欠損孔で無治療だと右左短絡が出現し, チアノーゼが出現することがある (Eisenmenger 症候群).
- 通常はチアノーゼ性心疾患には分類されないが, SpO_2 の低下がなくても心拍出量の低下により, BWG 症候群, 頻脈性不整脈でもチアノーゼを認めることがある.
- 特発性肺動脈性肺高血圧症も重症であるとチアノーゼを認める.
- それぞれの疾患でチアノーゼを認める機序や, その対処方法に差異がある（成書を参考）.

2. Pitfall
- ①チアノーゼの程度, ②呼吸状態, ③末梢循環, この3つを確実に評価することが重要である.
- 特に新生児期の初期対応の誤りは, しばしば致命的になるので慎重を要する.
- チアノーゼ＝呼吸不全ではないので, SpO_2 低値＝酸素投与ならびに気管挿管ではない.
- 酸素投与や過換気で悪化しうる病態があることは知ってお

かなければならない（肺静脈狭窄など）．
- 肺循環と体循環が並列に成り立つ病態でも注意が必要である（単心室など）．
- 専門医でも短時間で診断がつかない症例が存在する．そのときでも肺血流を増加させるべきかどうかの評価（酸素投与やプロスタグランジン E_1 製剤投与）ができるように普段からトレーニングすべきである．

3. 評価と検査
1) 基礎疾患が不明なとき
- チアノーゼの程度は？　とりあえず SpO_2 は 75％あれば十分である．
- 呼吸状態は？　頻呼吸，努力呼吸の有無．呼吸が安定していれば，精査を優先する．
- 末梢循環は保たれているか？　末梢色（紫 or 白），CRT．末梢循環が保たれていれば精査を優先する．
- 心雑音の有無：心疾患の可能性が高くなる．
- 肝臓は大きいか？　うっ血の有無．右心不全，両心不全のサインである．
- X線：心拡大の有無（心疾患の可能性が高くなる），肺血管陰影の増強（肺血流増多疾患の可能性），肺静脈うっ滞（肺静脈狭窄疾患の可能性；特に総肺静脈還流異常症❶，僧帽弁腱索断裂❷など）．
- 心電図：不整脈の有無（頻脈発作でもチアノーゼが出現することがある），軸偏位・肥大所見（先天性心疾患を疑う），心筋障害（ST-T の変化）．
- 心エコー
    - ①心房，心室が2つずつあるか？
    - ②左右心房，心室の大きさの差はあるか？
    - ③その動きは？
    - ④弁逆流の程度は？

4. チアノーゼ性心疾患

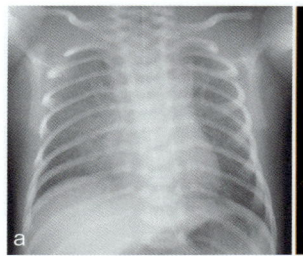

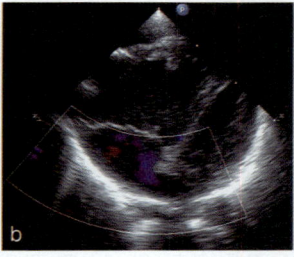

❶ 総肺静脈還流異常症（Ia）（日齢1，男児）
a. 胸部単純X線：特に右肺野のうっ血像が認められる．
b. 心エコー（心尖部四腔断面）：左房，左室が小さく，右房，右室が大きい．心房間血流は右左短絡である．

　　⑤大血管の起始は？
　　⑥狭窄の有無は？
　　⑦心房間血流の向きは？
　　⑧動脈管の開存は？
　　⑨静脈還流は？
　　心エコーの経験が少なくても，①から④程度は評価ができることが望ましい（❶❷）．
2) **基礎疾患が明らかなとき**
- チアノーゼの程度を普段と比較する．
- 呼吸状態，末梢循環の評価を行う．
- 雑音の強弱（たとえばFallot四徴症の収縮期雑音がよく聞こえない＝スペル〈無酸素発作〉の可能性）
- 肝臓の触知．
- X線，心電図，心エコー
- 上記より，まず緊急であるかどうかを判断し，そのうえでチアノーゼの原因として，①肺血流の減少，②肺静脈のうっ血，③低拍出症候群（房室弁逆流の増加，心機能

III. 主な小児救急疾患　4. 循環器系疾患

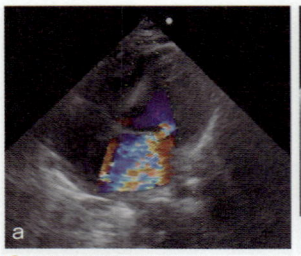

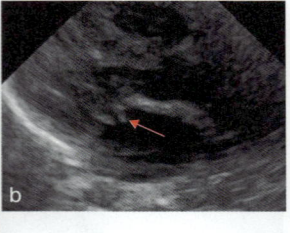

❷ 僧帽弁腱索断裂（5 か月，男児）
a. 心尖部四腔断面：左房左室の拡大を認め，重度の僧帽弁逆流を認める．
b. 傍胸骨左室長軸断面：前尖の逸脱を認める（←）．

低下など），④換気血流の不均衡，などの評価をする．

4. 治療
1) 酸素投与
- 肺循環血と体循環血が混合するために起こることが多いので，酸素投与は決して劇的にチアノーゼを改善しない．しかし強いチアノーゼを認めるときは原因が何であれ酸素投与が必要．
- 肺静脈狭窄が原因である場合は，酸素投与が肺静脈血のうっ血を助長し，状態を悪化させることもあり，SpO_2 が常時 60 % 以上あり，呼吸状態や末梢循環が比較的保たれているときは，慌てず X 線，エコーでの精査を行う．

2) プロスタグランジン E_1 製剤投与
- 新生児期であれば動脈管依存性心疾患（肺動脈閉鎖，左心低形成症候群など）を考え，プロスタグランジン E_1 製剤の投与を常に考慮する．
- 動脈管の開存が肺血流の過度な増加，体血流の減少を招き，冠血流の減少から心停止を招くこともあり要注意．

4. チアノーゼ性心疾患

- 筆者らはリポ化製剤では通常 5 ng/kg/分，CD 製剤では 10〜20 ng/kg/分から開始し，動脈管をエコーで観察し，呼吸状態や尿量などをみながら適宜増減している．

3) **点滴**
   - 脱水でチアノーゼが増強することもある．
   - 心機能が保たれており，うっ血の所見がない場合は水分を慎重に負荷することも可．
   - 過剰な負荷は心不全を助長することもあり要注意．
   - 貧血時には濃厚赤血球輸血で SpO_2 が安定することがある．

4) **強心薬の投与**
   - 房室弁逆流の増加や心機能低下例では，心機能補助が循環の改善につながるので，投与を考慮する．
   - Fallot 四徴症のスペル時は強心薬は投与禁忌（α_1 作動薬：フェニレフリンで末梢血管を収縮させることは可）．
   - 特発性肺動脈性肺高血圧症では，ドブタミンを使用し，5 μg/kg/分程度にとどめる．

5) **気管挿管**
   - SpO_2 の値で判断せず，適応は呼吸循環状態で判断する．
   - 挿管後の過換気で肺血流の急激な増加から体血流が減少し，心停止を招くことがあるので，挿管後の換気には注意を要する．
   - 挿管することにより，肺循環と体循環のバランスが崩れることはよく経験するので，挿管適応には特に慎重になるべきである．

6) **Fallot 四徴症やその類似疾患の低酸素発作時**
   - 酸素投与，胸膝位の保持，鎮静，輸液，α_1 作動薬（フェニレフリン），β 遮断薬（プロプラノロール）（❸）．
   - 酸素投与，胸膝位の保持，鎮静，輸液で改善しないときは，高次医療機関や専門病院へ搬送すべきである．

III. 主な小児救急疾患　4. 循環器系疾患

❸ 低酸素発作時の薬剤投与量

> 鎮静　フェノバルビタール坐剤　3〜5 mg/kg
> 　　　抱水クロラール（エスクレ®）坐剤　30〜50 mg/kg
> 　　　塩酸モルヒネ　0.05〜0.3 mg/kg 皮下注
> 　　　など
> 輸液　10〜20 mL/kg ボーラス投与
> 　　　その後 10〜20 mL/kg/時を1〜2時間
> $α_1$作動薬　フェニレフリン　5〜20 μg/kg 静注
> 　　　　　　　繰り返し投与が必要なら
> 　　　　　　　0.01〜0.03 μg/kg/分より開始し，
> 　　　　　　　0.5 μg/kg/分まで増量可．
> β遮断薬　プロプラノロール　0.01〜0.05 mg/kg をゆっくり静注
> 炭酸水素ナトリウム　1 mEq/kg を静注
> 　　　　　　　または血液ガス分析をみて 0.3×体重×base excess

5. 上級医・小児循環器科医に相談すべき状況

- 基本的には不明な点があればすべて相談すべきである．
- 特に高度のチアノーゼ，呼吸，循環が保たれていないときは，高率で外科手術を含んだ処置が必要なことがあり，緊急を要する．
- 必要なら高次医療機関や専門病院への搬送を迷わず決断．

6. 保護者への説明

- 基礎疾患が以前に診断されていれば，保護者が病名，病態を理解していることが多い．以前に同様のエピソードがなかったか，その際の処置などわかる範囲で聞き取ることが重要である．
- 専門医でも対応に迷うことがある．治療方針がクリアカットではないことも少なからずある．時間があれば適宜保護者に経過と考えを説明する．状況の変化で対応が変わりうることも説明する．

（小野　博）

… 1．腸重積

5．消化器系疾患

1．腸重積

1．疾患概論
- 小腸が大腸に入り込み，腸管の虚血や通過障害を来たす．
- 離乳期から2歳までに多い．
- 風邪などのウイルス感染が先行，腫大した小腸壁のリンパ組織が蠕動により先進部となる．

2．Pitfall
◆ 治療しないと腸管穿孔など重篤化するため，朝まで待たない．
- 年長児ではMeckel憩室，ポリープなど器質的疾患が先進部となることがある．
- 高圧注腸で整復しても，すぐに再発することがある．

3．評価と検査
- 全身状態の確認，初診時ショック状態のこともある．
- 間欠的腹痛（啼泣），嘔吐，イチゴゼリー状の血便（早期には出ないこともある），先進部を腹部腫瘤として触知．
- 腹部単純X線で右上腹部の陰影欠損．
- 腹部エコーでtarget sign（重積部の輪切り像）があれば診断はほぼ確定．内筒（入り込んでいる腸管）壁の血流が保たれているかの確認をする（❶）．
- 典型的な症状が揃わないこともあり，腸重積が否定できないときは注腸造影を行う．
- 最終診断は注腸造影にて行い（❷），引き続き高圧注腸による整復を行う．

4．治療
- 高圧注腸整復（手技は「腸重積整復」p.401参照）．
- Rule of Three；整復圧3フィート(1 m)，加圧1回3分，

Ⅲ．主な小児救急疾患　5．消化器系疾患

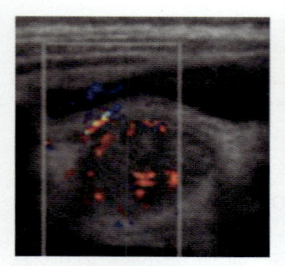

❶ 腸重積先進部のドップラー画像：内筒の血流確認

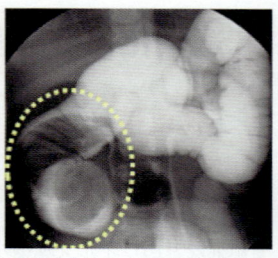

❷ 腸重積患者の注腸像：上行結腸に重積する回腸の陰影（点線）

加圧回数3回まで，に従う．
◆小児外科医立ち合いでない限り，この原則を越えた無理な手技は行わない．

5．上級医・外科医に相談すべき状況
　①全身状態不良．②筋性防御など腹膜炎徴候あり．③腹部X線で free air あり．④内筒腸管の血流が乏しければ，無理に注腸整復せず手術を検討．⑤ Rule of Three で注腸整復ができない例．

6．整復後の管理
- 原則入院させ，6〜12時間補液，絶飲食で観察．
- 腹部診察にて腹膜炎徴候や再発がないことを確認．
- 腹部X線にて造影剤がほぼ大腸に進みイレウス像がないことを確認後，ミルクもしくは食事を開始，問題なければ退院．

7．保護者への説明
- 8〜9割近くが高圧注腸で整復に成功する．
- 注腸により整復できないものや整復中に腸穿孔をきたした場合は，緊急手術が必要になる．
- 高圧注腸で整復に成功しても1割程度は再発するので，同様の症状の時はすぐに受診すること．

（田中秀明）

2. 急性虫垂炎

1. 疾患概論
- 何らかの閉塞機転や組織障害機転が働き，感染炎症のため虫垂が腫大する．
- **学童期以降に多い．**
- 乳幼児の虫垂炎はまれであり，診断が難しく進行が早いため注意を要する．

2. 鑑別疾患とそれに対する考え方
- 回腸末端炎，腸間膜リンパ節炎，大腸憩室炎，紫斑病，女児では卵巣嚢腫捻転などの鑑別疾患が存在するが，疾患にかかわらず急性腹症と判断した場合は速やかに外科医にコンサルトを行う．特に筋性防御は重要な所見である．
- 幼児では胆道拡張症による膵炎を見落とすことが多い．血清アミラーゼ値測定や超音波検査が有用である．

3. Pitfall
- 腹部触診：**反跳痛**（腹部をそっと圧迫した後に圧迫した指を放すと疼痛が出現すること），**筋性防御**（腹部をそっと圧迫していくと無意識に腹筋が緊張すること）に注意する．
- 超音波検査：精度は検者の技量，機器の性能，体格，虫垂の位置により，大きく左右される．また「虫垂が描出されない＝虫垂炎が否定された」ということではない．
- 造影 CT：有用な検査であるが必須ではない．超音波検査の困難な肥満児，結腸の背側に位置する虫垂の同定には有用．通常，診察所見，血液検査，超音波検査にてほぼ診断がつくことが多い．また被爆の問題を考慮する．

4. 評価と検査
- 問診および腹部診察は最重要事項であり，**超音波検査や造影 CT なしでも，かなり正確な診断が可能である．**詳細は成書を参照されたい．

Ⅲ. 主な小児救急疾患　5. 消化器系疾患

1) **診断スコア**
    - 虫垂炎の診断スコアは多々あるが，以下の事項が共通して重要であると思われる．
        - 時間とともに右下腹部に移動する疼痛
        - 発熱（37.5 ℃以上）
        - 右下腹部の反跳痛
        - 筋性防御
        - 白血球数の増多（10,000/μL以上）
2) **問診**
    - 発熱を伴う，痛みのため**歩行困難**である，眠れなかった，という場合は虫垂炎を積極的に疑う．
    - 下痢は少ないが，穿孔により骨盤内膿瘍を形成した場合はテネスムス様症状を呈する．
    - 嘔気，嘔吐が先行することは珍しくないが長続きしない傾向にある．
3) **腹部所見**
    - 丁寧にやさしく痛くないところから開始する．
    - 腹膜炎が広がっていない場合はピンポイントで反跳痛所見を得ることができ，虫垂の局在や走行も把握できる．
    - 「踵おろし試験」や「右足でけんけん」をさせることも所見をとるうえで重要である．
    - 腹膜炎が進行すると腸蠕動音は減弱するか聴取されなくなる．
4) **単純X線写真所見**
    - 糞石や右への側彎，局所的イレウス像など
5) **超音波検査所見（❶）**
    - 腫大した虫垂，糞石，腹水の貯留，回盲部付近の大網の集積，腸蠕動の低下など．
    - 小児において体表用プローブによる走査は有用である．

2. 急性虫垂炎

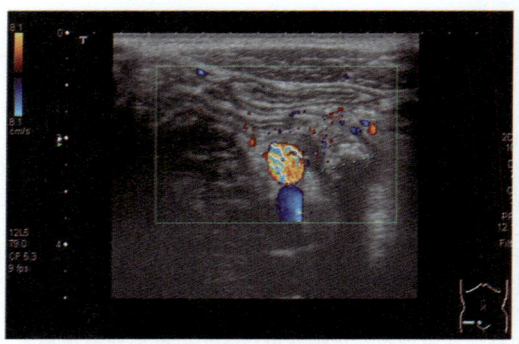

❶ 糞石を有する虫垂炎の超音波画像
腸骨動静脈の腹側（図の上）を横切る虫垂と考えられる管腔様構造物を認める．粘膜構造および壁内血流は比較的よく保たれており，蜂窩織炎性と診断された．アコースティックシャドウを引くのは糞石（点線部）と考えられる．

6）造影 CT 所見
- 腫大し壁の造影される虫垂，虫垂付近の組織の炎症所見，糞石，腹水の貯留など．

5. 治療

- 原則として緊急手術．穿孔性，腫瘤形成性虫垂炎に対する interval（delayed）appendetomy の適応については，施設により方針が異なる．
- 虫垂炎でないと考え，帰宅させる場合や，入院にて経過を観察する場合にも，虫垂炎の初期には典型的な症状がそろわず，時間とともにはっきりしてくることが多いことを念頭におき，保護者に十分な説明をすることが肝要である．

（高安　肇）

Ⅲ. 主な小児救急疾患　5. 消化器系疾患

3. 劇症肝炎，肝不全

1. 疾患概論
- 急性肝不全の診断：『正常肝ないし肝機能が正常と考えられる肝に肝障害が生じ，初発症状出現から8週以内に，高度の肝機能障害によりプロトロンビン時間（PT）が40%以下またはPT-INR1.5以上を示すものを「急性肝不全」と診断する』
- 肝性脳症Ⅰ度までの「非昏睡型」，昏睡Ⅱ度以上の肝性脳症を呈する「昏睡型」に分類し，後者の「急性肝不全昏睡型」が従来の「劇症肝炎」に相当する．
- 初発症状出現から昏睡Ⅱ度以上の肝性脳症が出現するまでの期間が10日以内の「急性型」，11～56日以内の「亜急性型」，8週以降24週以内の「遅発性肝不全（LOHF）」に分類される．

2. Pitfall
- 小児急性肝不全の成因：①成因不明43%，②代謝性疾患25%，③ウイルス性22%．
- 成人と比較して進行が早い．
- 肝性脳症の評価が困難なことが多く，あやしても泣き続ける（易興奮性：irritability）が肝性脳症の症状であることがある．

3. 評価と検査
1) 血液検査
- AST, ALT, 直接/総ビリルビン比, PT-INR, BUN, γ-GTP, 血清フェリチンにより肝不全の病勢を, AFP, HGF（肝細胞増殖因子）により肝再生の状態を把握.

2) 網羅的な成因検索
- ウイルス感染，先天性・代謝性疾患，薬剤誘発性リンパ球刺激試験（DLST）など．

3. 劇症肝炎, 肝不全

❶肝移植適応ガイドライン (2008年) によるスコアリング

検討項目・スコア	0	1	2
発症-脳症 (日)	0〜5	6〜10	11≦
プロトロンビン時間 (%)	20<	5<, ≦20	≦5
総ビリルビン値 (mg/dL)	<10	10≦, <15	15≦
直接/総ビリルビン比	0.7≦	0.5≦, <0.7	<0.5
血小板数 (万/μL)	10<	5<, ≦10	≦5
肝萎縮	なし	あり	—

3) CT検査
- 脂肪肝 (代謝性疾患の可能性) の有無のチェックのため造影＋単純撮影を行う.
- 肝容積を測定し肝萎縮の有無を評価する.
- 脳浮腫の有無, 肺炎・心不全の有無も評価する.

4) 超音波検査
- 肝実質は snow storm pattern を呈する.
- 肝萎縮の進行に伴い門脈域の浮腫, 胆嚢壁の肥厚, 肝周囲の腹水貯留, 門脈の逆流などの所見を呈する.

5) 肝移植適応ガイドライン (2008年) によるスコアリング (❶)
- 肝性脳症Ⅱ度出現時に計5点以上の場合, 死亡確率は84.1%であり肝移植適応を考慮する.

4. 治療 (❷)
- PT 60%以下またはPT-INR 1.5以上, ASTまたはALTが1,000 IU/L以上, 総ビリルビン2.0 mg/dL以上を認めた場合は脳症出現に十分注意しつつ専門施設へ搬送する.
- ビタミンKの静注 (1.0 mg/kg, 最大20 mg) を行い凝固異常の改善の有無を検討する.
- 各種培養検査, ウイルス検査をもとに, 適正な抗菌薬・抗ウイルス薬の投与を行う.

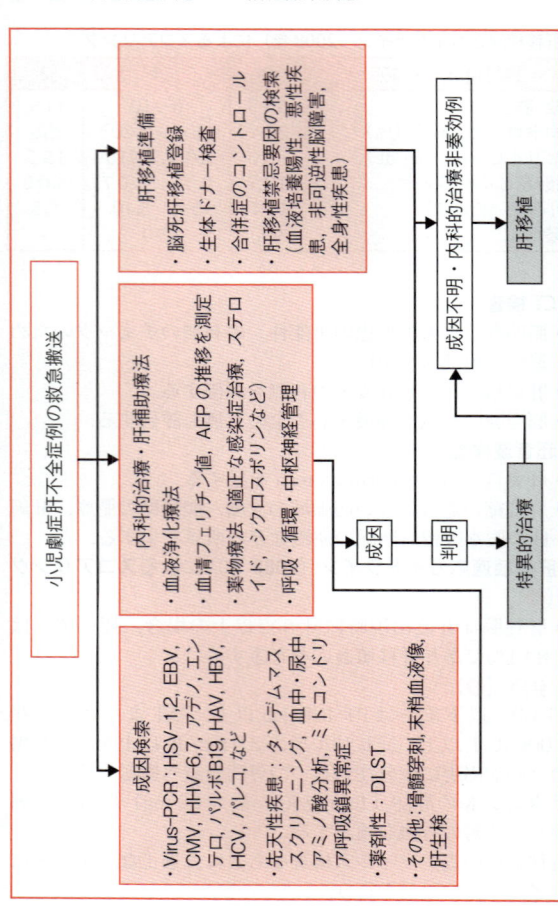

III. 主な小児救急疾患　5. 消化器系疾患

```
小児劇症肝不全例の救急搬送
```

成因検索
- Virus-PCR: HSV-1,2, EBV, CMV, HHV-6,7, アデノ, エンテロ, パルボB19, HAV, HBV, HCV, パレコ, など
- 先天性疾患：タンデムマス, スクリーニング, 血中・尿中アミノ酸分析, ミトコンドリア呼吸鎖異常症
- 薬剤性：DLST
- その他：骨髄穿刺, 末梢血液像, 肝生検

内科的治療・肝補助療法
- 血液浄化療法
- 血清フェリチン値, AFPの推移
- 薬物療法（適正な感染症治療, ステロイド, シクロスポリンなど）
- 呼吸・循環・中枢神経管理

肝移植準備
- 脳死肝移植登録
- 生体ドナー検査
- 合併症のコントロール
- 肝移植禁忌要因の検索（血液培養陽性, 悪性疾患, 非可逆性脳障害, 全身性疾患）

成因判明 → 特異的治療

成因不明 → 内科的治療非奏効例 → 肝移植

❷ 国立成育医療研究センターにおける劇症肝不全に対する治療アルゴリズム

212

3. 劇症肝炎，肝不全

- フェリチンの異常高値，自己免疫疾患が疑われる場合には，感染徴候がないことを確認後，ステロイドあるいはシクロスポリンなどの薬物療法を考慮する．
- 挿管・人工呼吸器管理．
- 血液浄化療法（high-flow CHDF，血漿交換，交換輸血）を中心とした治療を行う．
- 成因検索，肝移植準備を並行して進め，成因が判明した場合には特異的な治療を開始．
- 5～10日間の内科的治療・血液浄化療法が奏効しない場合には肝移植を行う．

5. 保護者への説明・予後

- 劇症肝不全は小児では成因不明例が多く，きわめて予後不良な疾患であり血液浄化療法が行える小児 ICU，肝移植が施行できる施設への早期転送が必要である．
- 劇症肝不全の肝移植率は74％で，救命率は69％（内科的治療での救命率56％，肝移植後救命率73％，1歳未満：1歳以上の救命率は54％：76％）である．
- 敗血症・再生不良性貧血・腎障害などの合併症は予後を大きく左右する．

（福田晃也）

4. イレウス（腸閉塞）

1. 疾患概論
- 腸閉塞（イレウス：ileus）とは，何らかの原因により腸管内容物が肛門方向へ進まなくなった状態（❶）．
- 機械性イレウス
  - 腸管の物理的な閉塞による．
  - さらに，腸管の循環障害を生ずる複雑性（絞扼性）イレウスと生じない単純性イレウスに2分される．
- 機能性イレウス
  - 蠕動運動の障害による．
  - さらに運動低下による麻痺性イレウスと攣縮によるけいれん性イレウスに2分される．

2. Pitfall
- 胆汁性嘔吐で来院した乳児が，おなかが張っていて元気がない．⇒ 輸液開始後，**直ちに外科医に連絡**．中腸軸捻症，絞扼性イレウスにて一刻を争う可能性あり．

❶ イレウスの原因

機械性イレウス	先天性要因	胃の短軸捻転，腸回転異常症，腸管膜裂孔ヘルニア，臍腸管遺残など
	後天性要因	術後・腹膜炎後などの腹腔内癒着を起点とする機械的閉塞，腸重積，異物誤飲，腫瘍
機能性イレウス	炎症	腹膜炎，Schönlein-Henoch紫斑病，膵炎，尿路感染など
	薬物	鎮咳薬・鼻炎薬，アヘン系鎮痛薬，免疫抑制薬，抗精神病薬，鎮痙薬，頻尿・尿失禁治療薬，抗癌剤，α-グルコシダーゼ阻害薬など
	その他	低カリウム血症，鉛中毒など

4. イレウス（腸閉塞）

3. 診療のポイント
◆救急・当直医に必要なのは，緊急に外科的処置が必要なイレウスを見逃さないこと！特に乳幼児では全身状態の悪化が早く，一刻を争う外科的介入を要することもある．
- 以下の点を確認しつつ速やかに診察，検査を進め，イレウスのタイプを可及的に把握する．
  - 全身状態は悪くないか？
  - 胆汁性嘔吐か？
  - 絞扼性イレウスの可能性はないか？
  - 腹膜炎の有無は？
  - 排便の有無は？
  - 基礎疾患は？
  - 腹部手術歴の有無は？
  - 腸閉塞既往の有無は？
  - 繰り返す腹痛や嘔吐の既往は？

4. 症状
- 嘔吐（胆汁性，胃内容）
- 腹痛，嘔気，腹部膨満，血便，排便停止
- 乳幼児では不機嫌，食思不振，発熱，脱力，乏尿，脱水症状，口渇，全身倦怠感，ショックに陥ることもある．

5. 診断
1) 身体所見
- **全身状態把握を優先．特に乳児．**
- 腹部触診：腹部膨満，圧痛（機械性，麻痺性〈炎症〉），蠕動痛．
- 聴診（蠕動音）：機械性イレウスでは亢進．高いピッチの金属性音を聴取．絞扼性イレウスが進むと聴取されない．麻痺性イレウスでは減弱．
- 顔色不良，乏尿，頻脈，血圧低下など．

2) 血液・尿検査
- 白血球増多，CRP 上昇など（必須ではない）．
- BUN 上昇や電解質異常，Ht 上昇，尿比重上昇など体液喪失に伴う異常値．
- 動脈血液ガス分析にて代謝性アシドーシス：絞扼性イレウスで腸管虚血・壊死により乳酸値上昇．

3) 画像検査
①腹部単純 X 線写真（立位・臥位）
- イレウスの疑い ⇒ 迷わず撮像．
- 臥位では拡張した腸管像，立位では拡張腸管内腸液によるニボー（鏡面像）形成（❷）．
  ▶ 絞扼性イレウス：無ガス領域が認められることもある．
  ▶ 機械性イレウス：イレウスの起点以下の腸管ガスなし．
  ▶ 麻痺性イレウス：結腸にガスが認められることもある．
- 上腹部の球状の胃拡張像 ⇒ 胃短軸捻転症

②超音波検査
- 腹水の有無，腸管の拡張，壁の肥厚・伸展程度，腸管運動の亢進や低下，腸管膜内の血流の様子などを認める．
- 絞扼性イレウスでは血流の途絶，腸回転異常による中腸軸捻転症では上腸間膜動静脈のらせん状下降などを認める．

③ CT スキャン
- 造影 CT にて腸管壁の虚血を確認できるので絞扼性イレウスの診断に有用．
- 閉塞部位同定も時に可能．

6. 治療
- バイタルチェック後は直ちに輸液を開始し循環不全に対処．
- 輸液をしつつ，上記検査を進める．
- 治療の基本．
  ⓪入院（もしくは転送），常に観察下におく
  ①輸液（維持＋体液喪失分）

4. イレウス（腸閉塞）

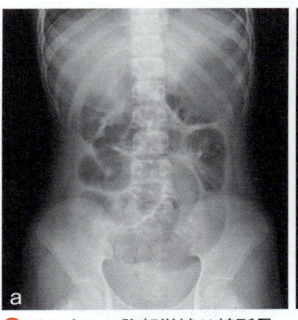

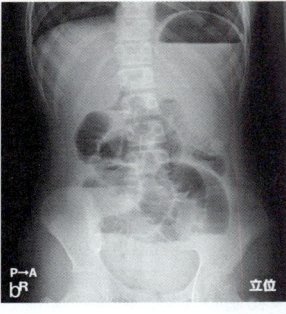

❷ イレウスの腹部単純 X 線所見
a. 臥位：拡張した胃，小腸ループを認める．小腸では Kerckring 皺壁の陰影を認める．結腸のガス像を認めない．
b. 立位：臥位 X 線写真と同様だが，さらにニボー像を認める．

②絶飲食
③腸管内減圧：胃管留置，イレウス管留置（間欠持続吸引）
④外科的イレウス解除
⑤その他原病の改善
- 絞扼性イレウスの疑い，腹膜炎による麻痺性イレウス ⇒ 緊急手術
- 麻痺性，機械性イレウスの判断ができない場合には上級医，外科医に相談．
- 救急，当直医に必要な処置は通常上記①まで．それぞれの手技については成書にゆだねる．

7. 保護者への説明
- 腸閉塞の状態について，麻痺性・機械性の診断について，絶飲食，輸液，入院の必要性について，緊急手術の可能性があることなど．

（藤野明浩）

5. 消化管穿孔

1. 疾患概論
- 消化管の壁に穴が開いてガスや内容物が消化管の外へ漏れ出ている状態.
- 新生児：壊死性腸炎や胎便関連腸閉塞症など.
- 乳児期以降：外傷, 異物誤飲 (魚骨, 玩具など), 虫垂炎, 消化管重複症, 腸重積症, Meckel 憩室, 腫瘍, 炎症性腸疾患, 潰瘍, Hirschsprung 病, 鎖肛など.

2. Pitfall
- 初期の X 線, 臥位の X 線で free air は見落としがち.
- CT 検査が有用だが, わずかな場合には意識しないと見逃す恐れ.
- 症状の進行が早いとショックバイタルへ移行することがあり注意.

3. 評価と検査
- 腹痛, 発熱, 活気低下, 嘔吐, 腹部膨満.
- 腹膜炎症状, 筋性防御の進行. 腹壁の色調変化, 炎症反応上昇.
- X 線検査で free air. 臥位ではわかりづらく, 立位・クロステーブルでわかりやすい (❶), CT 検査は有用 (❷).
- 病歴聴取が診断への近道になることも.

4. 治療
- 基本的には緊急手術. まずは迅速な外科医への連絡. 手術への準備を進める.
- 禁飲食, 輸液, 抗菌薬の投与, ショックバイタルへの変化に備えた準備を.
- 手術：開腹あるいは腹腔鏡下で施行. 穿孔部の同定, 修復, 原因の除去・切除, 一時的人工肛門造設の併用, 腹腔内洗浄, 必要に応じてドレナージ.

5. 消化管穿孔

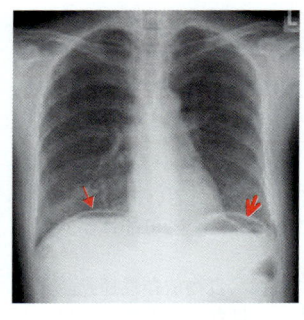

❶ X線検査：立位での横隔膜下の free air

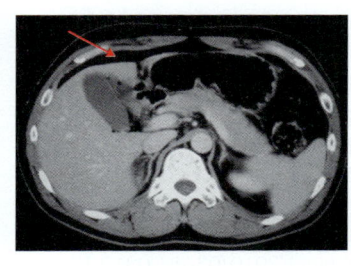

❷ CT検査：free air

5. 上級医・外科医に相談すべき状況
- free air を見たらすべて．
- 全身状態不良，腹膜炎症状の進行時には早急に連絡．

6. 保護者への説明
- 緊急手術による原因の検索・除去，それに伴う治療を必要とする．
- 状態により集中治療管理を要することもある．

（武田憲子）

Ⅲ. 主な小児救急疾患

6. 免疫・アレルギー疾患

1. アナフィラキシー

1. 疾患概要
- 世界的な定義:「重篤で致死的な広範あるいは全身性の過敏反応」および「急速に起こり,死に至る可能性がある重篤なアレルギー反応」.
- 小児における原因は圧倒的に食物(食物依存性運動誘発アナフィラキシーを含む)が多い. ほかに, 医薬品, 昆虫刺傷など.
- わが国での食物によるアナフィラキシーの原因の多くは鶏卵, 乳製品, 小麦, ソバ, ピーナッツなど.

2. 診断基準と症状
- 症状発現数時間以内のあらゆる曝露とイベントに関する情報を含めた発症時の詳細な経過(問診)に基づき診断する. 世界アレルギー機構のガイドラインによる診断基準(❶)と症状(❷)を示す.
- ブライトン分類も一般には用いられている.
(http://www.mhlw.go.jp/shingi/2010/03/dl/s0312-12r.pdf)

3. 鑑別診断
- アナフィラキシーと鑑別すべき疾患:喘息発作, 失神, 不安発作/パニック発作, 急性全身性蕁麻疹, 異物の誤嚥, 心血管イベント, 神経学的イベント.
- 年齢および性別を考慮し, 鑑別診断を行う.

4. 初期治療のポイント
1) 重症度評価
- 臨床的な重症度を適切に評価し, ❸に示す重症度に応じて対応する.

1. アナフィラキシー

❶ アナフィラキシーの診断基準

- 皮膚症状（全身の発疹，瘙痒または紅斑），または粘膜症状（口唇・舌・口蓋垂の腫脹など）のいずれか，または両方を伴い，急速に（数分〜数時間）発症する症状で，かつ下記の少なくとも1つを伴う．
  - a. 呼吸器症状（呼吸困難，気道狭窄，喘鳴，低酸素血症）
  - b. 循環器症状（血圧低下，意識障害）
- その患者にとってアレルゲンと考えられるものへの曝露の後，急速に（数分〜数時間）発症する以下の症状のうち，2つ以上を伴う．
  - a. 皮膚・粘膜症状（全身の発疹，瘙痒，紅斑，浮腫）
  - b. 呼吸器症状（呼吸困難，気道狭窄，喘鳴，低酸素血症）
  - c. 循環器症状（血圧低下，意識障害）
  - d. 持続する消化器症状（腹部疝痛，嘔吐）
- アレルゲン曝露後（数分〜数時間）の血圧低下

［収縮期血圧低下の定義］
1〜11か月：< 70 mmHg
1〜10歳 ：70 mmHg +（2×年齢）
11〜17歳 ：< 90 mmHg

（アナフィラキシーの評価および管理に関する世界アレルギー機構ガイドライン．アレルギー 2013；62：1464-500）

2）アナフィラキシーの初期対応

①バイタルサインの確認，②酸素投与，③仰臥位で下肢挙上，④アドレナリンの筋注，⑤静脈ルートの確保，⑥細胞外液の点滴静注．

◆②〜④は同時に進める．

3）薬物投与

①第一選択薬
- アナフィラキシーと診断した場合または強く疑われる場合は，大腿部中央の前外側に0.1％アドレナリン（1：1,000；1 mg/mL）0.01 mg/kgを直ちに筋肉注射する．
- アドレナリンの効果は10〜15分で切れるので，症状が

Ⅲ．主な小児救急疾患　6．免疫・アレルギー疾患

❷ アナフィラキシーの症状

皮膚，皮下組織，粘膜，目，耳，口

紅斑，瘙痒感，蕁麻疹，腫脹，血管浮腫，麻疹様発疹，立毛，眼結膜充血，流涙

呼吸器

鼻瘙痒感，鼻閉，鼻汁，くしゃみ
咽頭瘙痒感，咽喉絞扼感，発声障害，嗄声，上気道性喘鳴，断続的な乾性咳嗽
下気道：呼吸数増加，息切れ，胸部絞扼感，激しい咳嗽，喘鳴/気管支けいれん，チアノーゼ，呼吸停止

消化器

腹痛，嘔気，嘔吐，下痢，嚥下障害

心血管系

胸痛，頻脈，徐脈（まれ），その他の不整脈，動悸
血圧低下，失神，失禁，ショック，心停止

中枢神経系

切迫した破滅感，不安（乳幼児や小児の場合は，突然の行動変化，たとえば，短気になる，遊ぶのをやめる，親にまとわりつくなど），拍動性頭痛（アドレナリン投与前），不穏状態，浮動性めまい，トンネル状視野

（出典は❶と同）

続く場合は追加する．
②第二選択薬
- H_1 ヒスタミン薬は瘙痒感，紅斑，蕁麻疹，血管浮腫，鼻および眼の症状を緩和するが，呼吸器症状には無効である．
- $β_2$ アドレナリン受容体刺激薬は喘鳴，咳嗽，息切れなどの下気道症状に有効であるが，上気道閉塞などの症状

1. アナフィラキシー

❸ アナフィラキシーの重症度評価と重症度に応じた対応

		グレード1（軽症）	グレード2（中等症）	グレード3（重症）
皮膚症状	紅斑・蕁麻疹	部分的	全身性	←
皮膚症状	瘙痒	軽い瘙痒（自制内）	強い瘙痒（自制外）	←
粘膜症状	口唇，眼瞼腫脹	部分的	顔全体の腫れ	←
粘膜症状	口腔内，咽頭違和感	口・のどのかゆみ，違和感	強い咽頭痛	締めつけられる感覚、嗄声，嚥下困難
消化器症状	腹痛	弱い腹痛	強い腹痛（自制内）	持続する強い腹痛（自制外）
消化器症状	嘔吐・下痢	嘔気・単回の嘔吐・下痢	複数回の嘔吐・下痢	繰り返す嘔吐・便失禁
呼吸器症状	咳嗽，鼻汁，鼻閉，くしゃみ	間欠的な咳嗽，鼻汁，鼻閉，くしゃみ	断続的な咳嗽	持続する強い咳き込み，犬吠様咳嗽
呼吸器症状	喘鳴，呼吸困難	—	聴診上の喘鳴，軽い息苦しさ	明らかな喘鳴，呼吸困難，チアノーゼ，呼吸停止，$SpO_2 \leq 92\%$
循環器症状	脈拍，血圧	—	頻脈（+15回/分），血圧軽度低下，蒼白	不整脈，血圧低下，重度徐脈，心停止

（次頁に続く）

III. 主な小児救急疾患　6. 免疫・アレルギー疾患

神経症状	意識状態	元気がない	眠気, 軽度頭痛, 恐怖感	ぐったり, 不穏, 失禁, 意識消失
治療	抗ヒスタミン薬	必要に応じて	◯	◯
	呼吸器症状に対する$β_2$刺激薬吸入	―	◯	◯
	ステロイド	―	必要に応じて	◯
	アドレナリン	―	◯（吸入で改善しない場合）	◯

(Sampson HA. Anaphylaxis and emergency treatment. *Pediatrics* 2003；111：1601-8 を参考に作成)

　　には無効である.
- グルココルチコイドは作用発現に数時間を要し, 二相性アナフィラキシーを予防する可能性があるが, 効果は立証されていない.
- H_2 ヒスタミン薬は, H_1 ヒスタミン薬と同等の効果があり, 眠気などの副作用が少ない可能性があるが, 十分なデータはない.

5. 上級医・救急担当医に相談すべき状況
- アナフィラキシーの基本的な初期治療を行っても反応が乏しい患者.
- アナフィラキシー患者に対する挿管が必要な場合, 対応可能な最も経験豊富な医療従事者が実施.

6. 初期治療後の管理
1) 酸素投与
- 呼吸促迫を呈し, アドレナリンを再投与した全患者に対し, フェイスマスクまたは経口エアウェイによる流量6

1. アナフィラキシー

～8 L/分の酸素投与を行う必要がある．
- 喘息，喘息以外の慢性呼吸器疾患，または心血管疾患を合併しているアナフィラキシー患者に対しても，酸素投与を検討する．
- パルスオキシメータを使用して，酸素化を継続的にモニタリングする．

2）輸液
- 細胞外液の迅速な静脈内注入を直ちに開始する．
- 投与速度は，血圧，心拍数，心機能，尿量に応じて漸増または漸減する．
- 注入量の過負荷が生じないようにモニタリングを行う必要がある．

3）難治性の場合
- 上記の初期治療に対して難治性の血圧低下またはショックが患者に認められる場合，アドレナリンの静脈投与を行う．

- 低血圧，徐脈を呈しβブロッカーを投与され，アドレナリンに不応な患者にはグルカゴンの投与が必要になることがある．
  - 状況により，輸液ポンプによる昇圧薬またはその他薬剤（ドパミン，ドブタミン，ノルアドレナリン，フェニレフリン，バソプレシン）の静脈投与の追加を要する．

7. 保護者への説明
- アドレナリン自己注射薬（エピペン®）の処方および指導
- アナフィラキシー時のアクションプラン，教育
- 食物アレルギーサインプレートなどの名札状の標識
- アナフィラキシーの誘因の確定としてアレルギー専門医での経過観察の必要性（アレルゲン特異的IgEの検査，皮膚テストによる誘因の特定，および誘因の回避および免疫療法など）

〔海老澤元宏〕

2. 免疫不全患者への対応

1. 疾患概論
- 免疫不全患者の救急医療現場の受診は,感染症を併発した場合が多い.
- 患児がすでに免疫不全症を確定診断されている場合と,基礎疾患が明らかでない患児の感染症での受診では,診断へのアプローチや感染症対応への考え方が異なる.

2. Pitfall
- 易感染性を示す病原体による感染症の場合,急激な症状の進展が認められることがある.
- 炎症反応が十分に起こらない免疫不全症では(高 IgE 症候群など),肺炎などの重症の感染症の罹患時,臨床的には重症感がなく,病態を過小評価してしまう可能性がある.

3. 対象となる免疫不全患児
- 対象となる免疫不全患児は以下のように分類される.
  ① 原発性免疫不全症
  ② 小児癌治療として抗腫瘍薬の投与を受けている.
  ③ 造血幹細胞移植後や臓器移植後で免疫抑制薬投与を受けている.
  ④ 種々の基礎疾患のために免疫抑制薬投与を受けている.
  - シクロスポリン,タクロリムス水和物,ミコフェノール酸モフェチルなどの免疫抑制薬
  - インフリキシマブ,トシリズマブ,エタネルセプト,アダリムマブ,リツキシマブなどの生物学的製剤
  - ステロイドホルモン
  ⑤ 後天性免疫不全症(HIV 感染症)

4. 免疫不全症の診断を受けていない患児への対応
- 救急外来に感染症の患児が受診した場合,まずは基礎疾患として免疫不全症の可能性を想定する.

2. 免疫不全患者への対応

❶ 原発性免疫不全症を疑う 10 の徴候

1	乳児で呼吸器・消化器感染症を繰り返し，体重増加不良や発育不良がみられる
2	1 年に 2 回以上肺炎にかかる
3	気管支拡張症を発症する
4	2 回以上，髄膜炎，骨髄炎，蜂窩織炎，敗血症や，皮下膿瘍，臓器内膿瘍などの深部感染症にかかる
5	抗菌薬を服用しても 2 か月以上感染症が治癒しない
6	重症副鼻腔炎を繰り返す
7	1 年に 4 回以上，中耳炎にかかる
8	1 歳以降に，持続性の鵞口瘡，真菌感染症，重度・広範な疣贅（いぼ）がみられる
9	BCG による重症副反応（骨髄炎など），単純ヘルペスによる脳炎，髄膜炎菌による髄膜炎，EB ウイルスによる重症血球貪食症候群に罹患したことがある
10	家族が乳幼児期に感染症で死亡するなど，原発性免疫不全症候群を疑う家族歴がある

(Jeffrey Model Foundation：10 Warning Signs of Primary Immnodeficiency を改変，厚生労働省原発性免疫不全症候群調査研究班〈2010 年改定〉より抜粋)

- 患児の年齢，感染症の種類，感染症の重篤性の特徴を考慮したうえでの既往歴（感染症歴）と家族歴の聴取が重要．
- ❶に免疫不全症としての特徴が列記されている．原発性のみならず免疫不全症を考慮するにあたっての基礎知識として，理解しておくことが重要．
- 免疫不全症が考えられれば感染症の重症化，遷延化に加え，全身状態の急激な変化も予想され，入院加療が原則．帰院させる場合でも必ず近々の再診，精査を指示する．

Ⅲ. 主な小児救急疾患　6. 免疫・アレルギー疾患

5. 免疫不全患児の対応
1) 対応の基本方針
- 感染症を合併すると急激な症状の悪化，多臓器不全への進展の可能性があり，通常の診療とは異なった早期の適切な治療介入が要求される．
- すでに免疫不全症の診断が確定した患者では，病態を理解し，予想される感染症や病原体を考慮した迅速な治療開始が必要．

2) 免疫不全としての病態把握
- 免疫不全患者では，細胞性免疫障害，液性免疫障害，食細胞障害，補体障害の4つの病態が存在し，それぞれの病態で易感染性を示す病原体が異なる．
- 患者の病態を理解するとともに，どういった病原体に対して易感染性を示すか把握することが重要である．
- 頻度の多い原発性免疫不全症について，病態（❷）と易感染性を示す病原体（❸）をまとめた．
- 「3. 対象となる免疫不全患児」p.226 の②〜⑤に相当する患者では，主として細胞性免疫障害が問題となる．
- 一部には液性免疫障害（リツキシマブによる治療後など）や好中球減少を合併する症例も存在するため，総合的な病態把握が重要．

3) 治療内容の確認
- 感染予防のための定期的な治療薬（ガンマグロブリン定期補充，ST 合剤，抗真菌薬など），他の治療薬（免疫抑制薬など）を確認し，怠薬の有無について聴取．
- 怠薬がある場合は，感染症が重症化するリスクが高く，より慎重な対処が必要．

4) 検査
- 免疫不全患者が感染症で受診した場合，原則として血液検査を行い重症度を検討する．

2. 免疫不全患者への対応

❷ 免疫不全症とその病態

	障害される免疫機能 (特徴的な合併症や注意点)
重症複合型免疫不全症(SCID)	細胞性免疫・液性免疫
DiGeorge 奇形	細胞性免疫(心血管系の異常)
bare lymphocyte syndrome	細胞性免疫・液性免疫
複合型免疫不全症(CID)	細胞性免疫・液性免疫
分類不能型免疫不全症(CVID)	液性免疫〈+細胞性免疫〉
無(低)ガンマグロブリン血症	液性免疫
高 IgM 症候群	細胞性免疫・液性免疫
IgG サブクラス欠損症	液性免疫
選択的 IgA 欠損症	液性免疫
慢性肉芽腫症	食細胞
先天性好中球減少症 (重症,周期性)	食細胞
自己免疫性好中球減少症	食細胞
白血球接着能異常症	食細胞
Chédiac-Higashi 症候群	細胞性免疫・食細胞
高 IgE 症候群	細胞性免疫(炎症反応が十分に起こらない,骨の異常)
ataxia telangiectasia	細胞性免疫〈+液性免疫〉 (小脳失調,毛細血管拡張)
Wiscott-Aldrich 症候群	細胞性免疫・食細胞〈+液性免疫〉 (血小板減少,慢性湿疹)
X 連鎖性リンパ増殖性疾患	細胞性免疫〈+液性免疫〉 (血球貪食症候群,EB ウイルスの重症化)

Ⅲ. 主な小児救急疾患　6. 免疫・アレルギー疾患

❸ 免疫障害と易感染性

免疫不全	易感染性を示す代表的な病原体
細胞性免疫障害	細胞内寄生菌（抗酸菌，サルモネラ，リステリア） ウイルス（単純ヘルペス，水痘・帯状ヘルペス，サイトメガロウイルス，EB ウイルス） 真菌（カンジダ，アスペルギルス，クリプトコッカス，*Pneumocystis carinii*）
液性免疫障害	細菌（肺炎球菌，インフルエンザ菌，髄膜炎菌，緑膿菌） ウイルス（水痘・帯状ヘルペス，サイトメガロウイルス）
食細胞障害（好中球減少・機能障害）	細菌（黄色ブドウ球菌，肺炎桿菌，緑膿菌，大腸菌） 真菌（カンジダ，アスペルギルス）
補体障害	C2, C3 欠損症：莢膜をもった細菌 後期補体成分 C5-C9 の異常では，ナイセリア菌（髄膜炎菌，淋菌など）

（笹田昌孝．血液疾患の易感染性．岡田　徹〈編〉．血液疾患合併感染，改訂第 2 版．最新医学社；2008．pp15-23 を参考に作成）

- 呼吸器症状を伴う場合は胸部 X 線検査を行う．
- 肝膿瘍，脾膿瘍などの内臓感染症が疑われる場合は腹部超音波検査が有用．

5）**治療**
- 疑ったら抗菌薬投与をためらわない．
- 細菌培養を提出したのち，抗菌スペクトラムの広い抗菌薬を中等症〜重症患者に準じた投与量で点滴する．
- 食細胞障害を合併する患者では，細菌感染が重症化しやすいため特に注意が必要．
- 免疫不全患者では市中感染症とは異なる病原体による感

染を呈する場合があり，抗菌薬だけでなく，抗真菌薬，抗ウイルス薬やガンマグロブリンが必要となることがある．
- 感染の重篤化が予想されるとき，感染経過の予想がつきにくいときは入院加療を原則とする．

6. 上級医に相談すべき状況
- 全身状態不良例
- 過去に重症感染症を繰り返している症例
- 易感染性を示す病原体による感染症が疑われるとき

7. 保護者への説明
1）免疫不全症が明らかな場合
- 感染症の種類によっては重症化あるいは致死的となる場合があるので，速やかな入院による適切な抗菌薬，抗ウイルス薬，抗真菌薬などの加療が必要となる．
- 外来治療であっても，慎重な経過観察が重要であり，急変時の連絡と1～3日後の再受診を指導する．
- 易感染性を示す病原体以外による感染症（重症先天性好中球減少症患者におけるエンテロウイルス感染症など）が明らかな場合，状態がよければ一般的な感染症患者と同様に扱うことが可能だが，経過が思わしくないときの再診を指示する．

2）免疫不全症が明らかでない（疑われる）場合
- 感染症の種類によっては重症化の可能性があるので，慎重な経過観察が必要であり，症状の増悪時，全身状態の悪化時には連絡あるいは再受診することを指導する．
- 基礎疾患として免疫不全症がある可能性を説明し，診断のための詳細な検査を受けることを指導する．

〔岡田　賢，小林正夫〕

7. 内分泌疾患

1. DKA

1. 疾患概論
- 糖尿病性ケトアシドーシス（DKA）は，血中インスリンの絶対的または相対的な欠乏と，上昇した拮抗ホルモン（カテコラミン，グルカゴン，コルチゾール，成長ホルモン）の作用によって生じる．
- 主に1型糖尿病の発症時とその管理中に著しく血糖コントロールが不良な場合，インスリンの中断，sick day で起こる．

2. Pitfall
- 血糖測定，尿検査を行い見逃さないこと．
- 非定型的な症状（脱水，深く速い呼吸，悪心・嘔吐，腹痛，意識障害など）で発症する．
- 血糖測定や尿検査など簡易な検査で診断につながる．

3. 診断と評価
1）DKA 診断の生化学的基準
- 血糖≧200 mg/kg
- 静脈血 pH＜7.3　または　HCO_3^-＜15 mmol/L
- ケトン血症　または　ケトン尿

2）DKA の重症度
軽　症：静脈血 pH＜7.3　または　HCO_3^-＜15 mmol/L
中等症：静脈血 pH＜7.2　または　HCO_3^-＜10 mmol/L
重　症：静脈血 pH＜7.1　または　HCO_3^-＜5 mmol/L

4. 初期治療のポイント
- 喪失した水分・電解質の補正
- ケトーシスの補正

- 治療による合併症の回避
- 治療経験があり，頻回のバイタルサイン，検査などのモニタリングが可能な施設で治療を行う．
  - 1時間ごとにバイタルチェック，意識状態のチェックをする．
  - 1時間ごとに血糖値を測定する．
  - 2〜4時間ごとに電解質，BUN，血液ガス検査を行う．
  - 治療中の急速な電解質の低下や血糖値の低下は，脳浮腫の危険性がある．
- アニオンギャップ，修正 Na，有効浸透圧を確認する．
  - アニオンギャップ(mmol/L) = (Na + K) − (Cl + HCO_3^-)
  - 修正 Na (mEq/L) = 測定 Na (mEq/L) + 2（[血糖 (mg/dL) − 100]/100）
  - 有効浸透圧(mOsm/kg) = 2 × [Na(mmol/L) + K(mmol/L)] + [血糖 (mg/dL) ÷ 18]

5. 治療（❶）

1) 輸液（❷）

- 通常 5〜10％の脱水があるとして治療を開始．
- 初期輸液は生理食塩水を用いて，通常 10〜20 mL/kg を 1〜2 時間かけて投与．
- 継続する輸液は，生理食塩水または酢酸リンゲル液を 4〜6 時間かけて行い，その後は張性が 1/2 生理食塩水以上でカリウム製剤を加えた輸液を用いる．
- K の補充は通常 40 mEq/L から開始する（K 低値の場合は初期輸液に 20 mEq/L を加えて開始する）．
- K 補充開始は通常インスリン投与開始と同時に行う（高カリウム血症の場合は排尿確認後に）．
- リン製剤の投与はエビデンスがない．
- 筋力低下やけいれんを伴う重度の低リン血症は治療すべきだが，リン製剤の投与で低カルシウム血症を誘発する

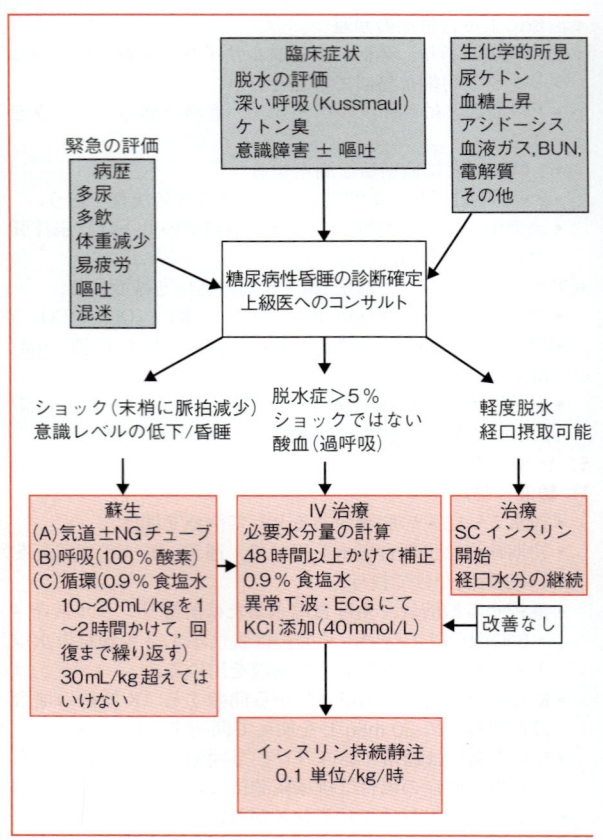

Ⅲ. 主な小児救急疾患　7. 内分泌疾患

```
緊急の評価                臨床症状              生化学的所見
                        脱水の評価             尿ケトン
   病歴                 深い呼吸(Kussmaul)      血糖上昇
   多尿                 ケトン臭               アシドーシス
   多飲                 意識障害 ± 嘔吐         血液ガス, BUN,
   体重減少                                    電解質
   易疲労                                      その他
   嘔吐
   混迷
                ↓          ↓          ↓
              糖尿病性昏睡の診断確定
              上級医へのコンサルト
         ↙             ↓              ↘
  ショック(末梢に脈拍減少)  脱水症＞5％       軽度脱水
  意識レベルの低下/昏睡   ショックではない    経口摂取可能
                       酸血(過呼吸)

      蘇生               IV 治療            治療
  (A)気道±NGチューブ    必要水分量の計算    SC インスリン
  (B)呼吸(100％酸素)   48時間以上かけて補正   開始
  (C)循環(0.9％食塩水  0.9％食塩水         経口水分の継続
     10〜20mL/kgを1   異常T波：ECGにて      ↑
     〜2時間かけて, 回  KCI添加(40mmol/L)   改善なし
     復まで繰り返す)
     30mL/kg超えては
     いけない
         ↓                ↓
              インスリン持続静注
              0.1 単位/kg/時
```

❶ DKA の評価と治療

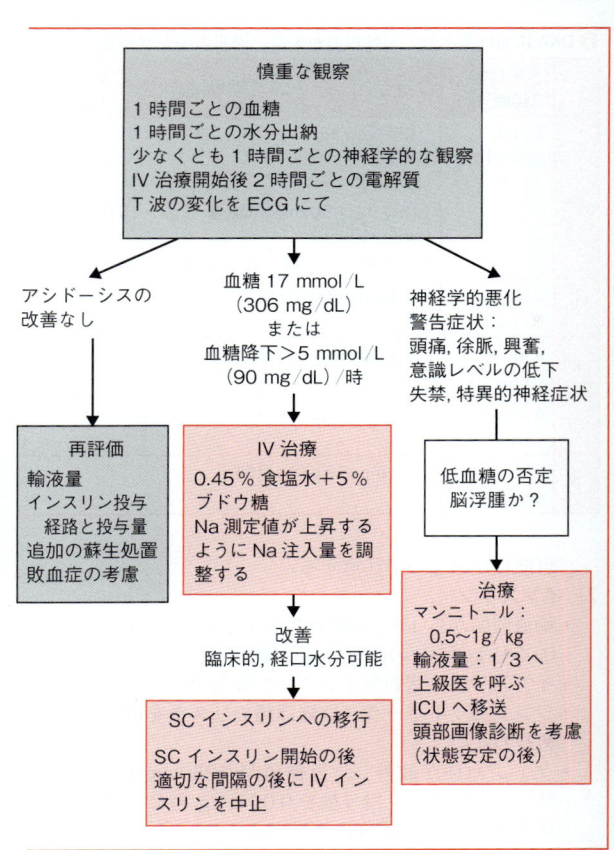

1. DKA

```
┌─────────────────────────────────┐
│          慎重な観察              │
│                                 │
│ 1 時間ごとの血糖                 │
│ 1 時間ごとの水分出納             │
│ 少なくとも1時間ごとの神経学的な観察 │
│ IV 治療開始後2時間ごとの電解質    │
│ T 波の変化を ECG にて            │
└─────────────────────────────────┘
```

アシドーシスの改善なし ← | → 血糖 17 mmol/L (306 mg/dL) または 血糖降下 >5 mmol/L (90 mg/dL)/時 | → 神経学的悪化 警告症状: 頭痛,徐脈,興奮,意識レベルの低下 失禁,特異的神経症状

再評価
輸液量
インスリン投与
経路と投与量
追加の蘇生処置
敗血症の考慮

IV 治療
0.45% 食塩水+5% ブドウ糖
Na 測定値が上昇するように Na 注入量を調整する

↓ 改善
臨床的,経口水分可能

SC インスリンへの移行
SC インスリン開始の後適切な間隔の後に IV インスリンを中止

低血糖の否定
脳浮腫か?

治療
マンニトール:
0.5〜1g/kg
輸液量:1/3 へ
上級医を呼ぶ
ICU へ移送
頭部画像診断を考慮
(状態安定の後)

235

❷ DKA における水分と電解質の喪失量と通常の小児維持量

	平均量 (範囲)/kg	24 時間維持量
水	70 mL (30〜100)	[体重≦10 kg] 100 mL/kg/24 時間 [体重 11〜20 kg] 1,000 mL＋50 mL ×(体重 (kg)−10)/24 時間 [体重＞20 kg] 1,500 mL＋20 mL ×(体重 (kg)−20)/24 時間
Na	6 mmol (5〜13)	2〜4 mmol/kg/24 時間
K	5 mmol (3〜6)	2〜3 mmol/kg/24 時間
Cl	4 mmol (3〜9)	2〜3 mmol/kg/24 時間
P	(0.5〜2.5) mmol	1〜2 mmol/kg/24 時間

可能性があるので注意する．

2) インスリン

- 輸液開始から 1〜2 時間後に 0.1 U/kg/時（5 歳未満では 0.05 U/kg/時）の少量持続点滴で開始する．
- インスリンは速効型インスリン製剤を用いる．
- ワンショットボーラスは脳浮腫のリスクを増大させるため行わない．
- ケトン血症が改善し，血糖値が＜250 mg/dL になった時点でインスリン投与量を 0.05 U/kg/時に減量し，血糖値を 200 mg/dL 程度に維持する．
- DKA が改善する前に血糖値の下降が急速な場合（＞90 mg/dL/時）には，脳浮腫発生の予防のためにブドウ

糖の投与量を増やし，インスリン投与量は減らさない．
3) **重炭酸**
 - 重炭酸は脳浮腫のリスクを増大させるため，アドレナリンを使用するとき以外は使用しない．
4) **脳浮腫が疑われたとき**
 - 0.5〜1.0 g/kg のマンニトールを 20 分以上かけて投与し，30 分から 2 時間以内に効果がなければ繰り返す．
 - 輸液量を 1/3 に減量する．
 - マンニトールの代替としては，3％高張食塩水を 5〜10 mL/kg で 30 分以上かけて投与する．

6. 専門施設へ搬送すべき状況
- 循環障害，進行する意識障害あり
- 症状の持続時間が長い
- 5 歳未満
- 重症のアシドーシス

（鈴木潤一，浦上達彦）

2. 急性副腎不全

1. 疾患概論
- 急性副腎不全とは副腎皮質から十分な糖質コルチコイド＊が出ないことにより急性の経過で症状出現している状態.
  ＊鉱質コルチコイドのみが働かない病態は副腎不全とはいわないことが多い.
- 副腎皮質自体に障害がある原発性と，中枢に障害部位が存在する中枢性（二次性）に分けられる.

2. Pitfall
- 重症患者のなかに，（もともとは基礎疾患がないにもかかわらず）副腎不全をきたす症例が存在する.

3. 鑑別診断
- 鑑別疾患はその時々により異なるが，大切な視点は「急性副腎不全として治療をすべきかどうか？」．
- 診断的治療（ステロイド投与により改善），あるいは安全を見越した治療が許容される疾患であるか.

4. 診断と検査
- 「6. 上級医に相談すべき状況」の状態でコルチゾールが 10～15 μg/dL 未満であれば，診断可能.
- 同時の ACTH が 10 pg/mL 未満であれば，中枢性. 200 pg/mL 以上であれば，原発性を疑う.

5. 治療
1) **ステロイド投与**：（　）内の量はバイタルサインからみて最重症時
   - 例：サクシゾン®（ヒドロコルチゾン）25（50）mg/m² をワンショット静脈内投与＊．その後は，100（150）mg/m²/日．状態が改善すれば，12～24 時間ごとに減量. 2～3 日（数日）以内に維持量コートリル®（ヒドロコルチゾン）内服，あるいは日常服用している経口薬に戻す.

2. 急性副腎不全

　　＊静脈内投与ができないときは，皮下注射，筋肉内投与も同等に有効．
　　［参考］コルチゾールの生理的分泌量は 6〜8 mg/m²/日．
　　　　　　例：30 kg で 7 mg/日，成人では 10〜12 mg/日．

2) 輸液
- 循環不全を認めるときには，生理食塩水＋ブドウ糖添加で 10〜20 mL/kg/時＊から始める．
- その後はステロイド治療が始まれば，スピードを緩める，あるいは Na 70〜90 mEq/L 程度の輸液を行う．
  ＊例：生理食塩水 100 mL ＋ 20％ブドウ糖液 10〜20 mL を 10〜20 mL/kg/時

3) 低ナトリウム血症の治療
- 原発性でみられる低ナトリウム血症はアルドステロン欠乏に由来，Na 補充が必要となる．
- 中枢性（ACTH 欠損）でみられる低ナトリウム血症は水中毒状態であり，水制限が必要．

4) 低血糖による症状があるとき
- まず，ブドウ糖の投与（2〜3 分以上かけて 10％ブドウ糖液 1〜2 mL/kg）を施行の後，2)の輸液を行う．

6. 上級医に相談すべき状況
- 下記の児が sick であるとき
  - 糖質コルチコイド（ヒドロコルチゾン，プレドニゾロンなど）を補充している児
  - 長期にプレドニゾロンなどのステロイド製剤が投与されている，または過去 1 年以内にされていた児
- 敗血症，ショック，大きな手術術後で通常の治療で反応のない児
- 低ナトリウム血症，高カリウム血症，低血糖のいずれかがみられる児

7. 典型的症例

- 症例1：先天性下垂体機能低下症のため，コートリル®を内服している3歳．朝方2時くらいから嘔吐．ストレス時に処方したコートリル®は飲めずに4時に来院．末梢冷，傾眠傾向を認めた．一般採血（Na，K，血糖）は正常．ステロイドの静脈内投与により30分以内に著明に改善し入院後は嘔吐もなし．
  - ポイント：早めに治療開始すれば，治療への反応は明確．電解質，血糖の異常のない急性副腎不全はまれではない．
- 症例2：喘息に対してセレスタミン®が1年以上投与されていた4歳男児．入院の朝から傾眠傾向を認めた．朝，昼とほとんど食事取れず．16時に（無熱性）けいれんを認め救急搬送された．血糖 18 mg/dL，コルチゾール 1.8 μg/dL，電解質異常はなし．糖投与に加え，サクシゾン®が投与され改善．
  - ポイント：治療でステロイド製剤が2～3週以上，一定量以上（成人でプレドニゾロン 10～15 mg/日）投与されると，自分自身の副腎皮質は抑制されているために副腎不全が生じうる（この症例では長期の食事摂取不足に加え，副腎の抑制が低血糖の原因）．
- 症例3：精神発達遅滞，先天奇形をもつ10歳男児．入院3日前から呼吸が速かった．入院当日，呼吸状態が悪化して来院．外来で挿管，血圧40台，敗血症ショックとして通常治療されるが，反応なし．Na 124 mEq/L，K 6.3 mEq/L，血糖 56 mg/dL，コルチゾール 10.0 μg/dL と低値より，ステロイド治療が開始された．開始後30分以内に昇圧，排尿もみられるようになった．

8. 保護者への説明

- 「副腎のホルモンが足りない状態です．必要な分を補う治療をいたします．」

（長谷川行洋）

8. 腎泌尿器疾患

1. 急性腎不全

1. 疾患概論
- 近年，完成した臓器不全である「急性腎不全」に進行する前に早期診断・介入を可能とするため，「急性腎障害（AKI）」という概念が提唱されている．
- AKI は，重症小児において死亡や入院期間延長の独立した危険因子であり，早期の治療介入が重要である．
- 小児の AKI は腎前性が多い．原因としては，胃腸炎や出血などによる脱水のほかに，敗血症などによる有効循環血液量の減少があげられる．

2. 診断
- 早期診断治療介入を目的に pRIFLE 分類が用いられる（❶❷）．
- わが国における 2〜11 歳の推定 GFR は次式を用いる（血清 Cr は酵素法で測定）．
  推定 GFR（mL/分/1.73 m^2）＝0.35 × 身長（cm）/血清 Cr（mg/dL）
- AKI の病因は，①腎前性，②腎性，③腎後性に分類される．
- 腹部超音波検査により，水腎，水尿管，尿路結石などの所見を認めれば腎後性 AKI の可能性を考慮する．本検査は，腎低形成や萎縮など先天性の腎臓病の評価にも有用である．
- 血管内外の水分量の評価は腎前性 AKI の診断に欠かせない（評価方法は「脱水」p.64 を参照）．
- AKI が遷延すれば腎前性から腎性，腎後性から腎性に移行することも多い．
- 病歴聴取や身体診察は鑑別診断の手がかりとなる（❸）．

III. 主な小児救急疾患　8. 腎泌尿器疾患

❶ pRIFLE 分類

	推定 CCl	尿量
Risk	eCCl 低下＞25％	＜0.5 mL/kg/時 8 時間以上
Infury	eCCl 低下＞50％	＜0.5 mL/kg/時 16 時間以上
Failure	eCCl 低下＞75％ または eGFR ＜35 mL/分/1.73 m²	＜0.3 mL/kg/時 24 時間以上または 無尿が 12 時間以上
Loss	腎機能喪失＞4 週間	
End stage	末期腎不全（腎機能喪失＞3 か月）	

eCCl：推定クレアチニンクリアランス．
eGFR は Schwartz の式（❷）より計算．

❷ Schwartz の eGFR 換算式

$$eGFR\ (mL/分/1.73\ m^2) = k\ (係数) \times 身長\ (cm)/血清\ Cr\ (mg/dL)$$

※計算式の血清 Cr は Jaffe 法を使用
※酵素法から Jaffe 法への換算は，Jaffe 法＝酵素法＋0.2
※係数は以下に従う

年齢	k
低出生体重児（1 歳未満）	0.33
正常出生体重児（1 歳未満）	0.45
2～12 歳	0.55
女児（13～21 歳）	0.55
男児（13～21 歳）	0.7

- 尿浸透圧や Na 排泄分画率なども鑑別に用いられるが（❹），尿沈渣が最も簡便で診断的価値が高い（❺）．可能であれば自分で鏡検する．

1. 急性腎不全

❸ 病歴と身体所見からの鑑別

	鑑別疾患
病歴	
下痢・嘔吐，熱傷，手術	腎前性 AKI
3〜7 日前からの血便	溶血性尿毒症症候群
数週間前の咽頭炎，肉眼的血尿，浮腫	溶連菌感染後急性糸球体腎炎
腎毒性物質の曝露	薬剤性 AKI（❼参照）
関節痛，紫斑	IgA 血管炎（紫斑病性腎炎）
低酸素/虚血障害	急性尿細管壊死
身体所見	
口腔粘膜乾燥 皮膚ツルゴールの低下 起立性低血圧 毛細血管再充満時間の延長	腎前性 AKI
浮腫	ネフローゼ症候群，糸球体腎炎
高血圧	糸球体腎炎
皮疹	IgA 血管炎（紫斑病性腎炎） 間質性腎炎 全身性エリテマトーデス
腎腫大	腎静脈血栓症
膀胱拡大	尿路閉塞（腎後性 AKI）
ぶどう膜炎	間質性腎炎

- 腎性か腎前性の鑑別が困難な場合は，fluid challenge（細胞外液 10〜20 mL/kg の投与）を行い，腎機能を再評価してもよい．ただし，明らかな溢水症状や心不全のある患児には禁忌となる．

III. 主な小児救急疾患　8. 腎泌尿器疾患

❹ 腎前性と腎性の AKI 鑑別のための尿検査

	腎前性	腎性
尿比重	＞1.020	＜1.010
尿浸透圧（mOsm/kgH$_2$O）	＞500	＜350
FENa（％）	＜1	＞2
FEUN（％）	＜35	＞50
FEUA（％）	＜12	＞20

❺ 尿沈渣による鑑別

尿沈渣所見	鑑別疾患
異常なし/硝子円柱のみ	腎前性 AKI
変形赤血球，赤血球円柱	糸球体腎炎
白血球円柱	間質性腎炎，腎盂腎炎，糸球体腎炎
好酸球尿	間質性腎炎
脂肪円柱	ネフローゼ症候群
上皮円柱や顆粒円柱	急性尿細管壊死
潜血反応陽性だが赤血球を認めない	横紋筋融解症（ミオグロビン尿）血管内溶血（ヘモグロビン尿）
特徴的な結晶	薬剤性 AKI（アシクロビルなど）

- 腎炎症状（蛋白尿・血尿）を伴う場合は，急速進行性糸球体腎炎と診断され，免疫学的検査（補体，免疫グロブリン，抗核抗体など）を行う．溶連菌感染後急性糸球体腎炎や，下痢を伴う溶血性尿毒症症候群でなければ，腎生検を考慮する．

3. Pitfall

- 血清 Cr 値は年齢により基準値が異なる（❻❼）．
- AKI の早期では Cr が蓄積する時間が短いため，血清 Cr 値

1. 急性腎不全

❻ 3か月以上 11 歳以下（男女合計）の血清 Cr 基準値（mg/dL）

年月例	2.5%	中央値	97.5%
3〜 5か月	0.14	0.20	0.26
6〜 8か月	0.14	0.22	0.31
9〜11か月	0.14	0.22	0.34
1歳	0.16	0.23	0.32
2歳	0.17	0.24	0.37
3歳	0.21	0.27	0.37
4歳	0.20	0.30	0.40
5歳	0.25	0.34	0.45
6歳	0.25	0.34	0.48
7歳	0.28	0.37	0.49
8歳	0.29	0.40	0.53
9歳	0.34	0.41	0.51
10歳	0.30	0.41	0.57
11歳	0.35	0.45	0.58

❼ 12 歳以上 17 歳未満（男女別）血清 Cr 基準値（mg/dL）

年齢	男性 2.5%	男性 中央値	男性 97.5%	女性 2.5%	女性 中央値	女性 97.5%
12歳	0.40	0.53	0.61	0.40	0.52	0.66
13歳	0.42	0.59	0.80	0.41	0.53	0.69
14歳	0.54	0.65	0.96	0.46	0.58	0.71
15歳	0.48	0.68	0.93	0.47	0.56	0.72
16歳	0.62	0.73	0.96	0.51	0.59	0.74

は正常から軽度上昇にとどまる．
- 寝たきりや低栄養の児では身長に比較して筋肉量が少ないため，血清 Cr 値が低くなり，推定 GFR を過大評価してしまう．

4. 治療

- AKI の治療は，体液管理，電解質管理，薬物療法，腎代替療法に大別される．

1）体液管理

- 腎前性 AKI は腎性 AKI へ移行するため，適切な体液管理が重要である．
- 適切な体液量を保つために，水分の in/out バランス，体重，血圧，脈拍を注意深く観察する．
- 適切な体液量だが無尿や乏尿の場合は，不感蒸泄量（300〜500 mL/m²/日）のみの輸液を行う．Na 投与量は 2〜3 mEq/kg/日となるように調節する．
- 無尿で体液過剰がある場合は，フロセミド 1〜2 mg/kg をボーラス投与してもよい．利尿があれば 0.1〜0.3 mg/kg/時の持続投与を行い，反応がなければ持続投与は行わない．腎代替療法を考慮する．
- 利尿薬は AKI の治療薬ではなく，予後を改善させない．短期的な体液管理にのみ用い，長期的な使用は控える．

2）電解質管理

- 無尿/乏尿患者では，低カリウム・低リン血症が判明するまで，K や P の含有されている輸液製剤は用いない．
- 高カリウム血症の治療は「電解質異常」p.275 の項を参照．
- 炭酸水素ナトリウムは，重度の代謝性アシドーシス（pH <7.1）でなければルーチンで使用しない．

3）薬物管理

- 腎毒性薬剤をできるかぎり中止する（❽）．
- 腎代謝性薬剤の投与量や投与間隔を調整する．

4）腎代替療法

- 腎代替療法の適応は❾を参照（"AIUEO" と覚える）．血清 Cr や BUN はあくまでも導入の目安にすぎず絶対適応の基準としては使用されない．

1. 急性腎不全

❽ 薬剤性 AKI

病態		薬剤
腎前性		NSAIDs，アンジオテンシンⅡ受容体拮抗薬，ACE阻害薬，カルシニューリン阻害薬
腎性	急性尿細管壊死	アミノグリコシド，アムホテリシンB，シスプラチン，ヨード造影剤
	間質性腎炎	ペニシリン系・セフェム系抗菌薬，H_2受容体拮抗薬，アロプリノール
腎後性 (尿細管腔内結晶析出)		アシクロビル，メトトレキサート

❾ 腎代替療法の適応

A：acidosis	保存的治療に反応しない代謝性アシドーシス（pH＜7.1）
Ⅰ：intoxication	中毒
U：uremia	尿毒症
E：electrolyte disorder	保存的治療に反応しない電解質異常（K＞6.5 mEq/L）
O：volume overload	利尿薬や降圧薬に不応性の体液量過剰，%FO＞15％

%FO（fluid overload）＝100×［来院からの投与水分量（L）－来院からの体外排出水分量（L）］/来院時体重（kg）

- 腎代替療法は，①腹膜透析，②間欠的血液透析，③持続的腎代替療法に大別される．

(藤丸拓也)

III. 主な小児救急疾患　8. 腎泌尿器疾患

2. 精巣捻転

1. 疾患概論
- 急性陰嚢症（陰嚢の急性有痛性腫脹をきたす疾患群）のうち，唯一の緊急疾患．
- 精索の急激な捻れにより精巣の血流が障害され，放置すれば精巣壊死をきたす．

2. Pitfall
- 超緊急疾患であり，発症後4時間以内に外科的捻転解除をしても手遅れのことがある．
- 腹痛のみを主訴として受診することも多い．"**腹痛をみたら，必ずパンツをおろす！**"
- 過去に同様な症状がある場合は要注意：間欠性捻転を繰り返した後，完全な捻転に至る場合がある（30〜50％）．
- 外傷を契機に精巣捻転を発症することもある．
- 精巣が壊死すると痛みは軽快する．

3. 対処のポイント
- 急性陰嚢症の20〜30％が精巣捻転．これをいかに見逃さず，迅速に手術するか．
- 疑わしきは手術！
- 「急性陰嚢症が来院する」と聞いたら，まず経口摂取をとめておく．
- 尿検査・血液検査では鑑別できない．時間の浪費で手遅れになる．
- 用手的整復で悪化させる可能性がある（❶）．整復で症状が改善しても必ず手術で確認．

4. 鑑別診断
- 鑑別診断を❷に示す．

5. 臨床所見（❸）
- 10歳以降に多いが，すべての年齢で起こりうる．

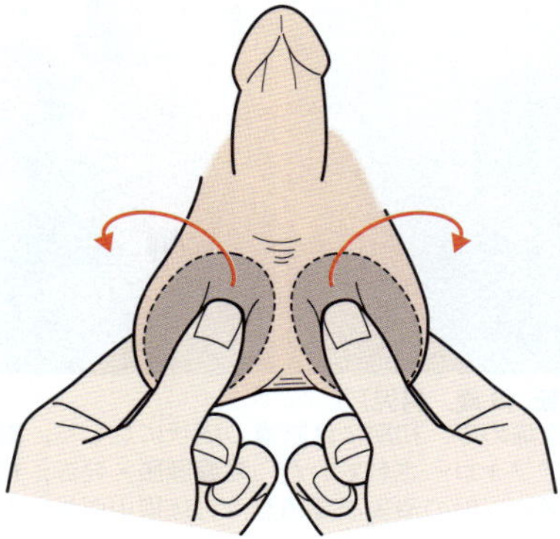

2. 精巣捻転

❶ 用手整復の方向
(Baskin LS, et al. Handbook of Pediatric Urology, 2nd edition. Lippincott Williams & Wilkins；2005. p177)

❷ 急性陰嚢症の鑑別診断

血管性	炎症性	その他
精巣捻転 精巣垂・精巣上体垂捻転 Henoch-Schönlein 紫斑病 外傷 精索静脈瘤	精巣上体炎 精巣炎（ムンプス） 特発性陰嚢浮腫	陰嚢水腫 鼠径ヘルニア 精巣腫瘍 リンパ管腫 精液瘤

- 「数時間前から急激に発症した腹痛や陰部痛」，「嘔気・嘔吐（10〜60％に認める）」は要注意．
- 発症初期は陰嚢の発赤・腫脹は目立たない．
- 捻転している精巣は挙上し，横位になる（40〜80％）．

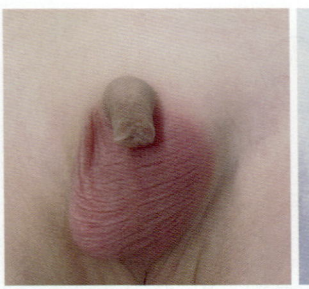

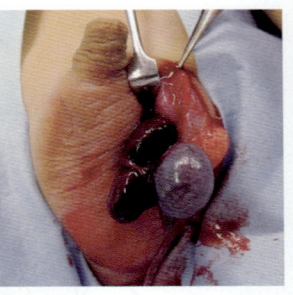

❸ 左精巣捻転（3歳，男児）

初発症状は腹痛のみ．初期には陰嚢の症状に乏しく，感染性胃腸炎として他院でフォローされていた．陰嚢腫脹・発赤，精巣の挙上・横位，精巣挙筋反射の消失を認めた．右は術中所見．左精巣・精巣上体は壊死していた．

- 精巣挙筋反射の消失：大腿内側を下から上に擦ると，正常精巣（健側）は挙上する（精巣挙筋反射）が，捻転精巣（患側）は挙上しない（感度90% ⇒ 精巣挙筋反射が温存される精巣捻転もあるので注意）．
- 精巣を持ち上げたときの疼痛変化（Prehn 徴候）では鑑別できない．
◆ 迅速に上記所見を確認し，精巣捻転が疑わしければ，速やかに手術へ．
  - 泌尿器科医あるいは小児外科医へ連絡．
  - 緊急手術が可能か麻酔科医に確認しておく．
  - 外科医・麻酔科医に連絡後に点滴確保，術前採血，胸部X線．
  - 上記医師がいない施設では緊急手術が可能な施設へ救急車で搬送．

6. 検査所見
- これらの検査結果を待つことで手術を遅らせてはならない.

1) 尿所見
- 膿尿を認めても精巣捻転は否定できない.

2) 血液所見
- 白血球増加・CRP陽性は精巣捻転でもみられることがある.

3) 超音波ドプラ法
- 検者の技術や機器の設定に依存するため,慣れない場合は手を出さない(時間の浪費).
- 精巣捻転:健側と比較して精巣内血流が減少または消失.精巣内部エコーレベルが不均一.
- 垂捻転:精巣内血流は正常.精巣上体の血流は正常あるいは増加.
- 精巣上体炎:精巣上体の腫大,血流増加.

7. 保護者への説明
- 緩徐に血流が低下する精巣捻転もあるため,来院時には症状が乏しくても翌朝には手遅れとなる症例があることも念頭において説明する.
- 症状が悪化するようなら,1~2時間後でも再度来院.
- 症状が改善しても,翌日必ず泌尿器科または小児外科を受診.
- 今回は捻転が自然解除された可能性があるが,次回は緊急手術をしないと壊死に至る場合もあるので同様の症状があれば,すぐ来院.

(久松英治,杉多良文)

Ⅲ. 主な小児救急疾患

9. 血液・腫瘍疾患

1. oncologic emergency

1. 上大静脈症候群・上縦隔症候群
1) 疾患概論
- 縦隔に発生した腫瘍性病変が上大静脈や気道を圧迫し,顔面浮腫や呼吸障害をきたす.
- 小児では上大静脈症候群・上縦隔症候群の80％以上は悪性リンパ腫をはじめとする悪性腫瘍が原因である.

2) Pitfall
- 縦隔に腫瘤を形成する悪性リンパ腫や白血病(特にT細胞性)は急速に増大し,症状が出現してから数時間で完全気道閉塞に至ることがある.
- 上大静脈症候群・上縦隔症候群を疑った場合はSpO_2などを慎重にモニタリングし,必要時は直ちに気管挿管と呼吸管理ができる体制を整え,集中治療管理を考慮する.
- 縦隔腫瘍なら挿管よりも自発呼吸を残した管理が安全なこともある.

3) 評価と検査
- 全身状態の評価
- 胸部X線,CTで縦隔腫瘍や気道の閉塞,偏位を確認する.
- 血液検査,血液ガスにより腫瘍崩壊症候群(後述)など他の腫瘍随伴合併症を評価する.
- ECG,SpO_2モニタリング

4) 治療
- 原疾患に対する治療を開始するまでは,閉塞性呼吸障害に対する支持療法が主体となる.
- 原疾患の診断が難しくなる可能性があるのでステロイド投

1. oncologic emergency

与は専門医と相談のうえ考慮.
5）上級医・専門医へ相談すべき状況
- 呼吸障害があるとき
6）保護者への説明
- 急速に呼吸不全が進行し，気管挿管と人工呼吸管理が必要になる可能性がある．
- 治療方針の決定および予後の判定には原疾患の病理学的（細胞学的）診断が必要．

2. 腫瘍崩壊症候群（TLS）
1）疾患概論
- 大量の腫瘍細胞が短期間のうちに死滅することによって高リン酸血症，高カリウム血症，高尿酸血症が生じる．
- 多くの場合は化学療法開始後に発生し，嘔気や疲労感など非特異的な症状に始まり，無尿・乏尿，低カルシウム血症によるテタニーなどの神経症状，不整脈をきたす．
- 疾患による TLS 発症のリスク分類を❶に示す．

❶ 疾患による TLS 発症のリスク分類

疾患	高リスク	中間リスク	低リスク
非 Hodgkin リンパ腫	成熟 B 細胞型リンパ腫・白血病，リンパ芽球性リンパ腫	びまん性大細胞型 B 細胞性リンパ腫，未分化大細胞型リンパ腫	
急性リンパ性白血病	WBC≧10 万/μL	5 万/μL≦WBC <10 万/μL	WBC≦5 万/μL
急性骨髄性白血病	WBC≧5 万/μL 単球性白血病	1 万/μL≦WBC <5 万/μL	WBC≦1 万/μL

（日本小児血液学会編．小児白血病・リンパ腫の診療ガイドライン 2011 年版〈第 2 版〉．金原出版；2011 を参考に作成）

III. 主な小児救急疾患　9. 血液・腫瘍疾患

2) Pitfall
- 非 Hodgkin リンパ腫，急性白血病に合併することが多いが，神経芽腫など化学療法によく反応する他の小児癌でも TLS を合併することがある．

3) 評価と検査
- in（輸液量，飲水量），out（尿量）バランスの評価
- 血液検査：血清 Ca，リン酸を含む電解質，尿酸，尿素窒素，クレアチニン
- 尿 pH
- ECG，SpO_2 モニタリング

4) 治療
- K を含まない 2,000～3,000 mL/m²/日の十分な輸液と尿量の確保（2 mL/kg/時以上）．利尿薬が必要な場合はフロセミドを使用する．
- 尿 pH は 7.0～7.5 が目標．
- 高カリウム血症がある場合は経口的・経静脈的 K 摂取は制限する．
- 中間リスク以上では高尿酸血症を予防するためアロプリノール（10 mg/kg/日）の投与．

5) 上級医・専門医へ相談すべき状況
- TLS 高リスク症例の初療時
- 高カリウム血症＞6.0 mEq/L もしくは増悪するとき，高尿酸血症＞6.5 mg/dL
- 乏尿・無尿
- テタニーなど神経症状があるとき

6) 保護者への説明
- TLS は生命にかかわる合併症であること
- 腎不全に至る場合は血液浄化療法が必要になること

1. oncologic emergency

3. 発熱性好中球減少症
1）疾患概論
- 化学療法などによる好中球減少時（< 500/μL）にみられる発熱性疾患の総称であり，多くは細菌感染症である．
- 培養検査などを施行後，直ちに治療を開始しなければならない．

2）評価と検査
- 全身状態，治療歴，病歴の把握
- 血液検査：血算，生化学検査
- 血液培養（中心静脈カテーテル血，末梢血の2検体が望ましい）
- その他の培養検査：症状に応じて
- 胸部X線

3）治療
- 抗菌薬の投与：タゾバクタム/ピペラシリン，メロペネム，パニペネム/ベタミプロン，セフタジジム，セフェピム，セフプロムなどが用いられ，重症感染症として投薬量を決定する．
- 化学療法担当科による抗菌薬治療の方針をあらかじめ確認することが望ましい．

4）上級医・専門医へ相談すべき状況
- ショック症状を伴うとき
- 呼吸不全があるとき

5）保護者への説明
- 発熱性好中球減少症は全身状態にかかわらず重症感染症であり，経静脈的治療が必要．

4. 脊髄圧迫症
1）疾患概論
- 傍脊椎に発生した腫瘍による脊髄圧迫のため，背部痛や下肢麻痺，知覚障害，膀胱直腸障害などの神経障害がみられ

Ⅲ. 主な小児救急疾患　9. 血液・腫瘍疾患

る．
- 小児では神経芽腫，悪性リンパ腫が原因となることが多い．

2) Pitfall
- 乳幼児では診断がしばしば困難．慎重な病歴聴取および神経学的診察が重要．

3) 評価と検査
- 全身状態の把握，神経学的診察
- CT，MRI（神経症状により検査部位を判断する）
- 血液検査：電解質異常など

4) 治療
- 通常は原疾患に対する全身治療が優先される．
- デキサメタゾン投与が症状緩和に有効な場合があるが，ステロイド投与により原疾患の診断が困難になる可能性がある．
- デキサメタゾンの至適投与量は不明：0.1〜0.5 mg/kg の 6 時間ごと投与が用いられている．

5) 上級医・専門医へ相談すべき状況
- 症状が進行する場合
- デキサメタゾンを投与する場合

6) 保護者への説明
- 治療方針の決定および予後の判定には原疾患の病理学的（細胞学的）診断が必要．
- 圧迫されていた時間と程度によっては神経学的後遺症が残る可能性がある．

（後藤裕明）

2. ITP/血友病での急性出血

1. 疾患概論
- 出血傾向の病態は，①血小板，②凝固因子，③線溶因子，④血管の異常に分けて考える．免疫性血小板減少性紫斑病（ITP）は①の代表，血友病は②の代表．
- ITP は抗血小板抗体によって血小板の破壊が亢進して減少．小児ではウイルス感染後の急性発症が多い．点状出血や粘膜出血が多い．
- 血友病は重い出血症状を幼少期から反復．X 連鎖劣性遺伝，男児に多い．凝固第 VIII 因子（FVIII）異常の血友病 A と第 IX 因子（FIX）異常の血友病 B からなる．関節内出血が特徴的．

2. Pitfall
- 全身状態の悪いときは，呼吸循環状態を安定させてから，生命に危険な出血の原因と部位を特定．髄膜炎菌感染症など，緊急の基礎疾患同定と治療が最優先．
- 感染症（特に DIC）の合併，進行性の貧血，重要臓器への出血に注意．
- 重篤な出血とは，頭蓋内・腹腔内・頸部の出血である．
- 頭部外傷の疑い ⇒ 神経所見に注意．重い出血傾向あれば軽い外傷でも精査．
- 腸腰筋出血では出血量が多い ⇒ 出血性ショックに注意．
- 頸部出血 ⇒ 気道圧迫に注意．
- 筋肉内出血 ⇒ 血管や神経の圧迫による循環障害に注意．
- 持続性の鼻出血・歯肉出血や思春期女児の月経過多 ⇒ 貧血に注意．
- 血小板数が同じなら血小板の産生低下では破壊亢進に比べて出血しやすい．ITP に重篤な出血はまれ，発症 1 週間以内に多い．

III. 主な小児救急疾患　9. 血液・腫瘍疾患

- アスピリンなどの血小板機能抑制薬を服用 ⇒ 通常は重篤な出血の起きない血小板数 2 万/μL 以上でも注意.

3. 評価と検査, 鑑別診断
- 救急外来でまず行う検査は, 血液像を含む血算, プロトロンビン時間 (PT), 部分トロンボプラスチン時間 (APTT), 血液型, 血液培養.
- 凝固因子異常症の診断前に治療 ⇒ クエン酸入りの凝固用チューブに採血した血漿を凍結保存. 診断に有用.
- 検体の採取法は非常に重要.
  - クエン酸入りチューブには正確に線まで血液を満たす.
  - ヘパリン化留置カテーテルからは採血しない (ヘパリン混入 ⇒ APTT 延長).
  - 組織液の混入, 採血に手間取る ⇒ 血液凝固による異常値.
- 血小板減少の鑑別
  - 偽性血小板減少症の除外 ⇒ 抗凝固薬を使わない塗抹標本で確認.
  - 芽球や貧血を伴った血小板減少 ⇒ 白血病.
  - 破砕赤血球 ⇒ DIC, 血栓性微小血管症.
- 血友病は, APTT が著明に延長, PT が正常.
- 血友病の出血症状は FVIII (IX) の凝固活性とよく相関. 活性<1%：重症, 1〜5% 未満：中等症, 5〜40% 未満：軽症.
- 血友病と鑑別すべき von Willebrand 病 (VWD) は常染色体性遺伝. 先天性出血性疾患では最も多い. VWD の 3 型では VW 因子が完全に欠損し, 強い出血症状.

4. 上級医・専門医に相談すべき状況
- 全身状態不良, 重篤な出血症状, 大手術の前 ⇒ 上級医, 専門医.
- 血小板減少症の患児へのステロイド治療前 ⇒ 白血病を鑑別 ⇒ 末梢血標本を専門医に.

2. ITP/血友病での急性出血

- 重症血友病の補充療法中に抗 FVIII（IX）同種抗体（インヒビター）⇒ 止血効果は激減 ⇒ 専門医．
- 腫脹や疼痛の激しい血友病の関節内出血 ⇒ 補充療法 ⇒ 血液専門医，整形外科医．関節腔穿刺は通常不要．

5. 治療

- 全身状態の安定が最優先．出血の部位，程度，疾患によって補充療法と補助治療を適切に組み合わせて止血を図る（❶）．
- ITP 患児への血小板輸血は，血小板が直ちに破壊されるので通常は無効．最後の手段として血漿交換＋血小板輸血．
- 血友病用の市販製剤を❷に示す．製剤の輸注量や期間を❸に示す．
- 酢酸デスモプレシン
  - 軽症〜中等症の血友病 A と 1 型 VWD の軽度の出血に有効．

❶ ITP と血友病の治療

ITP	・重篤な出血，粘膜出血が継続 プレドニゾロン 2〜4 mg/kg/日　分 2 経口，静注 ヒト免疫グロブリン 0.8〜1 g/kg　点滴静注 ・皮下出血のみ，血小板数 ≧ 1.5 万/μL* 無治療，経過観察
血友病	・血友病 A への第 VIII 因子製剤の必要輸注量（単位） ＝体重（kg）×目標ピークレベル（％）×0.5 ・血友病 B への第 IX 因子製剤の必要輸注量（単位） ＝体重（kg）×目標ピークレベル（％）×1（血漿由来） ×1.5（遺伝子組換え）

ITP に血小板輸血は通常行わない．*産生低下による血小板減少症では血小板数＜2 万μL なら血小板輸血．
第 IX 因子製剤は，第 VIII 因子製剤に比べて約 2 倍の間隔で輸注．
半減期：第 VIII 因子製剤 8〜10 時間，第 IX 因子製剤約 24 時間．

III. 主な小児救急疾患　9. 血液・腫瘍疾患

- 0.2〜0.4 μg/kg，10〜20 分で静注．
- 血圧上昇や紅潮に注意．
- 血友病 A か B かの診断前に，重篤な出血のために緊急の補充療法が必要なときには新鮮凍結血漿も選択肢となりうる．

【補助治療】
- 出血時は RICE（安静，局所の冷却，圧迫，挙上）が原則．
- 鼻出血 ⇒ 酸化セルロースやアドレナリン浸漬ガーゼを鼻腔に充塡．鼻粘膜焼灼は禁忌．
- 口腔内出血 ⇒ トロンビン外用液．唾液中のフィブリノリジンのため，止血しにくい．
- 抗線溶薬トラネキサム酸 30 mg/kg 静注の併用も有効．肉眼的血尿には禁忌．
- 鎮痛薬の経口投与や静注を要することがある．アスピリンは禁忌．アセトアミノフェン単独またコデインと併用．

6. 保護者への説明
- 重症例では軽い外傷でも重篤な出血が起こりうる．また，

❷ 血友病の治療製剤

疾患	製剤名	治療製剤
血友病 A	クロスエイト M® コンファクト F®*	血漿由来 血漿由来 FVIII/VWF
	アドベイト® コージネイト FS®	遺伝子組換え 遺伝子組換え
	デスモプレシン®	酢酸デスモプレシン
血友病 B	ノバクト M® ベネフィクス®	血漿由来 遺伝子組換え

*主に von Willebrand 病に使用．
FVIII：第 VIII 因子，VWF：von Willebrand 因子．

2. ITP/血友病での急性出血

❸ 血友病 A 患者の急性出血や処置における第 VIII 因子製剤補充療法

出血部位，手術		目標ピーク因子レベル（%）	投与回数/日	投与期間
関節・筋肉内出血	軽度	20～40	1	1～2 日
	重度	40～80	1～2	3～7 日
頭蓋内出血		＞100	持続	入院，7 日
重篤出血		80～100	2	入院，5～7 日
肉眼的血尿		40～60	1	1～3 日
皮下・粘膜出血	重度	20～40	1～2	1～3 日
処置（穿刺，抜歯），小手術		20～80	1～2	1～4 日

インヒビターのない患児を対象．詳細は日本血栓止血学会のガイドラインを参照．
腸腰筋出血や重篤出血（頸部，腹腔内，消化管，気道などの出血，骨折）では入院．

わずかな出血でも続くことがある．症状の増悪時には医療機関を再診するよう指導．

（石黒　精）

III. 主な小児救急疾患

10. 小児特有の注意を要する事項

1. 児童虐待・ネグレクト

1. 疾患概論
- 子どもへの積極的な行為である「虐待（abuse）」と，子どものニーズを満たさない（failure to provide）あるいは子どもを適切に監視しない（lack of supervision）「ネグレクト（neglect）」に分類される．
- 両者を統合する概念として，不適切な養育（maltreatment）という言葉が用いられることもある．
- 虐待の種類としては，身体的虐待，心理的虐待，性虐待，ネグレクト，医療ネグレクト，医療虐待（代理によるMünchhausen症候群）などがあり，それぞれ単独ではなく，複数合併している場合も多い．
- 虐待を受けている子どもたちは，身体的・精神的にさまざまな問題を抱えており，発達・発育に重大な影響が及ぶ．

2. Pitfall
- 子どもの安全の確保を何よりも優先する．虐待は日常的に繰り返され，次第にエスカレートしていくため，早期発見・早期対応が必須である．
- 虐待の定義には，「加害者の動機」は，含まれない．加害者の動機や悪意の有無は，その行為が虐待であるか否かを判断する条件にならない．たとえば，「しつけ」は言い訳にならない．
- 虐待対応は，「子どもと家庭への支援」へのきっかけであり，「加害者の告発」ではない．
- もしも，虐待ではなかった場合（Dr. Kempeの言葉）：I would rather apologize to a parent for making mistake, than

apologize to a brain-damaged child because he did not report.

3. 評価と検査
- 理学所見（必ず全身の理学所見をとる），検査所見をはじめ，医学的評価は詳細に行い，正確に記録に残す．
- 最も大切なことは，ヒストリーをきちんと聴取すること（必ず母子手帳確認，成長曲線作成を行う）．ヒストリーと医学的評価との整合性を考える．ノーヒストリー（受傷機転不明，詳細不明など）が最も問題となる．
- 救急外来で遭遇することが多い虐待とその鑑別の要点を❶に記すが，鑑別診断や必要検査の詳細は，小児科学会ホームページ（http://www.jpeds.or.jp/guide/index.html）のマニュアル，日本子ども虐待医学研究会（http://jamscan.childfirst.or.jp/）のマニュアルを参照する．

4. 治療
- 子どもの安全をまず確保し，必要な医療を行う．
- 上記とともに，院内子ども虐待対応チーム（CPT）に連絡する．

5. 上級医・専門医に相談すべき状況
- 異状死に対応した場合，あるいは脳死に遭遇し子ども虐待かどうかの判断を要する場合
- 保護者・家族らが感情的・あるいは暴力的な態度をとり，診療が不可能となってしまう場合

6. 保護者への説明
- 救急外来では，まず子どもの安全確保および子どもに対する医療が最優先されるため，状況より虐待が明らかではない（グレー，疑いがあるが断言はできない）場合は，医療者が虐待を疑っていることを話す必要はない．
- ❷を参考に医学的に入院が必要であることを繰り返す．入院期間については，子どもの安全が確保されるまで，すな

III. 主な小児救急疾患　10. 小児特有の注意を要する事項

わち社会的対応が決定するまでとなるため,一般的には通常の医学的対応に要する時間よりも長めに伝えておく.
- 医学的には虐待の疑いがあることを保護者や家族に告知するタイミングは,子どもの安全が確保されてから,児童相

❶ 救急で遭遇することの多いと考えられる虐待,その症状および鑑別のポイント

ポイント 必ず全身診察を行う!

	疑わせる症状	鑑別診断のポイント
身体的虐待	頭部外傷 骨折 パターン痕(タバコ痕,二重条痕) 熱傷 溺水 窒息 ALTE DOA	・易出血性疾患(血友病,白血病など) ・易骨折性疾患(骨形成不全症,銅代謝異常,くる病,栄養障害など) 　CML(コーナー骨折,バケツハンドル骨折)や肋骨骨折など虐待特異性の高い骨折は見逃さない ・AHT が疑われる場合 　眼底所見,全身骨撮影,頭部CT,頭部 MRI を実施する 　AHT の3主徴は,硬膜下血腫,びまん性脳実質損傷,眼底出血だが,必ずしも3主徴が陽性ではなく,硬膜外血腫,くも膜下出血のこともある ・ALTE:眼底検査の適応となりうる(特に欧米では強調されている) ・DOA:ROSC に至らなかった場合には司法解剖または行政解剖とし,また AI も実施する

1. 児童虐待・ネグレクト

ネグレクト	脱水 齲歯 皮膚炎，オムツカブレ 体重増加不良 健診未受診児	・NOFTT と OFTT の鑑別 　甲状腺機能低下症，心疾患などの消耗性疾患
性虐待	腟内異物 性感染症 外陰部・性器外傷 極端な性化行動（性的発言）	・難治性腟炎では，腟内異物を疑い，腟内異物は性虐待を疑わせる ・淋病のタオル感染説，トイレ感染説は否定している論文も多い
医療ネグレクト	予防接種未接種者 保護者による怠薬 染色体異常症などに対する緊急手術 輸血拒否	・病院としての対応方針を決定しておくことが必要（病院弁護士などと）
医療虐待（代理による Münchhausen症候群）	ドクターウォッチング 通常ではありえない病状	・繰り返す貧血，目撃者のいないけいれん発作の繰り返しなどさまざまな身体的症状を呈する
脳死判定	脳死判定の際には，虐待除外が必要となるため，CPT に連絡し対応する	

常に最悪のシナリオを想定すること．虐待を矮小化しない．虐待の疑いをもつことに罪悪感を感じない ⇐ 子どもの安全・権利を優先する．
CML：古典的骨幹端病変，AHT：虐待による頭部外傷，ALTE：乳幼児突発性危急事態，DOA：来院児心肺停止，ROSC：自己心肺再開，AI：オートプシーイメージング，NOFTT：非器質性体重増加不良，OFTT：器質性体重増加不良．

Ⅲ．主な小児救急疾患　10．小児特有の注意を要する事項

❷ 保護者・家族への説明―入院の必要性について

	入院理由
身体的虐待	医療の必要性を強調する．子どもの病状は悪化しやすいので，安静・経過観察の必要性を説明する 急変の恐れがあるため，十分に安静が確認されるまでは，長期に経過観察することが必要であることを理解していただく 【具体的な入院期間】 ・骨折：2 週間で仮骨形成されるまで安静が必要，複数回の画像検査が必要 ・AHT：再出血，硬膜下腔開大の恐れがあり，複数回の画像検査が必要 ・溺水：後発性の悪化，肺水腫やけいれんなどを発症することがあるため入院が必要．場合により脳保護を行うこともあり
ネグレクト	器質的疾患の精査・加療の必要性を強調する 特に体重増加不良の場合，OFTT の鑑別は重要であり，また，体重増加不良は精神運動発達にも影響を及ぼす可能性があることを話し，順調な体重増加が得られるまでは入院加療が必要 齲歯の場合，歯科処置に鎮静や麻酔が必要な場合があり，かつ齲歯から歯性上顎洞炎などを併発することがあるため，抗菌薬加療も考慮される
性虐待	膣炎（膣内異物の場合も）から腹膜炎を発症する危険性があるため，入院加療が必要である 膣内異物は，全麻下の処置が必要である

AHT：虐待による頭部外傷，OFTT：器質性体重増加不良．

談所などとのカンファレンスにて決める．虐待は通告義務はあるが，保護者らへの告知義務はなく，本来通告者は法律的に守られている．

（小穴愼二）

2. 低出生体重児

1. 呼吸器疾患
1）基本的な考え方
- 慢性肺疾患（CLD）の児のみにかかわらず，生後早期に人工換気療法を施行された児は，急性期を越えた後も長期にわたり呼吸機能に異常を認めることが知られている．
- 末梢気道の閉塞性病変が特徴でありRSウイルスなどの気管支炎は重症化しやすい．
- 機能的残気量も低下しているため，鼻閉により容易に呼吸困難に陥りやすい．

2）診察時の注意点
- 上記のように呼吸機能の低下により容易に低酸素血症に陥りやすいので，必ず経皮的酸素飽和度を用いて酸素化の評価を行う．
- 毛細管血または静脈血でも十分であるので血液ガス検査で二酸化炭素の蓄積の有無を調べる．

3）対処
- 呼吸障害の程度が軽微でも，❶❷に示すように気腫の合併などにより予備能力が少ないので検査値に異常がある場合やRSウイルス抗原検査が陽性の場合は，入院して補液を行いながら経過観察をするほうが安全である．

2. 循環器疾患
1）基本的な考え方
- 長期的に人工換気療法を受けていた低出生体重児で，在宅酸素療法（HOT）を行っている児は，肺高血圧症を合併していることが少なくない．
- HOTを行っていない児でも，感染症を契機に肺高血圧症から心不全になることもまれではない．

Ⅲ．主な小児救急疾患　10．小児特有の注意を要する事項

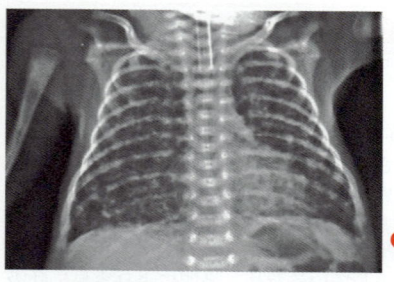

❶ 慢性肺疾患の児の胸部 X 線写真

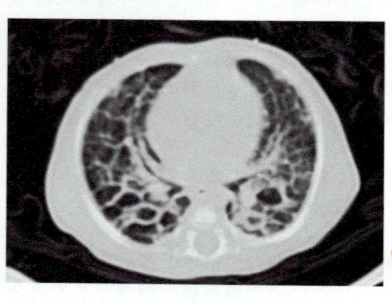

❷ 慢性肺疾患の児の胸部 CT 写真

2）診察時の注意点
- 炎症症状，肺の所見に比べて低酸素血症が強かったり，心不全の徴候がある場合は，肺高血圧症を疑い心臓超音波検査を行う．
3）対処
- 利尿薬投与などの一般的心不全の治療に加え，肺血管拡張薬の投与が必要な場合は集中治療室への入室が望ましい．

3. 鼠径ヘルニア
1）基本的な考え方
- 低出生体重児では鼠径ヘルニアが一般的な小児の頻度より

も高い.
- 鼠径ヘルニアは基本的に緊急に治療をする必要はないが，嵌頓を発症した場合には緊急を要する.

2）診察時の注意点
- 嘔吐，腹部膨満に加え，強い痛みにより啼泣が激しい場合には，オムツを外して鼠径部，陰嚢の観察を忘れない.

3）対処
- 嵌頓が数時間を経過すると脱出臓器（主に腸）に血流障害が生じる.
- 嵌頓と診断したら，直ちに脱出臓器を腹腔内に還納する徒手整復を行い，整復できない場合は小児外科医のいる施設に紹介する.

4. くる病様骨疾患・貧血
1）基本的な考え方
- 低出生体重児では，妊娠後期に胎内に貯蔵されるミネラルの不足と，急速な発育による需要の増加に，摂取量が相対的に足りない.
- 特に母乳中にはカリウム，リン，鉄が少なく，くる病様骨疾患，鉄欠乏性貧血を起こしやすい.

2）診察時の注意点
- くる病様骨疾患のため肋骨や長幹骨の骨折を主訴に救急外来を訪れることはないが，陳旧性の骨変化がX線検査で見つかった場合，後述する虐待との鑑別を要する場合がある.
- 貧血が原因で，無呼吸・頻呼吸・頻脈・体重増加不良・心雑音などの症状で来院することは少なくない.

3）対処
- くる病・貧血ともに緊急を要する治療は必要としないが，カルシウム・リン不足は長期的には体格や身長発育，乳歯へ影響し，鉄欠乏は脳エネルギー代謝，神経伝達などにも

影響するので，血液検査などで精査のうえ，欠乏しているミネラルを補充できるように診療を継続する．

5. 虐待
1) 基本的な考え方
- 低出生体重児または早産の原因と子ども虐待に移行しやすい要因とは重なる点が多い．
- また，NICU入院による生直後からの物理的，心理的な長期母子分離は特に影響が大きいと考えられている．

2) 診察時の対応
- 典型的な虐待の身体的所見だけではなく，発熱などの軽微な症状で来院した場合も，乳児検診歴，予防接種歴などを母子手帳で確認し，適切な育児ができているか確認する．

3) 対処
- 虐待が疑われる場合は院内の組織の手順に従って診療を進める．
- 育児に問題がありそうな場合や，適切な成長発達のフォローアップを受けていない場合は，両親への指導・支援が必要であり，適切な医療機関に紹介・診療継続を行う．

（中村友彦）

3. children with special health care needs

1. 疾患概論
- children with special health care needs（CSHCN）とは「慢性的に身体的，発達的，行動的，感情的にリスク状態にあり，一般の小児に比べ，医療サービスをより多く必要とする者」と定義されている．
- なかでも，NICU・PICU の技術の向上に伴い，医療機器，複雑なケアを必要として生活する CSHCN が増えてきている．
- こういった児は個別の特徴を有しているため一目見ただけで評価，介入することが難しい．
- 医療的ケアを必要とする CSHCN の診療においては，系統立てて評価する方法（ABCD アプローチ）を用いると有用である．

2. Pitfall
- 家族の訴えにしっかり耳を傾ける．
- 家族がいつもと違うと訴えた際は要注意．
- 在宅生活が長い家族のほうが少しの変化に気づきやすい．

3. 評価
- CSHCN を診察する際には ABCD アプローチ（❶）に従って考えると整理しやすい．
- 以下に各項目に従って評価すべき項目をあげる．

1）気道
- 上気道狭窄の有無
  - 狭窄が出やすい姿勢*
  - いつもの吸引回数
  - 経鼻エアウェイ使用の有無

*痙性の強い子どもでは通常の気道確保（頭部後屈あご先挙上）の姿勢はかえって緊張を誘発するためバギーでの

III. 主な小児救急疾患　10. 小児特有の注意を要する事項

❶ CSHCN の ABCD アプローチ

A	airway	気道
B	breathing	呼吸
C	circulation	循環
	constipation	便秘
D	device	医療機器
	drug	内服薬
E	DNR	急変時の対応について
	epilepsy	けいれん
F	food	栄養
G	GERD	胃食道逆流症

座位姿勢など少し体を丸めるような姿勢にするほうが呼吸を安定させる場合がある．
- 気管切開の有無
  - ▶ いつもの吸引回数
  - ▶ カニューレサイズ，固定方法の確認

2) **呼吸**
- 気管支喘息の有無
  - ▶ コントローラーの使用
  - ▶ 喘鳴発作の頻度
- 酸素使用の有無
  - ▶ 使用頻度・方法
- 人工呼吸器の有無
  - ▶ 普段の設定
  - ▶ 自発呼吸の程度
  - ▶ 離脱が可能かどうか

3) **循環**
- 心疾患の有無
  - ▶ 水分負荷が可能かどうか

3. children with special health care needs

- 酸素投与の必要性（普段の SpO_2 値）
- 直前の超音波検査，胸部 X 線の確認は必須

4) 便秘
- CSHCN では便秘がきっかけで（緊張が強くなったりすることで）体調不良をきたすことがある．また体調不良時に便秘をきたしやすい．
- イレウスの既往
- 便の頻度
- 緩下薬使用の有無と可否

5) 医療機器
- 使用している device の確認
  - 気道関連
  - 栄養関連
  - VP シャントや人工血管など感染の focus になる可能性のあるものがないか確認する．

6) 内服薬
- 重症児ほど内服薬は多い．
- 種類別（呼吸関連，循環関連，抗けいれん薬，消化管関連など）に整理すると理解しやすくなる．

7) 急変時の対応について
- 急変時どこまで治療するのか確認する必要がある．
  - ICU での集中治療の可否
  - 気管挿管
  - 心臓マッサージ　など
- 急変時誰に連絡をする必要があるかも同時に確認．

8) けいれん
- けいれんの頻度・タイプ
- けいれん時の対応
- けいれんしやすい状況についてあらかじめ確認

Ⅲ. 主な小児救急疾患　10. 小児特有の注意を要する事項

9）栄養
- 栄養の経路
    - 経口摂取の可能な量，形態
    - 経鼻胃管・ED チューブ・胃瘻
- 栄養の内容
    - 普段の水分率と摂取カロリー
    - ここ最近の栄養摂取状況
    - 体調不良時の栄養の際の注意点
    - アレルギーの有無

10）胃食道逆流
- 胃食道逆流は呼吸や緊張に影響を及ぼすため確認し必要があれば対応を検討する．
    - 逆流が出やすい姿勢
    - 逆流時の対応
    - 内服の有無（体調不良時の追加内服も含めて）

4. 上級医・専門医に相談すべき状況
- 家族の訴えと自身の判断にギャップがある場合は，可能であれば普段診察している医師に確認するとよい．主治医に確認できず，家族にとって帰宅が不安な場合は入院させることも検討する．
- 急変時の対応については早い段階で主治医と確認しておく．
- 翌日でも救急外来の受診を主治医に報告しておくとよい．

5. 帰宅させる際の対応
- 帰宅させる場合は体調不良時の自宅での対応法（栄養や呼吸サポート，ストレスカバーの内服など）について家族と確認しておく必要がある．

（余谷暢之）

4. 電解質異常(特に Na, K 異常,代謝性アシドーシス)

1. 疾患概論
- 細胞外液と細胞内液の電解質濃度は生体の恒常性維持機能により一定に保たれる.
- 電解質濃度の異常は細胞の活動に影響を与えるため,適切な是正が必要.

2. Na 異常
1) 高ナトリウム血症([Na]>145 mEq/L)
- 多くは体液減少性高ナトリウム血症
- 細胞内→細胞外の水シフトによる細胞内脱水に注意

①病態 (❶)

②症状
- 細胞内脱水による神経症状:不機嫌,易刺激性,傾眠,脱力,けいれん
- 脱水に伴う症状:頻脈,口腔内乾燥,末梢冷感

③検査
- 尿量↓,尿浸透圧↑,尿中 Na↓ ⇒ 高張性脱水
- 尿量↑,尿浸透圧↓(U-Osm<P-Osm)⇒ 尿崩症

④治療
- 脱水の補正,特に自由水の補正が治療の主
- 自由水欠乏量=4 mL×体重(kg)×([Na]−145)
- 輸液のメインを細胞外液とし,側管から自由水欠乏量の 5%ブドウ糖を 24〜48 時間かけて補正すると安全
- Na 補正速度:12 mEq/L/日(0.5 mEq/L/時)以内
- 頻回に Na 値をモニタリングし,輸液内容を調整

2) 低ナトリウム血症([Na]<135 mEq/L)
- SIADH とその背景疾患(肺炎,髄膜炎など)に注意
- 細胞外→細胞内の水シフト(細胞浮腫,脳浮腫)に注意

①病態 (❷)

Ⅲ．主な小児救急疾患　10．小児特有の注意を要する事項

❶ 高ナトリウム血症の病態

自由水の減少	消化管からの喪失：下痢，ロタウイルス腸炎など 腎からの喪失：利尿薬，糖尿病，高カルシウム血症 皮膚からの喪失：発汗過多，熱傷 不十分な水分摂取 ADH分泌不全：尿崩症
Na過剰	塩過剰摂取（不適切な栄養，医原性） ステロイド過剰，高アルドステロン症
調節の異常	中枢性調節障害

ADH：抗利尿ホルモン．

❷ 低ナトリウム血症の病態

低張性低Na	（P-Osm＜280）
細胞外液量↓	腎外喪失：嘔吐，下痢，発汗，胸腹水 腎性喪失：利尿薬，副腎不全，RTA，CSW
細胞外液量→	ADH過剰：SIADH 自由水過剰：心因性多飲，医原性（低張輸液）
細胞外液量↑	腎不全（腎からの塩喪失） 心不全，肝硬変，低アルブミン血症
等張性低Na	（P-Osm＝280〜295）
高脂血症（脂質100 mg/dL上昇→［Na］0.2減少） 高蛋白血症（総蛋白1 g/dL上昇→［Na］0.25減少）	
高張性低Na	（P-Osm＞295）
高血糖（血糖値100 mg/dL上昇→［Na］1.6減少） 高浸透圧物質（マンニトールやグリセオール）	

RTA：尿細管性アシドーシス，CSW：cerebral salt-wasting.

②症状
- 初期症状は非特異的，低ナトリウム血症の程度，Na値の低下速度により異なる．

4. 電解質異常（特に Na, K 異常，代謝性アシドーシス）

- [Na] 125～130 mEq/L：悪心，倦怠感，頭痛
- [Na] <125 mEq/L：傾眠，意識障害，けいれん

③検査
- 細胞外液量減少，U-[Na]<20 mEq/L ⇒ 腎外の細胞外液喪失（下痢など）
- 細胞外液量正常，U-[Na]>40 mEq/L（+ADH↑）⇒ SIADH

④治療
- 重度症候性（意識障害，けいれん）⇒ 上級医を呼び，Na 急性補正.

【急性補正】
- **3％食塩水（生理食塩水 400 mL＋10％食塩水 120 mL）**
- 3％食塩水 1 mL/kg で Na は約 1 mEq/L 上昇
- Na 値をモニタリングしながら 3％食塩水を 1 mL/kg ずつ投与

【通常補正】
- **Na 補正速度：12 mEq/L/日（0.5 mEq/L/時）以内**
  急激な Na 上昇は細胞内→細胞外の水シフトにより，浸透圧性脱髄症候群（OCD）を引き起こす可能性がある.
- 細胞外液量減少
  ▸ 循環不良 ⇒ 細胞外液 20 mL/kg をボーラス投与.
  ▸ 細胞外液で脱水を補正.
- 細胞外液量正常
  ▸ 病態を把握．SIADH の頻度が高い.
  ▸ 水分制限．細胞外液を維持量の 70％程度に絞って輸液.
  ▸ フロセミド 0.5～1 mg/kg/dose 投与を考慮.
- 細胞外液量増加
  ▸ 病態を把握.
  ▸ 水分制限，フロセミド 0.5～1 mg/kg/dose 投与を考慮.

Ⅲ. 主な小児救急疾患　10. 小児特有の注意を要する事項

3. K異常
1) 高カリウム血症（[K]＞5.5 mEq/L）
- すぐに心電図（ECG）モニタリング
- [K]＞8 mEq/L または ECG 異常を伴う場合，すぐに上級医を呼び，グルコン酸カルシウムを投与．

①病態（❸）
②症状
- 筋脱力，倦怠感，不整脈

③検査
- ECG：T波増高，PR間隔延長，P波消失，QRS幅増加
- 血液検査，尿検査：電解質，腎機能評価，血液ガス

④治療
- ECGモニタリング

❸ 高カリウム血症の病態

K摂取量↑	外因性 　K含有物質（食品, サプリメント, 薬剤, 輸血） 　医原性（カリウム製剤） 内因性 　横紋筋融解 　溶血
細胞内外シフト	アシドーシス 高血糖, インスリン欠乏 βブロッカー
K排泄量↓	**腎機能低下**, 尿細管障害 副腎機能低下 薬剤：ACE阻害薬, ARB, スピロノラクトン, NSAIDs, タクロリムス, シクロスポリン
偽性高K	溶血（採血時の血管外溶血） 白血球増多（WBC＞75,000/μL） 血小板増多（Plt＞750,000/μL）

4. 電解質異常（特に Na, K 異常，代謝性アシドーシス）

- K の中止：カリウム製剤除去，K フリー輸液
- 高カリウム血症の程度に応じて i)〜iii) の治療を行う．
  [K]＞8 mEq/L または T 波増高以外の ECG 変化あり：ICU 管理，i)〜iii)
  [K]＝6.5〜8 mEq/L かつ ECG 変化なし，または T 波増高：ii), iii)
  [K]＜6.5 mEq/L，ECG 変化なし：iii) を考慮

i) 心膜の安定化
- グルコン酸カルシウム（カルチコール® 8.5%；850 mg/10 mL）
  ▸ 小児：0.5〜1.0 mL/kg，成人：10〜20 mL を 5 分以上かけて緩徐に静注．
  ▸ 効果発現 1〜3 分，効果持続 30〜60 分

ii) K の細胞内へのシフトを促進
- サルブタモール吸入
- GI 療法
  ▸ ブドウ糖 0.5 g/kg ＋即効型インスリン 0.1 単位/kg を 30 分かけて点滴静注
  処方例：50% ブドウ糖 100 mL ＋即効型インスリン 10 単位を混注し，1 mL/kg を 30 分かけて点滴静注
  ▸ 効果発現 15〜30 分，効果持続 1〜4 時間
- 重炭酸ナトリウム（メイロン®）
  ▸ 1 mEq/kg（8.4% 製剤で 1 mL/kg）静注

iii) K 排泄の促進
- ポリスチレンスルホン酸カルシウム（ケイキサレート®）
  ▸ 1 g/kg 内服，6 時間ごと
  ▸ まれに消化管穿孔
- フロセミド（ラシックス®）
  ▸ 0.5〜1 mg/kg 静注，K フリー細胞外液（生理食塩水など）輸液を併用

Ⅲ. 主な小児救急疾患　10. 小児特有の注意を要する事項

❹ 低カリウム血症の病態

K摂取量↓	低栄養 Kを含まない輸液
細胞外内シフト	アルカローシス 薬剤性：β_2刺激薬，インスリン 周期性四肢麻痺
K排泄量↑	腎外排泄↑ 　嘔吐 　下痢，下剤乱用 腎性排泄↑ 　尿細管障害 　薬剤性：利尿薬，シスプラチン，アムホテリシンB，ステロイド，漢方（甘草）

2）低カリウム血症（[K]<3.5 mEq/L）

- 基礎にある病態の特定が重要.
- [K]<2 mEq/L または ECG 異常を伴う場合，すぐに上級医を呼ぶ.

①病態（❹）

②症状
- 筋力低下，不整脈

③検査
- ECG：期外収縮，ST低下，U波
- 血液検査，尿検査：電解質，血液ガス，尿電解質

④治療
- ECGモニタリング
- 低カリウム血症の程度に応じてK補正

　　[K]<2 mEq/L または不整脈：ICU管理. CVからKCl持続静注（高濃度）.

　　[K]=2〜3 mEq/L，ECG変化あり：KCl持続静注

　　[K]=3〜3.5 mEq/L，ECG変化なし：K経口補充

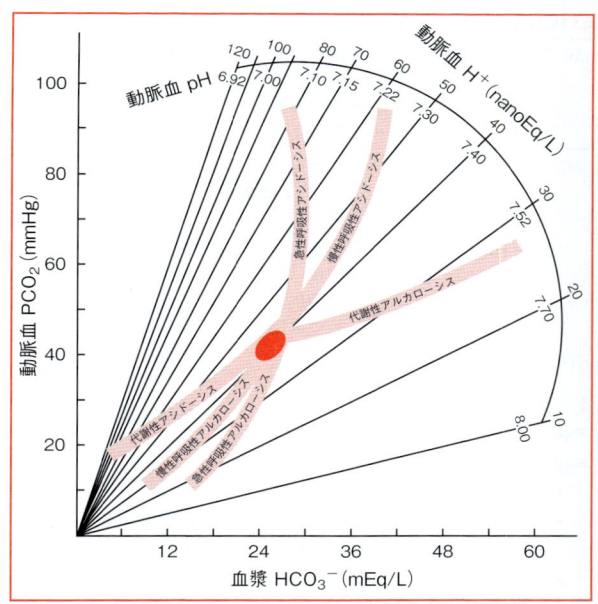

4. 電解質異常（特に Na, K 異常，代謝性アシドーシス）

❺ 酸塩基平衡ノモグラム

- KCl 持続静注（末梢路）
  - KCl 濃度：40 mEq/L 以下
  - KCl 投与速度：0.2 mEq/kg/時
    処方例：生理食塩水 500 mL ＋ KCl 注（1 mEq/mL）
    20 mL（40 mEq/L）を 5 mL/kg/時で点滴静注．
- K 経口補充
  - カリウム 3 mEq/kg/日を経口補充
  - 塩化カリウム 1 g＝13.3 mEq（KCl 分子量：74.5）

Ⅲ. 主な小児救急疾患　10. 小児特有の注意を要する事項

❻ 代謝性アシドーシスの病態

AG ↑	酸の産生増加	**乳酸アシドーシス（循環不全）** ケトアシドーシス（DKA, 飢餓） **先天代謝異常** 末期腎不全
AG →	H$^+$排泄障害	遠位 RTA 高カリウム血症性 RTA 腎不全
	HCO$_3$$^-$ 喪失	腎外喪失（主に消化管） ・**下痢** 腎性喪失 ・近位 RTA

RTA：尿細管性アシドーシス.

4. 代謝性アシドーシス

- 体内が酸（H$^+$）増加に傾いた状態.
- pH↓, HCO$_3$$^-$↓（❺）

① 病態
- アニオンギャップ（AG）により病態を大別（❻）
  AG＝[Na]－([Cl$^-$]＋[HCO$_3$$^-$])（正常値：12±2 mEq/L）

② 検査
- 血液ガス，電解質，血糖，乳酸，NH$_3$，BUN，Cr
- 尿検査：尿電解質，尿 pH，薬物反応

③ 治療
- 基礎疾患，背景にある病態に対する治療

（前川貴伸）

5. 低血糖

- ◆重要事項1　血糖・血液ガス・アンモニア・ケトン体
- ●意識障害やけいれんなどがみられる症例はもちろんのこと，不機嫌，不穏，過敏など理解困難な症状をみたときに，血糖・血液ガス・アンモニア・ケトン体を測定するのが，救急の場面で重要である．
- ◆重要事項2　医原性低血糖症を起こさない
- ●循環確保のための初期輸液を生理食塩水などの糖が入っていない輸液で開始したときには，低血糖の発症の可能性に留意して輸液を継続する必要がある．

1. 疾患概論

- ●定義：低血糖とは乳児，幼児期以後は空腹時血糖が 40 mg/dL 以下の状態，さらには発汗，動悸，傾眠などの低血糖症状を示すものをいう．
- ●好発年齢：ケトン性低血糖症は 1 歳 6 か月～5 歳である．先天代謝異常症によるものや高インスリン血症性低血糖は新生児期，乳児期に好発する．
- ●性差：ケトン性低血糖症は，男児：女児＝ 2：1 である．
- ●頻度：低血糖を引き起こす疾患の数が多いため，小児期において低血糖は日常診療で極めて多く遭遇する病態である．

2. Pitfall—ベッドサイドにおける血糖測定

- ●全血での血糖測定は血漿測定に比して 10％低いとされてきたが，通常のヘマトクリットでは有意差はない．
- ●簡易測定では測定誤差が 10～20％程度．
- ●検体を放置すると血糖値は低くなる（赤血球による解糖）．
- ●静脈血＜毛細血管血＜動脈血の順で高値（空腹時で静脈血に比し，毛細血管血で 4 mg/dL，動脈血で 10 mg/dL 程度高い）．
- ●末梢循環不全があると毛細血管血の血糖はあてにならない．

Ⅲ. 主な小児救急疾患　10. 小児特有の注意を要する事項

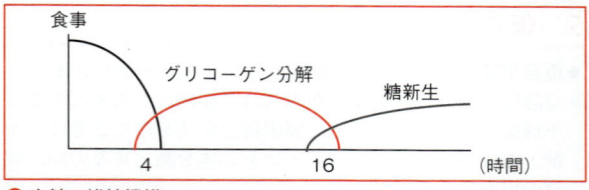

❶ 血糖の維持機構
(依藤 亨. 小児の低血糖の見方. 第5回日本先天代謝異常学会セミナー抄録集. 2009. pp75-88)

3. 診断と検査
● 鑑別診断は以下の3つのポイントを理解して行う.
1) 低血糖は食後どのくらいで起こるか
- ❶に血糖の維持機構の時間的推移を示した.
- 食後すぐ：ガラクトース血症, 果糖不耐症
- 4時間以降：グリコーゲン分解の異常
- 16時間以降：糖新生の異常, 脂肪酸代謝異常, カルニチン代謝異常
- いつでも起こりうる：高インスリン血症, GH欠損症, 副腎不全などのインスリン拮抗ホルモン欠損

2) 血糖を維持するためにどの程度のグルコース注入 (GIR) が必要か
- 通常の成熟した新生児では4〜6 mg/kg/分, 成人では2 mg/kg/分前後である. グリコーゲン分解の異常や糖新生の異常であればその程度のグルコース注入輸液で血糖は維持できる. それ以上の要求があるときには高インスリン血症を考慮すべきである.
- GH, グルココルチコイド, グルカゴン欠乏のような拮抗ホルモン欠乏でも, 多量のグルコース注入が必要.

3) 低血糖時の検査所見を得ることがきわめて重要 (平常時

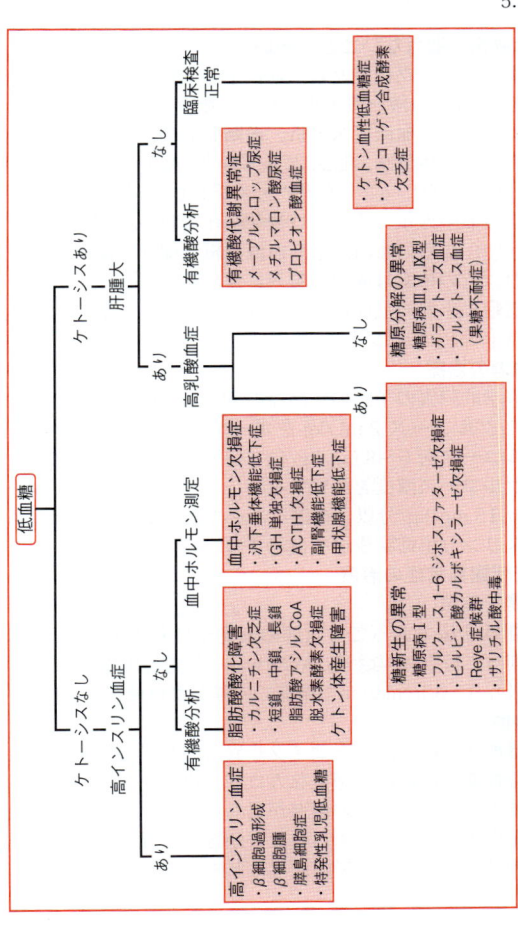

5. 低血糖

```
低血糖
├─ ケトーシスなし
│  高インスリン血症
│  ├─ あり ─ 高インスリン血症
│  │        ・β細胞過形成
│  │        ・β細胞腺腫
│  │        ・膵島細胞肥大
│  │        ・特発性乳児低血糖
│  └─ なし
│     ├─ 有機酸分析 ─ 脂肪酸化障害
│     │              ・カルニチン欠乏症
│     │              ・短鎖,中鎖,長鎖
│     │               脂肪酸アシルCoA
│     │               脱水素酵素欠損症
│     │              ・ケトン体産生障害
│     └─ 血中ホルモン測定 ─ 血中ホルモン欠損症
│                          ・汎下垂体機能低下症
│                          ・GH単独欠損症
│                          ・ACTH欠損症
│                          ・副腎機能低下症
│                          ・甲状腺機能低下症
└─ ケトーシスあり
   肝腫大
   ├─ 高乳酸血症
   │  ├─ あり ─ 糖新生の異常
   │  │        ・糖原病Ⅰ型
   │  │        ・フルクトース1-6ジホスファターゼ欠損症
   │  │        ・ピルビン酸カルボキシラーゼ欠損症
   │  │        ・Reye症候群
   │  │        ・サリチル酸中毒
   │  └─ なし ─ 糖原分解の異常
   │            ・糖原病Ⅲ,Ⅵ,Ⅸ型
   │            ・ガラクトース血症
   │            ・フルクトース血症(果糖不耐症)
   └─ 有機酸分析
      ├─ 有機酸代謝異常症
      │  メープルシロップ尿症
      │  メチルマロン酸血症
      │  プロピオン酸血症
      └─ 臨床検査
         正常 ─ ・ケトン血性低血糖症
                ・グリコーゲン合成酵素
                 欠乏症
```

❷ 小児低血糖症の診断アルゴリズム
(澤田 淳ほか.見て学ぶ小児科臨床講義.診断と治療社;1996.p97)

には異常が取れないことが多い)
- スクリーニング検査としては以下の項目を検査する．CBC，CRP，血液一般生化学検査，電解質，検尿，血糖値，インスリン，血液ガス分析，遊離脂肪酸，アンモニア，血中ケトン体分画，乳酸，ピルビン酸，ACTH，コルチゾール，FT_4，TSH，IGF1（ソマトメジン C），タンデムマスによる血中カルニチンプロフィール分析，尿有機酸分析を行い，さらに血清，尿，血液濾紙を保存（凍結）．
- それ以上の検索は成書を参考に進める．
- 前頁❷に小児の低血糖症の鑑別疾患のチャートを示した．

4. 初期治療のポイント
1) 低血糖の治療
- 神経学的障害の予防のため血糖 50 mg/dL 以上を目指す．
- 10%グルコース 2 mL/kg をボーラスで入れ，引き続きグルコースを 6〜8 mg/kg/分で持続静注して，血糖をみてグルコース濃度を調整する．
- 10〜15 mg/kg/分以上の濃度を必要とするときには，インスリン分泌抑制療法を検討する．

2) 先天代謝異常症の治療
- 成書を参照．
- 代謝性疾患であっても状態の安定化は基本的には PALS に則って行う．すなわち，A(Airway：気道)，B(Breathing：呼吸)，C (Circulation：循環) の確保が重要となる．

3) その他
- 有機酸代謝障害，尿素サイクル異常症などの代謝性疾患の急性期の治療は，適切なカロリー投与を中心とする異化作用の防止と同化の促進が最も重要となる．なぜなら異化作用の亢進が止められないかぎり，異常代謝中間産物の蓄積やアンモニアの産生はとまらないからである．

（高柳正樹）

11. 精神疾患ほか

1. 小児精神科的疾患

1. 過換気症候群
1）疾患概論
- 心理的なストレスにより誘発された発作性の過呼吸の持続により，多採な身体症状や精神症状を呈する症候群．

2）Pitfall
- 器質的疾患の除外診断を確実に行う．
- 本人，家族の不安の軽減に努める．

3）評価と検査
- 本疾患は，器質的疾患を否定してはじめて診断できる．本疾患を想起した際には，問診，理学所見などから重篤な器質的疾患の除外を行い，必要に応じて，血液ガス，胸部X線などの検査も考慮する．
- 鑑別診断として多呼吸をきたす疾患を❶に示すが，本疾患での初期症状は，呼吸，循環症状，第2段階では神経症状であり，来院時に意識障害や，口周囲や手足のしびれ，手の硬直などの神経症状を全面にした場合にも本疾患を鑑別診断にあげることが重要である．

4）治療
- 過換気の病態を説明して，本人，家族の不安を軽減し，本人には呼吸をゆっくり（できるだけゆっくり息を吐く）するように指導．
- ペーパーバック法は，低酸素血症をきたすリスクも指摘されており，行わないようにする．
- 上記で改善しなければ，少量のベンゾジアゼピンの投与を行うことがある．

III. 主な小児救急疾患　11. 精神疾患ほか

❶ 多呼吸をきたす鑑別疾患

低酸素血症	高地，重篤な肺疾患
呼吸疾患	肺炎，間質性肺炎，肺線維症，肺水腫，気管支喘息，気胸
循環器疾患	うっ血性心不全，低血圧
代謝性疾患	代謝性アシドーシス，肝不全
中枢性疾患	脳血管障害，脳挫傷，脳腫瘍，感染症
薬剤による過換気	サリチル酸，キサンチン，カテコラミン，プロゲステロン，アセタゾラミド
その他の要因	発熱・敗血症，妊娠
心理的要因あるいは原因不明の過換気	狭義の過換気症候群

(鈴木　順ほか. 日本心療内科学会誌 2006；10：225-9)

5) 上級医などに相談すべき状況
- 病態説明，呼吸指導などの初期治療で改善がない場合
- 何度も発作を繰り返しているケースや心理・社会的な原因などが疑われるケース

6) 保護者への説明
- 発作時には,「この状態が生命を脅かすことはない」，また「酸素が足りなくなって呼吸困難や意識障害をきたしているわけではない」などをわかりやすく説明する.
- 発作を繰り返しているようであれば，本疾患では心理・社会的な背景があることが通常で，心身医学的なアプローチが必要であることを伝え，精神科などの医療機関を後日受診するように説明する.

2. リストカット
1) 疾患概論
- 手首を切る自傷行為を指す. 基本的には，患者自身の心理

1. 小児精神科的疾患

的苦痛の軽減を目的に行われるもので致死性は低い．

2) Pitfall
- リストカットによる創部に対して，感情的に反応するのではなく医学的に対応する．
- 創部の評価のみを優先するのではなく，バイタルサインや全身合併症の有無の評価も十分に行う．
- 大半のリストカット患者が創部処置で帰宅可能ではあるが，なかには自殺企図としての対応が望ましい患者もいるので，希死念慮の有無などの評価も併せて行う．

3) 評価と検査
- 事故や傷害によるものでないことを確認する．
- 身体症状の評価はバイタルサインとABCDの評価を行う．その他の部位の外傷の有無，臓器損傷の可能性や薬物中毒の可能性などに関しても検討を行う．
- 平静かつ丁寧に対応して関係性の確立に努める．
- 自殺企図として対応が必要かの評価，具体的には精神疾患の既往歴，リストカットの計画性，希死念慮の有無などの確認をする．

4) 治療
- バイタルサインが安定しており，全身合併症がなければ創部の評価，治療を冷静に丁寧に行う．

5) 上級医などに相談すべき状況
- 自殺企図の要素を疑う場合などそのまま帰宅させてよいかの判断が迷うケース．
  - 自殺企図の要素が否定できない場合，精神科へのコンサルトを行うべきであるが，そのようなことが可能でない施設では，普段より自殺企図患者にどのように対応するかに関して，できればマニュアルを作成しておき，それに基づき対応するのが望ましい．

Ⅲ. 主な小児救急疾患　11. 精神疾患ほか

6) 保護者への説明
- 家族も混乱している場合が多いので，中立的な態度を維持して冷静に状況を説明する．
- 頻回にリストカットを繰り返しているような場合では，精神科への受診を勧める（紹介状を記載して渡すのが望ましい）．

（永井　章）

◎参考文献
1) 須貝よし乃ほか．過換気症候群．宮本信也ほか（編）．子どもの心の診療シリーズ，子どもの身体表現性障害と摂食障害．中山書店；2010．pp240-7.
2) 久保千春．過換気症候群．日本こころとからだの救急学会(編)．研修医のためのこころとからだの救急患者対応．メディカ出版；2011．pp48-52.
3) 鈴木　順ほか．呼吸調整機能からみたパニック障害と過換気症候群．日本心療内科学会誌 2006；10：225-9.
4) 黒坂升一ほか．リストカット患者．日本こころとからだの救急学会（編）．研修医のためのこことからだの救急患者対応．メディカ出版；2011．pp90-6.
5) Hymanr SH．井上令一ほか（訳）．精神科救急マニュアル，第2版．メディカルサイエンス・インターナショナル；1996．pp19-26.

2. 性暴力被害者

1. 概論
- 子どもへの性暴力の加害者の8〜9割は顔見知り.
- 性虐待とは,大人がその優位性に乗じて,子どもに性加害をすること.
- 性虐待の場合,性器肛門外傷を生じるような暴力が用いられることは少なく,性器肛門所見の多くは正常[1].

2. 好発年齢
- 性虐待が発見されやすい年齢は,就学前後と思春期である.
- 幼少児の場合,性虐待という認識に乏しく,意図的に開示(告白)されることは少なく,偶然に発見されることが多い.
- ティーンエイジャーは意図的に開示して,支援を求めてくることが少なくない.
- 見知らぬ人や,同年代の顔見知りの子どもから性暴力を受けた子どもは,被害を開示すれば,家族や警察の支援を受けやすいので,救急外来に受診してくる可能性も高い.

3. 性差
- 一般的に被害者は女児のほうに多いが,男児が被害を受けることも少なくない.
- 特に,子どもに対する性加害捕食者(プレデター)が地域に存在する場合,非常に多くの子ども(男児をねらうプレデターは少なくない)が被害者となる場合がある.
- ただし,男児は「男は性暴力に遭うはずがない」と周りの人たちが考えていることを知っているため,「こんな被害に遭ったのは自分だけだ」と思い込み,開示できずにいることが多い.
- したがって,子どもが性被害を訴えた場合は,女児であれ,男児であれ,否認せずに,信じて聴くことが重要である.

Ⅲ. 主な小児救急疾患　11. 精神疾患ほか

4. 頻度
- 世界保健機関（WHO）と国際子ども虐待防止学会（ISPCAN）が2006年に世界規模で調査したところ，おおよそ20％の女性ならびに5～10％の男性が子どもの頃，性虐待（家庭内および家庭外）の被害を受けていることが示された[2]．
- これは，各国の児童相談所相応組織や警察等の公的機関が把握したもののみが計上されている．したがって，実際はもっと多いと考えられる．

5. 子どもへの性暴力を疑うべき症状
①性器肛門外傷：性器診察の際，内診や腟鏡の挿入は行わない．

②性感染症
- 外陰部・肛門・咽頭からの淋菌培養陽性
- 周産期感染が除外された梅毒
- 1歳以上の子どもの腟トリコモナス感染
- 3歳以上の子どもにおける外陰部・肛門からのクラミジア培養陽性（セックスパートナーがいるティーンエイジャーを除く）
- 周産期感染・血液製剤からの感染・誤刺による感染が除外されたHIVの血清学的陽性
- 性器ヘルペス（単純ヘルペスウイルス1型・2型）
- 単純ヘルペスウイルス2型が検出された口唇ヘルペス
- 尖圭コンジローマ

③腟内異物
- 女児の腟内異物は，長期間経過観察すると，後に性虐待が確認されることが多い[3]．
- 挿入経験のない幼児が自分の腟の存在を知っていることはまずないので，たとえ，子ども本人が異物を腟に挿入したとしても，その行為そのものが挿入性被害の経験を強く示唆する．

④胎児の父親が不詳の妊娠
⑤子どもの身体（腟前庭部・体表等）から直接採取した検体からの精子の同定
⑥子どもからの開示：子どもが性被害をねつ造して語ることはまずない．

6. 性暴力が疑われる子どもから聴き取りをする際にやってはいけないこと

- 虐待や性害の事実について根掘り葉掘り聴くこと（通告・通報後の調査・捜査面接【司法面接】に悪影響を及ぼす）．
- 子どもがまだ話していない情報を使って質問すること（「お父さんがあなたの性器を触ったの？」など）
- 疑いをもって聴き取りをすること
- 性被害があったか，なかったか，その真偽を確かめようとすること
- 他の人に子どもからもう一度話してもらうこと
- 虐待の加害者と疑われている人物に，虐待の話をすること
- 虐待の加害者と疑われている人物に直接，確認を取ること

7. 性感染症検査を実施すべき状況

- 排尿困難や膿性帯下，その他の性器感染症状を認める場合
- 加害者であることが疑われる人物がSTDに罹患している場合や子どもが感染しやすい行為をさせられていた場合
- 性器に性虐待の痕跡がはっきりと残っている場合
- 虐待の詳細について十分に伝えられないほど幼い子どもの場合

8. 性感染症予防

- 思春期児童の場合：セフトリアキソン125mg静注1回，メトロニダゾール2g経口1回，ドキシサイクリン100mg 2×7日．
- 幼少児：上記プロトコルを体重換算して投与する．

- 性感染症予防は，見知らぬ加害者からの性暴力や初めての性虐待の場合に実施する．
- 同一の加害者から長期にわたって反復して性虐待を受けている場合，その経過中に性感染症の発症が認められず，上記 7. に該当しなければ，性感染症予防は通常不要である．

9. 緊急避妊
- レボノルゲストレル 2 錠を性交後 72 時間以内に 1 回内服．

10. 通告・通報：怠ってはならない
- 家庭内性虐待は，院内子ども虐待防止委員会に連絡し，児童相談所に通告する．
- 家庭外性虐待と見知らぬ人や同年代からの性暴力は，警察に通報する．

（山田不二子）

◎参考文献
1) Adams JA, et al. Examination findings in legally confirmed child sexual abuse：it's normal to be normal. *Pediatrics* 1994；94（3）：310-7.
2) World Health Organization and International Society for the Prevention of Child Abuse and Neglect. Preventing Child Maltreatment：a guide to taking action and generating evidence. 2006. p11.
3) Herman-Giddens ME. Vaginal foreign bodies and child sexual abuse. *Arch Pediatr Adolesc Med* 1994；148（2）：195-200.

3. 外来死亡事例の対応

1. 疾患概論
- 異状死*は警察への届け出義務がある.
- 患児への対応に迫られる一方で,保護者へのケアを要する.
- 最後に医療者へのケアと自身のケアを忘れないこと.
  *異状死とは「確実に診断された内因性疾患で死亡したことが明らかである死体以外の全ての死体」(日本法医学学会異状死ガイドライン)と定義され,診療行為中,直後の予測外死亡を含む.

2. Pitfall
- 患者家族への過度の感情移入により,適切な判断を見失う.
- 十分な死因検索を行わないままに乳幼児突然死症候群(SIDS)の判断をして死亡診断書を作成してしまう.

3. 特徴
- 小児の外来死亡事例が年間20件を越える施設は国内ではまれ.
- 外来死亡数が成人に比して少なく小児科医は経験が乏しい.

4. 実際の診療
- hotlineで院外心肺停止(CPA)事例搬送の連絡があった場合には,事前に人を集め,役割分担を行っておく.
- 慣れないうちは遠慮なく上級医に連絡し,適宜サポートが受けられるようにする.
- アルゴリズムに従った適切な蘇生行為を開始,継続し,中止する.
- 施設ごとに可能な原因検索(❶)を施行する.
- 院外死亡事例では,医師法第21条に従い,原因不明もしくは内因性疾患の診断がつかない場合には警察への届け出が義務化されている.

【医師法第21条】

Ⅲ．主な小児救急疾患　11．精神疾患ほか

❶ 死因検索項目

血液	末梢血	
	生化学	
	血液ガス	代謝異常 電解質異常
	タンデムマススクリーニング	アミノ酸/有機酸/脂肪酸代謝異常
尿	尿一般	
	尿培養	
	尿中有機酸分析	有機酸代謝異常
画像	胸腹X線	
	頭部CT（AI*）	頭蓋内出血など
	体幹CT（AI*）	肺疾患 腹腔臓器損傷
	心エコー	心タンポナーデ
その他	眼底検査	眼科医に依頼
	皮膚組織採取（necropsy）**	線維芽細胞の採取，保存

死後の画像検査（AI）*および死後の検体採取**は保険診療外行為．事前に院内で方針を協議しておくこと．

　届け出が必要な異状死：
・すべての外因死（災害死）とその後遺症，続発症
・自殺，他殺
・死因不明，内因か外因か不明
　届け出の必要がない普通の死：
・診断のついた病死
・新規患者の院内死亡であっても病死であることが画像や心電図などで診断（ないしは推定）できる場合で，

異状死にあたらないもの

5. 上級医に相談すべき状況
- 院外死亡事例は全例で報告，連絡，相談すること．

6. 保護者への説明
- 過度に感情的になる必要はない．事実を淡々と話しても構わない．礼儀や思いやりの心は忘れないこと．
- 保護者にとっては突然の悲劇であり，説明を理解できない場合がある．
  - 看護スタッフ（師長）の支援を依頼する．
  - 後日説明の時間を取るように話す．

7. 保護者の立ち会いに関して
- 保護者の蘇生現場への立ち入りに関しては日本と北米とでは意識が異なる．
- 北米では保護者の立ち会いを推奨する意見があるが，国内の蘇生ガイドラインでは「家族の立ち会いに関しては，わが国特有の文化，社会的背景，すなわち急性期医療の現場に市民が立ち会うことは決して一般的ではないことや，医療従事者と家族間に存在する知識の乖離に関して配慮するべきである．また，家族の存在が適切な蘇生行為遂行の妨げになることのないような配慮も必要である．」
- 実際の蘇生現場での混乱を避けるため，院内で事前に話し合い，施設の方針を決めておく．

8. 問題点
- CPA症例の原因検索に対して，自己心拍の再開（ROSC）のなかった場合には，検索項目が少なく原因の特定がより困難になる傾向がある．
- 特に死後硬直の進んだ症例では検体採取もままならないことが多い．
- 警察に届け出た後でも，検死検案の報告が得られず，死因不明のままになっていることが多い． （辻 聡）

12. 外因系疾患

1. 頭部外傷

1. 疾患概論
1）初期診療
- 頭部単独外傷の可能性が高いと思われても，他部位の致命的な外傷が否定されるまでは外傷初期診療ガイドライン（JATEC™）に従った診療を行うことが望ましい．
- 小児頭部外傷では占拠性病変による脳ヘルニアよりも二次性脳損傷によるびまん性脳腫脹が多い．
- 頭部外傷の初期診療の目的は，気道・呼吸・循環を安定化させて二次性脳損傷を最小限にすることである．

2）頭部外傷の重症度
- GCS スコア（付表3）で定義される．
  軽症（mild）　　　：GCS 13～15
  中等症（moderate）：GCS 9～12
  重症（severe）　　：GCS 8 以下
- 中等症以上の症例は，脳神経外科医と小児科医がいる施設，もしくは救命救急センターへの搬送が望ましい．

3）Pitfall
- しばしば頸部外傷を合併する．
- 頭部単純X線の意義はほとんどない．
- 外傷の治療だけでなく予防教育に努める．
- ヘルメット着用は頭部への衝撃の加速度を87％減少させるとの報告もあり，有効である．

4）重症頭部外傷の治療
①気管挿管
- 上気道閉塞の危険，GCS スコア 8 点以下，または呼吸・循

1. 頭部外傷

環動態の不安定は気管挿管の適応である．
- 頭蓋底骨折のリスクがある場合には経鼻挿管は避ける．
- 気管挿管の手技で頭蓋内圧を上昇させないように十分な鎮痛鎮静を行う．また，脱分極性筋弛緩薬（スキサメトニウムなど）は使用しない．

②酸素化と換気
- 酸素化は SpO_2 95％以上に維持する．
- 脳血流量が減少するため，盲目的な過換気（$PaCO_2$ < 35 mmHg）は避ける．
- 脳ヘルニア徴候がないかぎり，$PaCO_2$ は 35〜40 mmHg 程度に維持する．
- 脳ヘルニア徴候を伴う急激な頭蓋内圧亢進に短時間の過換気は有用である．

③頭部の位置
- 頭部を 15〜30°挙上し，正中位を維持する．

④高浸透圧利尿薬（マンニトール，濃グリセリン）
- 頭部外傷にルーチンに使用すべきでない．
- 占拠性病変に対する手術までの切迫脳ヘルニアへの対処として使用する．
- 循環血漿量減少や電解質異常などに常に注意が必要である．
- 高張食塩水（3％食塩水）が有効との報告がある．明確な投与量のエビデンスはなく，2〜6 mL/kg を初回投与量とし，0.1〜1.0 mL/kg/時で持続投与する方法がよく用いられる．

⑤体温
- 高体温は積極的に是正する．

⑥予防的抗けいれん薬投与
- 受傷後 7 日以内に起こる早期外傷後てんかんの予防のためにフェニトインを投与する．

⑦頭蓋内圧（ICP）センサーの挿入
- 一般的に GCS スコア 8 点以下で ICP モニタリング実施．

- 年齢によって ICP 正常値は異なるが，15〜20 mmHg 以内が望ましい．
- 脳血流を保つには平均動脈圧から ICP を引いた脳灌流圧（CPP）の維持が重要である．
- CPP は少なくとも 40 mmHg 以上，年齢を考慮して 40〜65 mmHg 以上に維持するのが望ましい．

⑧手術適応
- 小児の指針はなく，成人頭部外傷による頭蓋内血腫の手術ガイドラインを参考に施設や医師の判断にゆだねられる．

2. 各論

1）頭蓋骨骨折
- 頭蓋骨骨折単独であっても経過観察入院とし，脳神経外科医へつなげることが望ましい．

①線状骨折
- 縫合線との区別が重要である．
- 皮下血腫や頭蓋内血腫から骨折が明らかになる場合もある．

②陥没骨折
- 開放性骨折であることが多い．
- 手術適応は，開放性骨折，硬膜損傷で髄液流出がある，頭蓋骨の厚さ以上の陥没，骨片が脳内へ迷入したり異物混入があったりする，美容上の問題，などがあげられる．

③頭蓋底骨折
- 髄液鼻漏，耳漏，Battle 徴候，パンダの眼徴候などの所見に注意する．
- 錐体骨の骨折時には顔面神経麻痺の有無に注意する．
- 頸動脈管を横切る骨折は頸動脈損傷を示唆する．

2）頭蓋内出血
- 新生児では凝固異常の存在に注意する．
- 新生児や乳児の頭蓋内出血の場合，ショックや貧血をきたすことがある．

1. 頭部外傷

- 海外の臨床研究の予測ルールの一部は軽微な頭蓋内出血の検出を目的にしていないため，注意を要する．

①急性硬膜外血腫
- 成人と比べると頻度は少ない．
- 乳幼児では意識清明期の後に数時間以内に神経症状が増悪する典型的症例（lucid interval）は少ない．
- CT 上，高吸収域で凸レンズ上の血腫がみられる．
- 大量血腫になることがあり，頭部単独外傷でもショックになりうる．

②急性硬膜下血腫
- 架橋静脈の損傷によって起こることが多く，乳児の発症は緩徐な進行である．
- 乳幼児の急性硬膜下血腫では虐待の存在を忘れない．
- CT 上，高吸収域で頭蓋骨内板に沿って三日月状の血腫が診られる．

③脳挫傷・外傷性くも膜下出血
- 成人と比べて contrecoup injury は少ない．
- 受傷後 24～48 時間で最も明確となる．

3）びまん性脳損傷
- CT 上異常を認めないか，ほとんど異常がないにもかかわらず，重度の意識障害など広範な脳機能障害を生じる損傷．
- 病変の描出には MRI の感度が高いが，初期診療時に撮影しなくてもよい．

①びまん性脳腫脹
- 受傷後 24～48 時間後に出現することが多い．
- 脳溝や脳槽の圧排や脳室の圧迫偏位が典型的な画像所見．
- 二次性脳損傷によって生じるものの予後は不良であり，予防が重要である．
- 小児では一次性脳損傷によって脳血液量が増加する病態があり，この場合は過換気療法が著効し，二次性脳損傷と異

Ⅲ．主な小児救急疾患　12．外因系疾患

なって予後は良好である．
②びまん性軸索損傷
- 一次性脳損傷で脳組織全体に強い剪断力が加わって生じる．
- 受傷直後から昏睡状態が6時間以上遷延するのが特徴．

4) 脳震盪
- 外傷が関係した意識状態の変容やさまざまな症状を総称したもので，意識消失の有無は問わない．
- 脳震盪で自分の名前や生年月日を忘れることはない．
- 一般的に，一過性健忘は数時間以内に改善することが多い．
- 解剖学的損傷を伴わないため，臨床症状から診断する．
- 発達中の脳への潜在的な危険性が指摘されており，小児では特に注意を要する．
- さまざまなアセスメントツールがあるが，まだ単独で確立したものはない．
- 対症療法が基本で症状が強い場合は経過観察入院も考慮．
- American Academy of Neurology の脳震盪ガイドライン（2013年）では，重症度の Grade 分類はなくなった．
- スポーツへの復帰の確立した記載はない．
  - 鎮痛薬などの内服なしに完全に症状が消失してから復帰を試みる．
  - 軽度であれば症状が消失してから少なくとも24時間以降が望ましい．
  - 段階的に競技活動レベルをあげて復帰するのが望ましい．
  - 受傷から10日以内は次の脳震盪を受傷しやすい状態にあるため，コンタクトスポーツへの復帰は慎重にすべき．
  - 高校生以下の小児ではより慎重なほうがよい．
- 軽症の脳震盪後に，その症状が消失しない，あるいは消失した直後に2度目の外傷を受けて重篤な状態に陥るものをセカンドインパクト症候群という．

（萩原佑亮）

2. 腹部外傷

1. 疾患概論
- 特徴さえ理解していれば「小児は小さい大人である」.
- 腹部外傷では腹腔内臓器損傷の存在を知る.
  - 腹腔内出血か？　腹膜炎か？
  - 正確な診断にこだわる必要はない.
- 虐待を必ず鑑別に入れる.
- 遅れて症状が出る損傷を忘れない.
- 小児の身体所見はとりにくい. バイタルサイン, 受傷機転もしっかり評価.
- 手術適応は腹腔内出血, 腹膜炎.
  - 小児は保存的治療が可能な場合が多い（決してすべてではない）.
  - 初期輸液に反応しないショック＋腹腔内出血は緊急輸血, 止血術の適応. 保存的治療は許されない.
  - 保存的治療をする場合はいつでも緊急対応できる施設が望ましい.

2. 小児が腹腔内臓器損傷を受けやすい解剖学的特徴
- 腹壁が薄く, 筋肉, 骨が未発達.
- 腹腔内臓器は狭い空間で密に接している.
- 臓器は体格の割に大きい.

3. 疫学
- 小児の腹部外傷は小児外傷全体の 7.2～8％と頻度は低い.
- 原因は交通事故（車, 歩行者, シートベルト, 自転車ハンドル）, 墜落が多いが, 必ず虐待も考慮する（特に乳幼児の場合）.
- 頭部外傷が合併すると死亡率は 50％まで高くなる.
- 腹腔内実質臓器単独損傷では死亡率は 20％未満であるが, 消化管穿孔や腹部大血管損傷の合併で 50％以上になる.

4. 受傷機転
- どのような受傷機転かを把握することで損傷部位，程度を予測する．
- 程度に関しては以下のようにエネルギーが高いかを参考にする．
  - 交通事故
    - 同乗者の死亡，横転，損傷が高度，車外放出，エアバックの作動あり，チャイルドシート未使用
    - 歩行者，自転車 vs 車の事故
  - 墜落
    - 3mもしくは身長の2倍以上の高さから
    - 落下地点がコンクリート
  - 虐待：虐待による腹部外傷は墜落によるものより6倍死亡率が高い．
- 受傷機転から推定される損傷部位は解剖学的に考えるが，小児の場合，体格が小さく外力が加わる範囲が広い．
- 小児の解剖学的な特徴から，より重篤な損傷を合併している可能性を常に考慮する．

5. 初期対応
- 初期診療は成人と変わらず，JATEC™ に準拠して進める．
- primary survey → secondary survey の流れである．

1) primary survey（PS）
- ABCDEの生理学的異常を把握し，それに対して対応（蘇生）する．
- ショックの有無：多くは出血性ショックであり，胸部X線，骨盤X線，FASTを行い，3大出血源である胸腔，腹腔，骨盤を検索する．腹部X線は不要．
- ショックがあれば原因検索＋蘇生を同時進行で行う（❶）．
- FASTが陽性，ショック状態であれば，初期輸液療法を

2. 腹部外傷

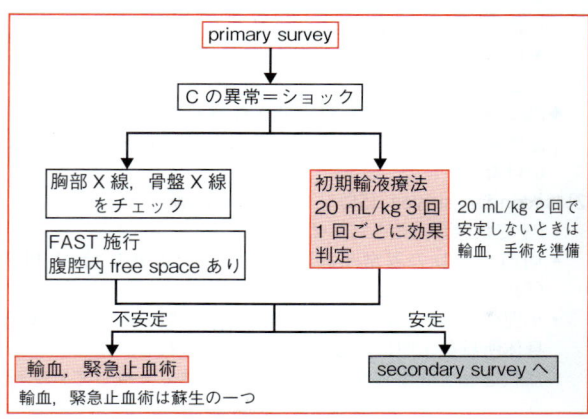

```
                    primary survey
                          ↓
                  Cの異常＝ショック
                    ↓            ↓
        胸部X線, 骨盤X線      初期輸液療法
        をチェック            20 mL/kg 3回    20 mL/kg 2回で
                              1回ごとに効果   安定しないときは
        FAST施行              判定           輸血, 手術を準備
        腹腔内 free space あり
           ↓             ↓
         不安定          安定
           ↓             ↓
     輸血, 緊急止血術    secondary survey へ
     輸血, 緊急止血術は蘇生の一つ
```

❶ ショックがあるときの primary survey の流れ

行う．細胞外液 20 mL/kg を2回施行（1回ごとに効果を評価）．3回目が必要であれば輸血準備．
- 開腹止血術を準備しながら3回目の 20 mL/kg をボーラス投与する．
- 緊急開腹術による止血術は蘇生の一つである．

【FAST に関して】
▶ 腹腔, 胸腔, 心囊腔の液体貯留の検索に焦点を絞った検査．
▶ 出血性ショックの原因, 心タンポナーデを早期に検索可能．
▶ ショック状態, 体幹部（胸部, 腹部, 骨盤）外傷の疑いは必ず行う．
▶ 小児での感度は 81〜92.5％, 特異度は 97.5〜100％でばらつきがあり, FAST 陰性でも腹腔内臓器損傷は

否定できず,繰り返しの評価が大切.
- ▶ いつでもどこでも誰にでも施行可能で有効な検査である.
- ◆PS において自施設で対応できなければ,高次施設へ転送する.時間が勝負.造影 CT などに時間を費やしてはいけない.

2) secondary survey(SS)

- PS で状態が安定していれば SS に進む.
- 切迫する D の異常がなければ SS のはじめには AMPLE(❷)を聴取する.
- 小児の腹部外傷は見つけにくいといわれるが,受傷機転,身体所見を丁寧にとることで見つけられる.
- 症状を聴きながら腹部の詳細診察(診て,触って)を行う.
- FAST をもう一度行う.
- 症状として腹痛,嘔吐の有無は大事.
- 視診:胸部,腹部,骨盤部のシートベルト痕,打撲痕(診ようとしなければ簡単に見逃す).

❷ AMPLE 聴取

A:Allegies(アレルギー歴)
　食事,薬剤など
M:Medication(服用中の薬)
　抗血小板薬は小児でも内服している
P:Past medical history & Pregnancy(既往歴,妊娠)
　出血をきたしやすい,
　予備力が少ないベースがあるか
L:Last meal(最終経口摂取時刻)
　挿管のとき,鎮静を要するときに重要
E:Events(受傷機転,現場の状況)
　親,友人,目撃者,救急隊などから可能なかぎり聴取する

2. 腹部外傷

- 聴診：腸雑音消失は早期にはない(聴診は有効性が低い).
- 触診：小児は腹壁が薄く，筋肉も未発達であり，筋性防御は出にくい.
- 泣いているとさらに所見をとりにくい．親と一緒に，もしくは親に触診してもらうのも一つの有効な方法.
- 診察も FAST も繰り返すことが大事.
- ◆腹痛，嘔吐，腹部打撲痕，シートベルト痕，胸壁の打撲痕，呼吸音減弱，腹部圧痛，GCS 14 未満のいずれもなければ腹腔内臓器損傷は否定的である.
- 採血，尿検査
  - AST＞125 IU/L もしくは ALT＞200 IU/L，肉眼的血尿もしくは尿検査で 50/HPF 以上：腹部臓器損傷が示唆される.
  - Hb, Ht, アミラーゼは初期では正常であることもある.
- 造影 CT 検査
  - 高エネルギー事故というだけで必ずしも CT が必要ではない.
  - 被爆を考え CT を控える傾向にあるが，必要であればとる.
  - 単純 CT からは得られる情報は少なく，やむをえない場合を除き造影 CT 施行.
  - 肝臓，脾臓，腎臓などの実質臓器損傷は感度，特異度が高い.
  - 受傷早期では腸管損傷は見逃すこともある.
  - 症状，視診，触診，FAST の所見，採血，尿検査など総合判断して造影 CT 施行を決める.

6. マネージメント

- 腹部外傷では実質臓器や血管損傷による出血性ショック，消化管穿孔，膵損傷からの腹膜炎が問題となる.
- 初期輸液療法に反応しない腹腔内出血は緊急輸血，緊急止

❸ 遅れて発見されることが多い腹腔内臓器損傷

遅れて出る腹膜炎	外傷性小腸穿孔 膵挫傷 十二指腸の後腹膜腔への穿孔
ゆっくり,あるいは遅発性に出血	腸間膜損傷 損傷脾臓再出血
腸管の通過障害	十二指腸壁内血腫

血術の適応.
- 小児では保存的治療が可能なことが多い.
- 保存的治療は手術しないことが決定されたのではなく,いつでも手術できる体制での管理が必要.
- 自施設で手術や経過を密にみることができなければ転送を考慮する.
- 消化管穿孔,膵損傷は遅れてはっきりしてくることもある(遅れて発見されることが多い腹腔内臓器損傷は❸を参照).
- いずれも疑うことが大事.
- モニター管理下に腹部所見や FAST,採血検査のフォローを繰り返し,積極的経過観察を行う.

7. まとめ
- 腹腔内出血で出血性ショックの場合,初期輸液に反応しなければ輸血,緊急止血術.
- 受傷機転,症状,身体所見が腹腔内臓器損傷を否定できず FAST や CT ではっきりしないときは,採血,尿検査に異常がなくても入院での経過観察を行う.

(光銭大裕)

3. 小児によく見られる骨折

1. 疾患概論
- 小児の骨は成人と異なる以下の特徴があり，これをふまえて診療に臨む必要がある．
  ① 骨折形態にかかわる骨端軟骨の存在．
  ② 強靭な骨膜の存在．
  ③ 早期の旺盛な仮骨形成．
  ④ 外傷や術後の一過性過成長．
  ⑤ 骨折後の変形に対する自家矯正（骨膜性骨吸収と骨新生，骨端軟骨部の成長に伴う矯正）．
- 年齢と部位により骨折頻度は変化するが，男児は女児に対して 1.5～3 倍多い．
- 年齢にかかわる骨折
  ① 新生児の分娩骨折：鎖骨・上腕骨・大腿骨に多い．腕神経叢損傷である分娩麻痺にも注意．
  ② 幼児の若木骨折・隆起（竹節）骨折・急性塑性変形（主に尺骨骨幹部の前方凸のたわみとして見ることが多い，橈骨頭脱臼を合併するときに問題となる）・骨端離開（成長軟骨である骨端線の損傷を伴う）．
  ③ 思春期に見られる骨端軟骨の裂離骨折：筋腱の牽引により発生，14～16 歳の骨盤の上・下前腸骨棘や脛骨結節に見られる．
- 受傷機転や訴えの聞き取りには怖がらせない配慮と親の協力が必要．
- 原則として固定による保存療法であるが，整復困難例や整復位保持困難例，10 歳以上で転位の大きい骨折などは手術を選択する．
- 骨端線（成長軟骨）を損傷した場合，成長につれて骨変形や成長障害が明らかになることがある．

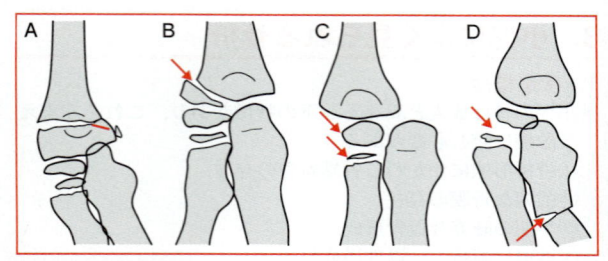

Ⅲ. 主な小児救急疾患　12. 外因系疾患

❶ 肘関節周辺の骨折
A. 上腕骨顆上骨折．受傷直後に転位が少なくても骨折部内側縁に粉砕を疑う骨折線（赤線）を認めた場合，外固定していても内反変形をきたしやすい．
B. 上腕骨外側顆骨折．外側顆の骨折部（矢印）を認識できる．受傷直後に転位が少なくても次第に増大し，偽関節になる例がある．転位の増大を見つけた段階で手術を行う．
C. 上腕骨遠位骨端離開．上腕骨軸に対して尺骨がずれていることがわかるが，外側顆部化核（矢印）と橈骨頭（矢印）の対向は保たれている．腕尺関節の脱臼ではなく，上腕骨顆部の骨端が一塊として離開する．全身麻酔下に関節造影で確認する．
D. Monteggia骨折．尺骨が骨折（矢印）してアライメントが変化するとともに，腕橈関節が脱臼（矢印）する．骨折ではなく，尺骨全体の前方凸のたわみ（急性塑性変形）にも腕橈関節脱臼が合併することがある．

2. Pitfall，合併症
1）複数箇所の損傷
- 転落による上肢の外傷には，上腕骨顆上骨折と橈骨遠位端骨折の合併や，尺骨の骨折・急性塑性変形に対して橈骨頭の前方脱臼の合併（Monteggia骨折，❶D）などがある．
- 複数箇所の損傷を念頭において，広く視診・触診を行う．

2) 神経損傷
- 上腕骨顆上骨折では橈骨神経・正中神経（特に前骨間神経）麻痺を伴うことがあり，必ず麻痺の有無を確認する．
- Monteggia 骨折では後骨間神経麻痺に注意する．
- 上腕骨内側上顆骨折が腕尺関節に嵌頓した例では尺骨神経麻痺に注意する．

3) 血管損傷と筋区画（コンパートメント）症候群
- 骨折による動脈損傷や外傷後の四肢循環障害により筋区画内圧が上昇して末梢循環不全や筋実質の障害を引き起こす．
- 上腕骨顆上骨折で見られることがあり，橈骨動脈の拍動消失，手の色調変化，運動障害，他動的指伸展時の疼痛などに注意する．
- 神経麻痺や筋区画症候群は初診時に見られなくても外固定や牽引療法中の不適切な締めつけでも発生するので，処置後も十分な観察を行うこと．

4) 被虐待児症候群
- 受傷機転を聴取したときに，想定される外力の大きさと程度が釣り合わない損傷や X 線上の新旧の複数箇所の骨折・骨膜増生などの所見があれば本病態を疑い，入院させて児童相談所に連絡する．
- ただし，基礎疾患として骨形成不全症や骨腫瘍などの病的骨折や白血病，骨髄炎などを除外する．

3. 評価と検査
- 診断は痛みの訴えがうまくできない小児であっても，四肢の一部の運動低下（仮性麻痺）や腫脹，色調から骨折を疑い，X 線写真で評価する．
- X 線透過性の骨端軟骨は骨化核の転位，軟部組織の腫脹を左右で比較するとわかりやすい．
- 手関節近傍の骨折：橈骨・尺骨遠位骨幹端骨折（若木骨折

脂肪織 / 血液

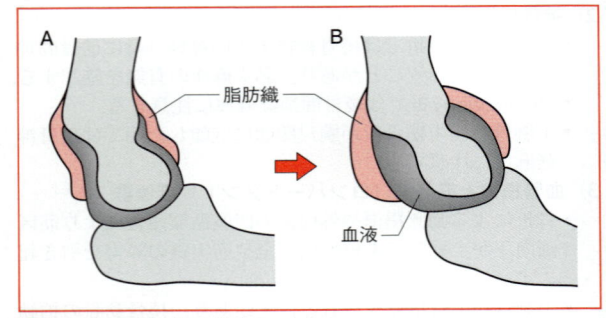

❷ posterior（displaced）fat pad sign
A. 正常の腕尺関節と関節包，脂肪織（fat pad）を示す．正常でも前方の脂肪織像を認めることがある．
B. 関節包の破綻がない程度の骨折では，関節内に血液が貯留することにより脂肪織が骨から浮いたように見える．X線では黒い透亮像として確認できる．肘屈曲位で撮影する側面X線像で，後方の脂肪織の張り出しを陽性所見とする．

や隆起骨折を見る），橈骨遠位骨端離開
- 肘関節近傍の骨折：上腕骨顆上骨折（❶A），上腕骨外側顆骨折（❶B），上腕骨遠位骨端離開（❶C），Monteggia骨折（❶D），posterior fat pad sign（❷）
- 鎖骨の骨折：分娩骨折の場合，鎖骨バンドをしなくても旺盛に仮骨増生し，変形も自家矯正されて治癒する．

4. 治療（手技の実際は「主な脱臼，骨折の整復と固定方法」p.418参照）
- 10歳未満の小児の骨折は，骨癒合が早く，自家矯正を期待できることから固定による保存療法を原則とする．
- 転位の大きい例や関節内骨折例では観血的治療が必要である．

3. 小児によく見られる骨折

1) 徒手整復
- 骨端線損傷では整復操作で成長軟骨を損傷させない配慮が必要となる．そのためには局所麻酔と鎮静により不安をとり，筋の緊張を緩和する．
- 徒手整復の前に十分牽引しておくとよい．
- 整復ができたとしても整復位保持が困難な場合もあり，外固定後経過観察中に再転位した場合は観血的整復固定を行う．例：上腕骨顆上骨折の内側上顆稜に粉砕を伴う場合，当初転位が少なくても内反変形をきたしやすい（❶A）．

2) 外固定
- 前腕の骨折では，整復後にシュガートングシーネ（肘を曲げた状態で，前腕と手の掌・背側をシーネで挟み固定する）を行う（p.423 ❹a 参照）．

3) 牽引療法
- 乳幼児から小学校低学年の大腿骨骨折では牽引療法を行う（Bryant 牽引，90°×90°牽引など）．
- 装着後末梢循環や関節の運動を観察する．
- 骨幹部骨折後は 1 cm くらいの過成長が起こる．
- 大腿骨頸部骨折では骨頭壊死をきたす可能性があり，手術による十分な整復・内固定と経過観察が必要である．

5. 上級医に相談すべき状況
- 神経や血管の合併損傷，筋区画症候群を疑う症例では，上級医への相談を急ぐ．
- 被虐待児症候群を疑えばすぐに相談する．児童相談所との連携も必要になる．

6. 整復後の管理
- 患肢高挙と指趾の自動運動の指示．
- 下肢は過重禁止．
- 幼児では松葉杖を使えないため，保存療法でも入院の必要

性を考慮.

7. 保護者への説明
- 患肢高挙の必要性を説明.
- 着替え時に袖の広い服を着せること.
- 短期的な問題としてギプス内での再転位の可能性と手術適用について.
- 指の自動運動悪化や疼痛増悪があれば病院に連絡すること（筋区画内圧上昇を考慮）.
- 外固定を終了した後は，成長に伴う自家矯正と，患肢の日常使用による可動域拡大の可能性も説明.

(関　敦仁)

4. 中　毒

1. 疾患概論
- 中毒診療の5原則：①全身管理，②吸収阻害，③排泄促進，④解毒・拮抗，⑤精神科的評価（小児においては⑤において虐待などを考慮すべき）
- 多くの場合，偶発的な誤飲によるもの
- 症状や病歴によって原因物質を可能なかぎり明らかにする．
- 特に市販薬の中毒では商品名にとらわれず必ず成分を確認する．
- 来院時症状がなくても呼吸循環に異常をきたす薬剤の可能性があれば状況に応じて入院・経過観察を考慮する．

2. Pitfall
- 原因不明の症状に対して急性中毒の可能性を常に疑う．
- 合併症に注意（3As）
- 中毒物質の吸収遅延などにより半減期は必ずしもあてにならない．
- 胃洗浄の適応は非常に限られている．

3. 全身管理
- 基本的にはPALSアプローチに準ずる．
- 急性中毒の3大合併症：3As
  ① aspiration pneumonitis（誤嚥性肺炎）
  - 発症時は化学性肺炎であるが一部は二次的に細菌感染が生じる．
  ② abnormal body temperature（異常体温）
  - 中枢温（直腸音・膀胱温）の測定を．
  - 41℃以上，33℃未満は生命の危機．平常温の2℃手前まで急速復温．
  ③ atraumatic crush syndrome/compartment syndrome（非外傷性挫滅症候群/コンパートメント症候群）

Ⅲ. 主な小児救急疾患　12. 外因系疾患

- 昏睡状態となると自分の体重で四肢などに圧挫を生じる．
- 昏睡患者では圧挫がないか全身検索を行う．
- コンパートメント症候群を疑ったら整形外科にコンサルト．
- 原因検索：簡易薬物検査キット（トライエージ DOA®）による薬物定性検査（❶）

4. 吸収阻害
1）胃洗浄
- 適応：毒物を経口的に摂取したのち1時間以内で，大量服毒の疑いがあるか，毒性の高い物質を摂取した症例

2）活性炭投与
- 適応：活性炭に吸着される薬毒物服用後1時間以内
- 投与量：1〜2 g/kg を 200 mL 程度の微温湯に懸濁
- 経鼻胃管で投与
- ジュースなどに溶かして経口摂取も可能だが，活性炭誤

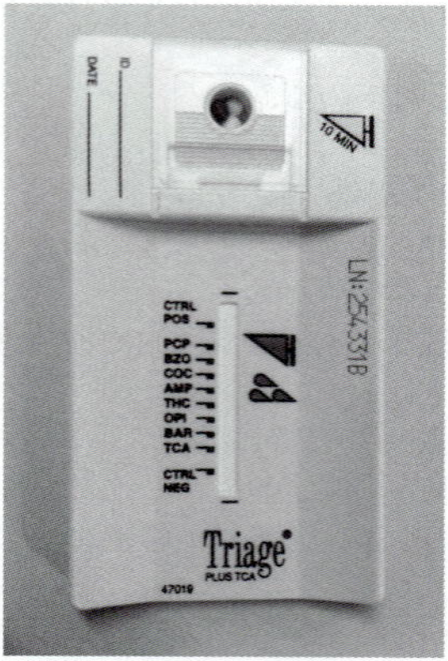

❶ トライエージ DOA®

嘔による合併症が起こらないように注意
- 活性炭で吸着されない薬毒物：強酸・アルカリ，アルコール，エチレングリコール，鉄，リチウム，ヒ素，カリウム，ヨウ素，ホウ酸フッ化物，臭化物

5. 排泄促進
1）尿のアルカリ化
- ion trapping による排泄促進
- 適応：サリチル酸，フェノバルビタール
- 炭酸水素ナトリウム 10〜15 mEq/kg を 1 時間で投与．尿 pH>7 目標

2）活性炭の繰り返し投与
- 腸肝循環をする薬毒物の排泄促進
- 適応：カルバマゼピン，フェノバルビタール，テオフィリン

3）血液浄化
- 適応：他の治療法がない，もしくは無効であり理論上有効と考えられる薬毒物
- 適応薬物：カルバマゼピン，カフェイン，フェノバルビタール，フェニトイン，テオフィリン，メタノール，エチレングリコール，サリチル酸，リチウム

6. 解毒薬・拮抗薬のある薬毒物
- 使用方法を❷に示す．

7. 薬毒物の特徴
- どのような薬毒物の中毒であっても前述した全身管理などをまず考慮する．

1）環系抗うつ薬
- Na チャネル抑制による心毒性が強く，心電図変化などに要注意（wide QRS，QTc 延長など）．
- 活性炭投与は有効．
- セロトニン症候群を生じることあり．

III. 主な小児救急疾患 12. 外因系疾患

❷ 薬毒物に対する解毒薬・拮抗薬と使用方法

薬毒物	解毒・拮抗薬	投与法	その他
ベンゾジアゼピン類	フルマゼニル	静注：0.01 mg/kg（最大投与量 0.2 mg）	作用時間が短い（30分程度）
オピオイド	ナロキソン塩酸塩	静注：0.1 mg/kg	作用時間が短い（20分程度）
有機リン カーバメート	アトロピン硫酸塩	静注：0.05〜0.10 mg/kg 持続静注：0.05 mg/kg/時	
有機リン	プラリドキシムヨウ化物（PAM®）	静注：30 mg/kg 持続投与：8 mg/kg	
シアン化合物 硫化水素	亜硝酸アミル	吸入：15秒吸入し15秒酸素投与 →3分間継続	
	亜硝酸ナトリウム	静注：6 mg/kg（5分かけて） 効果なければ30分ごとに半量投与	
シアン化合物	ヒドロキソコバラミン（シアノキット®）	点滴静注：70 mg/kg （15分かけて，5gを超えない） 症状により1回追加投与可	
シアン化合物	10%チオ硫酸ナトリウム	静注：400 mg/kg（10分以上かけて）	
鉄	デフェロキサミンメシル酸塩	持続静注：10〜15 mg/kg/時	

4. 中毒

薬毒物	解毒・拮抗薬	投与法	その他
ヒ素，水銀	ジメルカプロール	筋注：3～5 mg/kg（4時間ごと）	
アセトアミノフェン	アセチルシステイン	経口：初回 140 mg/kg その後4時間ごとに 70 mg/kg を17回	
メタノール エチレングリコール	エタノール	経口：50%製剤で 1.5 mL/kg　0.2～0.4 mL/kg/時で維持 静注：750 mg/kg（10%製剤） 持続投与：100～200 mg/kg/時	
アニリン系除草剤 （メトヘモグロビン血症）	メチレンブルー	静注：1～2 mg/kg	
一酸化炭素	酸素	100%酸素投与	COの半減期が短縮 高圧酸素療法も考慮

- 心電図変化があれば血液のアルカリ化を行う．
- 血液のアルカリ化：炭酸水素ナトリウム静注（1～2 mEq/kg）．目標 pH 7.45～7.55，心電図変化など臨床症状により適宜追加投与を考慮．

2) ベンゾジアゼピン類
- 比較的安全な薬剤で過量服用でも重症化は少ない．

- 重症例では呼吸・循環抑制あり．
- 活性炭投与は有効．
- 拮抗薬フルマゼニル（❷）：意識障害の鑑別目的で用いる．作用時間が短いため治療には用いない．
- バルビツール酸およびエタノールと併用すると作用が増強する．

3）バルビツール酸
- 呼吸，循環抑制作用が強い．
- 死亡原因のほとんどが呼吸停止によるもの．
- 体温調節機能抑制による低体温あり．
- 排泄促進：活性炭の繰り返し投与が有効．

4）カルバマゼピン
- 第一世代三環系抗うつ薬に化学構造が類似 ⇒ 症状も似ている（「1) 環系抗うつ薬」p.317 参照）．
- トライエージ®にて三環系抗うつ薬が陽性となることがある．
- 排泄促進：活性炭の繰り返し投与が有効．

5）アセトアミノフェン
- 肝障害，凝固異常が認められる．
- 可能なかぎり摂取後 4 時間以降の血中濃度を測定．
- ノモグラム（❸）にて治療線より上の血中濃度，もしくは 150 mg/kg 以上の服用量 ⇒ アセチルシステイン投与（❷）
- 活性炭投与は有効．

6）サリチル酸
- 古典的三徴：過換気，耳鳴，消化器症状
- 血液ガスを必ず測定：代謝性アシドーシスに要注意
- 輸液療法と尿のアルカリ化により排泄促進
- 重症例では血液透析を考慮
- 凝固能異常出現時はビタミン K 投与

4. 中毒

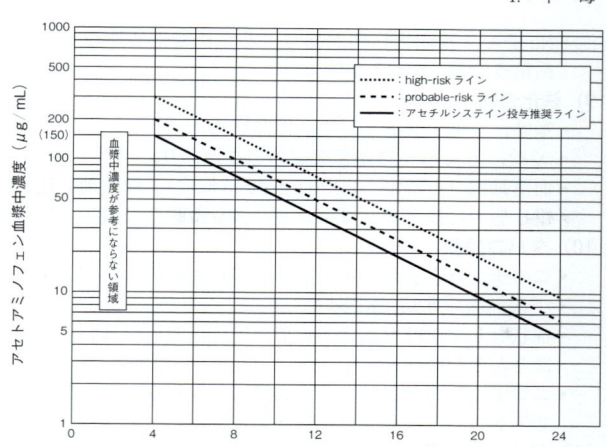

❸ アセトアミノフェンノモグラム
※本ノモグラムの使用にあたっては「用法・用量に関連する使用上の注意」欄をよく読むこと.
(Smilkstein MJ, et al. *N Engl J Med* 1988；319：1557)

7) テオフィリン
- けいれん（難治性），頻脈性不整脈，低血圧，横紋筋融解
- 徐放剤あり，要注意
- 活性炭は有効
- 不整脈・低血圧にはβ遮断薬が有効：プロプラノロール 0.01〜0.03 mg/kg 静注

8) ジフェンヒドラミン
- 中枢神経抑制作用が主
- 小児では不穏・興奮・けいれんなどをきたすことあり.

Ⅲ. 主な小児救急疾患　12. 外因系疾患

- Na チャネル阻害作用があり，心電図変化に注意「1)環系抗うつ薬」p.317 参照).

9) 鉄化合物
- 嘔吐，下痢，腹痛などの消化器症状
- X 線にて X 線不透過像を認めることあり．
- 血清鉄濃度を測定（＜350 μg/dL は軽症）．徐放剤に注意．
- 重症患者にはデフェロキサミンメシル酸塩の投与（❷）．

10) タバコ誤飲
- ニコチン含有量が多い（乳幼児の致死量は 10～20 mg）．
- 1 歳前後の乳幼児に多い．
- 症状として嘔吐が起きるので，実際の吸収量はわずかでほとんどが軽症．
- ニコチン受容体と結合し，ムスカリン様症状をきたすのでアトロピンが有効な場合がある．

11) アルコール類
- エタノール：アルコール飲料だけでなく，コロン，香水，マウスウォッシュにも含まれる．
- メタノール，エチレングリコール：ウォッシャー液や不凍液に含まれる．エタノールが解毒・拮抗薬となる（❷）．

12) 腐食性物質
- 酸，塩基性の家庭用品の誤嚥で生じることが多い．
- 酸：塩酸　塩基：次亜塩素酸ナトリウム，水酸化ナトリウム
- 牛乳，水を飲ませて希釈．
- 上気道粘膜の障害により気管挿管が必要となることあり．
- 受傷後 12 時間以内に上部消化管内視鏡を施行し，粘膜障害を評価．
- 消化管穿孔，狭窄を生じる．

13) 殺虫剤（有機リン）
- 過剰なコリン作用（特に多量の気道分泌，気管支攣縮）

- 血清コリンエステラーゼ低値
- 解毒，拮抗薬あり（❷）

14）一酸化炭素（CO）
- 火災，木材などの不完全燃焼，車の排気ガスなど CO が発生するエピソード
- 頭痛，意識障害，虚血性の心電図変化
- 常気圧酸素（NBO）療法（100％酸素をリザーバー付きマスクで吸入）を CO-Hb＜5％まで継続
- 高気圧酸素（HBO）療法についてはコントラバーシャル
- 遅発性脳症（曝露後 4〜6 週間後）に注意

15）硫化水素
- 硫化水素の発生源があるか 「卵の腐った臭い」
- 救助者の曝露（二次被害）に要注意
- 粘膜刺激作用
- 解毒，拮抗薬あり（❷）

8. 精神科的評価など（虐待を含む）
- 急性中毒の 3 大精神障害：うつ病，境界性パーソナリティ障害，統合失調症
- 自傷行為による中毒の可能性を検討
- 未成年の薬物依存などへの介入
- 虐待などについて検討（「児童虐待・ネグレクト」p.262，付表 11 参照）

9. 食中毒
- 定義：有毒な微生物や化学物質を含む飲食物を摂取した結果として起こる中毒
- 食品衛生法第 58 条：食品，添加物，器具もしくは包装容器に起因して中毒した患者もしくはその疑いのある者を診断し，またはその死体を検案した医師は，直ちに（24 時間以内）最寄りの保健所長にその旨を届け出なければならない．

Ⅲ. 主な小児救急疾患　12. 外因系疾患

- 感染症法での届け出義務（A, E型肝炎など）
- 食中毒の種類
  - 細菌性
    - 感染型：菌が腸管粘膜を侵す ⇒ サルモネラ，腸炎ビブリオ，カンピロバクター，病原性大腸菌など
    - 毒素型：菌が生成した毒素が吸収され症状が生じるもの ⇒ 黄色ブドウ球菌，ボツリヌス菌など
  - ウイルス性：ノロウイルス，ロタウイルス，A型・E型肝炎ウイルス
  - 化学性：添加物，農薬残留，金属混入（水銀，ヒ素など），ヒスタミン中毒
  - 自然毒性：フグ，貝類，キノコ，高等植物（アジサイ，トリカブトなど）

(小林憲太郎)

◎**参考文献**
1) Hill MG, et al. 吉田一郎ほか（訳）. 小児救急学習用テキスト, 原著第4版. 診断と治療社；2006.
2) 上條吉人. 急性中毒診療レジデントマニュアル, 第2版. 医学書院；2012.
3) 上條吉人. 臨床中毒学. 医学書院；2009.

5. 溺　水

1. 疾患概論
- 溺水は，液体中に浸漬することにより生じる喉頭けいれんもしくは肺への液体吸引により，呼吸障害へ進展する過程と定義される．
- 臨床上，病態，治療に違いがないため，淡水と海水を区別する必要はない．
- 浸水していた時間，液体の吸引による肺のダメージ，現場での有効な心肺蘇生の有無が，重要な予後決定因子である．
- 虐待の可能性と頸椎損傷の可能性を忘れてはならない．
- 転帰不良のリスクを❶に示す．
- 年齢別死因総数では，1歳から14歳までは不慮の事故が1位を占め，その内訳はいずれの年齢層においても溺水は交通事故に次いで2番目に多く，不慮の事故の約25%を占める．
- 予防の重要性はいうまでもない．

2. 対処の基本方針
- 呼吸障害の程度，意識障害の程度などにより帰宅可能な症例から集中治療を必要とする症例までさまざまであり，正

❶ 転帰不良のリスク

- 10分以上の水没
- BLSまで10分以上
- 25分以上蘇生（に要した場合）
- 水温10℃以上
- 3歳未満
- GCS＜5
- 救急で無呼吸，あるいは挿管が必要
- pH＜7.1

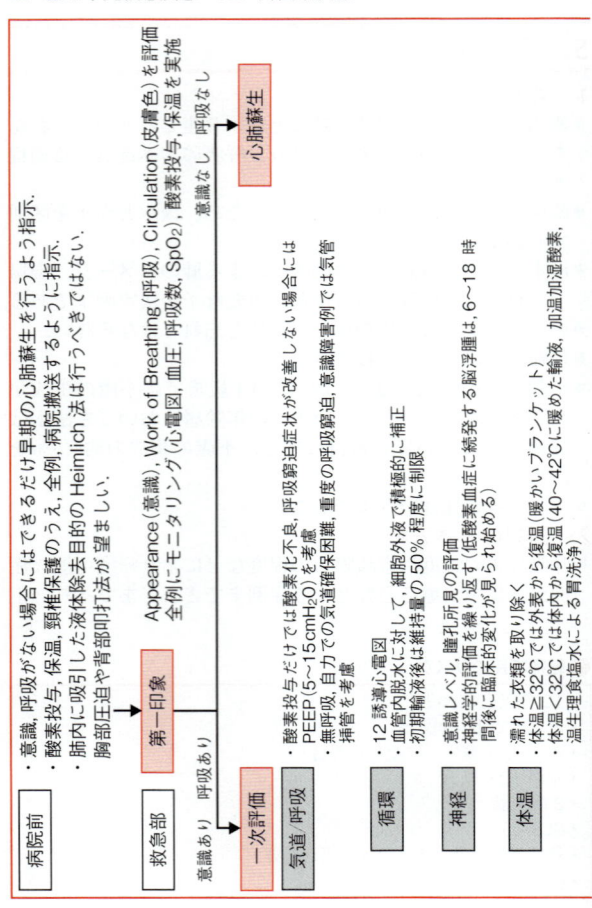

III. 主な小児救急疾患　12. 外因系疾患

病院前
- 意識，呼吸がない場合にはできるだけ早期の心肺蘇生を行うよう指示．
- 酸素投与，保温，頚椎保護のうえ，全例，病院搬送するように指示．
- 肺内に吸引した液体除去目的のHeimlich法は行うべきではない．胸部圧迫や背部叩打が望ましい．

救急部

第一印象: Appearance(意識), Work of Breathing(呼吸), Circulation(皮膚色)を評価
全例にモニタリング(心電図，血圧，呼吸数，SpO$_2$), 酸素投与，保温を実施

意識あり 呼吸あり → **一次評価**
意識なし 呼吸なし → **心肺蘇生**

気道・呼吸
- 酸素投与だけでは酸素化不良，呼吸窮迫症状が改善しない場合にはPEEP(5〜15cmH$_2$O)を考慮
- 無呼吸，自力での気道確保困難，重度の呼吸窮迫，意識障害事例では気管挿管を考慮

循環
- 12誘導心電図
- 血管内脱水に対して，細胞外液で積極的に補正
- 初期輸液後は維持量の50%程度に制限

神経
- 意識レベル，瞳孔所見の評価
- 神経学的評価を繰り返す(低酸素血症に続発する脳浮腫は，6〜18時間後に臨床的変化が見られ始める)

体温
- 濡れた衣類を取り除く
- 体温≧32°Cでは体表から復温(暖かいブランケット)
- 体温<32°Cでは体内から復温(40〜42°Cに暖めた輸液，加温加湿酸素，温生理食塩水による胃洗浄)

5. 溺水

- 高血糖, 低血糖に注意
- pH<7.1 ならば重炭酸ナトリウムで補正
- 明らかに汚い液体への浸漬または重症の呼吸障害を除けば, 原則抗菌薬は使用しない
- ヘモグロビン尿なら強制利尿

二次評価

- 一次評価と並行して採血 (血算, 血糖, 電解質, BUN, クレアチニン, CK, 血液ガス, 凝固), 検尿, 胸部X線, 心電図検査を実施

検査

→ 帰宅 / 入院 / PICU

帰宅

以下のすべてを満たす場合
- 無症状
- 身体所見が正常
- SpO₂正常
- 血液ガス正常
- 胸部X線正常
- 6時間の観察で問題なし
- 虐待を否定できる
- 必要に応じたフォローが可能

入院

以下のいずれかを認める場合
- 軽度の意識障害 GCS≦14
- 酸素需要
- 胸部X線の異常
- 虐待を否定できない

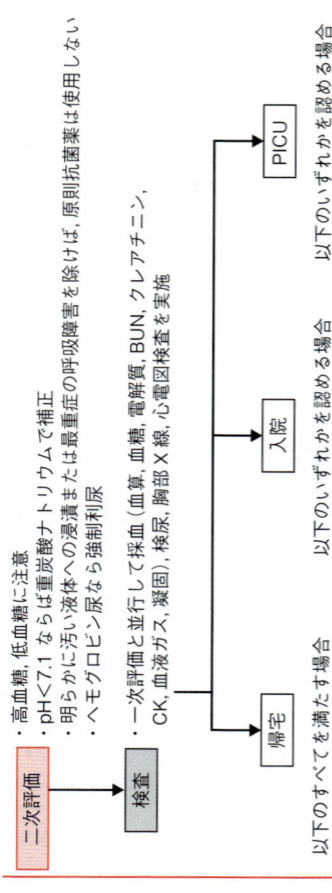

PICU

以下のいずれかを認める場合
- 意識障害の遷延 GCS≦13
- 繰り返すけいれん
- けいれん重積
- 腎不全
- 陽圧換気が必要な場合
- 凝固障害

❷ 溺水の診療と治療の流れ

327

Ⅲ. 主な小児救急疾患　12. 外因系疾患

❸ 溺水による各臓器への影響

呼吸器	気道抵抗増加，肺コンプライアンス低下，心原性または神経原性肺水腫，液体吸引による酸素化障害，感染
循環器	不整脈，循環血液量減少，低血圧
神経	脳浮腫，頭蓋内圧亢進，低酸素性脳症，低酸素による脊髄障害
腎	急性尿細管壊死，ヘモグロビン尿
代謝	混合性アシドーシス，低ナトリウム血症，低/高カリウム血症

確なアセスメントと継続的な観察が求められる．

3. 診療上の注意点
- 溺水の診療，治療の流れを❷に示す．

4. 病態生理
- 溺水による各臓器への影響を❸に示す．

5. 上級医に相談すべき状況
- すべての溺水症例において上級医に相談することが望ましい．

6. 保護者への説明
- 来院時に呼吸障害や意識障害を認めない場合でも6時間程度の観察が必要である．
- 来院時より明らかな呼吸障害，意識障害を認める場合には入院管理とし，症状の程度によっては集中治療が必要である．
- 不幸にも心肺停止をきたしている場合，家族の精神的サポートに努めると同時に，早い段階で蘇生に家族を立ち会わせる．

（加藤寛幸）

6. 熱　傷

1. 疾患概論
- 小児が受傷する外傷のなかで最も頻度が高いものの一つ.
- 受傷状況は小児の知的発育と運動能力,生活環境などに密接に関連する.
- 初期治療において,熱傷面積の計算や輸液量などで成人と異なった考え方が必要(❶).

2. Pitfall
◆輸液療法の適応を見逃さない
- 受傷早期には時間経過とともに病態は大きく変化する.
- 来院時は元気なようでも数時間後にはショックに陥る場合がある.

◆熱傷の初期では正確な深度判断は困難である!!
- 深度によって治癒までの期間や瘢痕の有無などがかなり異なってくる.
- 安易な深度判定による説明は後々のトラブルの一因となる可能性がある.
- 正確な深度判定が可能なのはおおよそ1週間程度.

◆軽症の場合でも受傷箇所によっては専門医へ紹介する
- 顔面〜頸部,手指,足,陰部などの熱傷の場合は整容面や機能的予後の考慮が必要.可能なかぎり専門医に紹介する.

3. 評価と検査
- 小児としての生理学的特徴を考慮した上で治療を進める.

1) 熱傷面積(「付表10」参照)
- 成人では「9の法則」が体表面積域を決定する簡便な方法であるが,乳幼児は下肢に比べて頭頸部が不釣り合いに大きいため,「5の法則」(❷)を用いる.
- また,小範囲の受傷面積の算定には患児の手掌面積(指

Ⅲ. 主な小児救急疾患　12. 外因系疾患

❶ 小児熱傷の特徴

- 小児の皮膚は薄く，容易に深い熱傷に陥り，瘢痕拘縮を生じやすい
- 細胞外液量の占める比率が高く，不感蒸泄も多いため熱傷による脱水・ショックを生じやすい
- 腎機能が未熟で電解質異常を生じやすい
- 日常生活と関連した高熱液体による受傷が多い．特に背が低いことによって頭からかぶって受傷する場合が多い
- 周囲の大人の不注意による熱傷も多く，両親や家族への精神的な配慮も必要となる
- 被虐待児症候群の一症状である場合もある

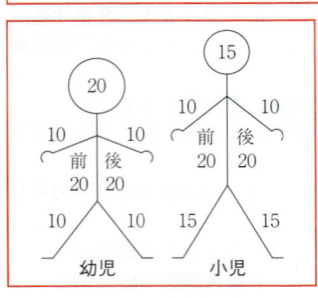

❷ 5 の法則（%）

を含む）を 1% とする手掌法を用いると簡便である．

2) **熱傷深度（❸）**
- 深達度により，外見・症状・治癒期間や過程が変わってくる．
- Ⅱ度以上で皮膚のバリア機能が失われると感染症の危険性が出現する．

3) **受傷機転**
- 温度と接触時間が組織障害の深さを決定する因子である．
- 火炎による熱傷や化学熱傷では徐々に深い損傷に変わっ

6. 熱傷

❸ 熱傷の深度判定

	熱傷深度			
	第Ⅰ度 (EB)	浅達性第Ⅱ度 (SDB)	深達性第Ⅱ度 (DDB)	第Ⅲ度 (DB)
組織障害	表皮	表皮 (有棘層・ 基底層)	真皮 (乳頭層・ 乳頭下層)	真皮全層・皮 下組織
外見	紅斑 (血管の拡張 ・充血)	水疱(水疱 底赤色) 浮腫	水疱(水疱底 白濁・暗褐色) 浮腫・びらん	乾いた白色〜 褐色 蒼白(時に炭 化)
症状	疼痛・熱感	強い疼痛, 灼熱感	知覚鈍麻	無痛性
治癒期間	数日間	約10日間, 色素沈着の 場合あり	3〜数週間	自然治癒困難 植皮術を要する 瘢痕拘縮
ピンプリッ クテスト	疼痛あり	疼痛あり	疼痛弱い	疼痛なし
抜毛法	抵抗・疼痛 あり	抵抗・疼痛 あり	抵抗・疼痛 弱い	抵抗・疼痛 なし

EB:epidermal burn, SDB:superficial dermal burn, DDB:deep dermal burn, DB:deep burn.

ていく．受傷状況を詳細に聞き出すこと．
- 小児熱傷では各年代に特有な受傷パターンがある．
  ▶ 1〜3歳頃：顔面から頸部，前胸部にかけての高熱液体（コーヒーやカップラーメンなど）．これは好奇心が増すこの年代の身長と家庭用テーブルの高さが関連する．
  ▶ 年長児：火炎による熱傷はライターやマッチによる火

III. 主な小児救急疾患　12. 外因系疾患

❹ 吸入損傷・気道熱傷の徴候と症状

- 顔面の熱傷
- 焦げた鼻毛と眉
- 口腔咽頭内の炭化物の沈着や炭を含んだ痰
- 口咽頭浮腫
- 声の変化，嗄声，持続的な咳や吸気性喘鳴
- 火災の際に閉鎖された環境にいた

遊びが多い.
- 病歴から熱傷の程度を説明できない場合には，虐待の疑いをもって調査する.

4) 吸入損傷や気道熱傷の有無　(❹)
- 最初の徴候が軽微でも進行性に咽喉頭浮腫を生じる場合もあるため続けて監視を行う.
- 血液検査：吸入損傷・気道熱傷を疑う場合には一酸化炭素ヘモグロビン濃度を測定する.
- 胸部X線：受傷後最初の数時間は正常.

4. 初期治療のポイント

1) まずは冷却・洗浄が基本
- 熱傷深度の進行を防ぎ汚れや異物を洗い流す.
- 全身状態が許せば流水が最も望ましい.
- 合成繊維のなかにはプラスチック残渣が熱をもって熱傷を加え続けるものもあるため，衣類は治療と評価の際に取り除く.
- 装飾物があれば同時に外しておく.
- 冷却による低体温症にも留意する.

2) 熱傷の処置
- 熱傷の局所治療の基本は，上皮化の促進，感染の防止，疼痛の抑制，浸出液の吸収.
- 創部をよく観察し，各深度に応じた治療法を選択する.

- 受傷早期には創面の保護と浸出液対策が主体.

【I度熱傷】
- 感染の危惧はなく,ステロイド含有軟膏を塗布する.

【II度熱傷】
- 水疱はなるべく保護する.緊満すれば小さな穴を開けて内容物を排出させる.
- 水疱膜はきれいな場合は残しておくが,すでに破れている場合や汚染されている場合には除去する.
- 浸出液が多くない場合には創傷被覆材を用いて被覆する.受傷後1〜2日は浸出液が多量となり,ワセリンとトレックスガーゼ®などの非固着ガーゼを創面に当ててその上から厚めのガーゼで被覆する.

【III度熱傷】
- 基本的には保存的治療では治癒困難であるため,創部を清潔にする.
- 感染創にはスルファジアジン銀クリームの使用を検討する.
- 皮膚科,形成外科に相談.

3) **初期輸液**
- 小児はII度・III度熱傷の合計が全体表面積の7〜10%を超える場合に初期輸液療法を行う.
- ◆I度熱傷の場合でも広範囲の場合は輸液療法を検討する.
- 輸液を行う場合はできるかぎり速やかに行う.
- 受傷後2時間以内の開始が望ましい.
- Baxter法(Parkland法)
  補液の総量(mL):4×熱傷面積(%)×体重(kg)
  - 熱傷面積(%)はII度熱傷+III度熱傷の面積で計算.
  - 最初の8時間で1/2を,次の16時間で1/2を輸液.
  - 細胞外液を輸液する.
  - 維持輸液量を含まないので実際には以下を加える.

- 体重 10 kg まで：4 mL/kg/時
- 体重 10 kg を超えて 20 kg まで：2 mL/kg/時
- 体重 20kg 以上：1mL/kg/時

例）25 kg の小児の場合，併用する維持輸液量は，
$10 \times 4 + 10 \times 2 + 5 \times 1 = 65$ mL/時　となる．

◆患児のその時点での生理状態と尿量（1 mL/kg/時が目安）が適切かどうかで判断して適時調節を行うことが肝要．

5. 上級医・専門医に相談すべき状況
- 10％以上のⅡ度熱傷
- 2％以上のⅢ度熱傷
- 顔面，頸部，手指，足，陰部のⅡ度・Ⅲ度熱傷
- 吸入損傷や気道熱傷を疑う場合
- 化学熱傷・電撃傷であった場合
- 虐待が疑われる場合

6. 保護者への説明
◆受傷直後の家族の最大の関心は「きずあと」が残るかどうかである．
◆周囲の大人の不注意で熱傷を負った場合は，両親や家族は自らを責めていることがある．必要以上に責任を追及しない配慮もまた必要である．
- 熱傷の深度，植皮の可能性などは，初期評価では予見できない．
- DDB 以上では瘢痕や拘縮が残りやすい．ケロイド（肥厚性瘢痕）体質にも関係する．
- 帰宅させる場合は尿の色と量に注意させる．尿が赤い場合や全然出ないときには速やかに再診させること．
- 水分を多く摂取させる．食事量が極端に減っている場合は要注意．

（佐々木亮）

7. 誤飲（消化管異物）

1. 疾患概論
- 小児は何でも口に入れる．
- 生後6か月から4歳に多い．
- 頻度：タバコ（30.2％），医薬品・医薬部外品（21.0％），プラスチック製品（9.2％），玩具・金属製品（6.3％），硬貨（4.3％）

2. Pitfall
- 気管支喘息として治療していた喘鳴の原因が食道異物のことがある．

3. 評価と検査（❶）

1) 病歴
- 飲み込んだ時間，異物の性状・形・大きさ，症状

【症状】

①食道異物
- 半数は無症状 ⇒ 誤飲のエピソードあれば症状がなくてもX線撮影
- 胸痛，摂食障害，嚥下時痛，発語障害，流涎，嘔吐，異物感，呼吸器症状（喘鳴〈吸気性，呼気性〉，窒息）
- 異物停滞が長期：体重減少，誤嚥性肺炎

②食道より遠位の異物
- 腹痛，発熱，嘔吐：腸閉塞，消化管穿孔を疑う

2) 身体所見
- まずA（気道）・B（呼吸）の評価
- 頸部：腫脹・発赤，摩擦音 ⇒ 食道穿孔を疑う
- 胸部：喘鳴（吸気性，呼気性）⇒ 食道異物による気道の圧排
- 腹部：膨隆，腹膜刺激徴候 ⇒ 腸閉塞，穿孔の所見 ⇒ 急いで画像評価，外科にコンサルト

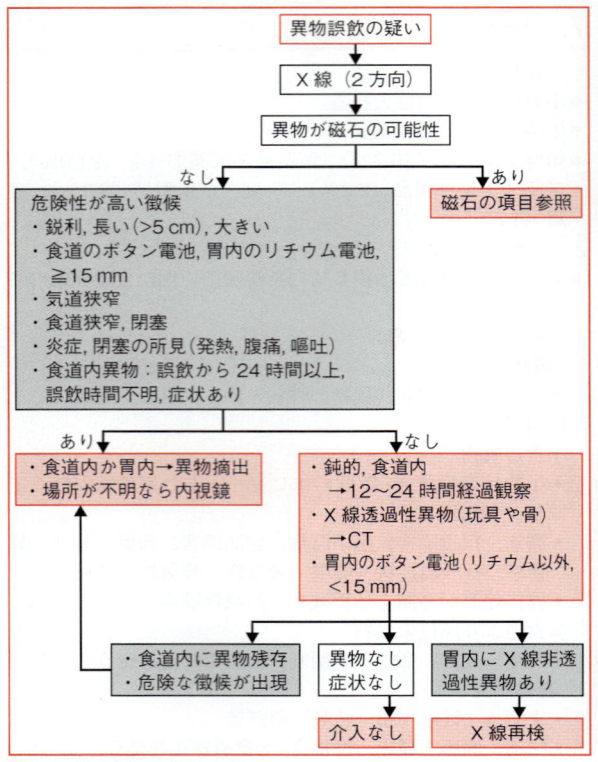

III. 主な小児救急疾患　12. 外因系疾患

```
                    異物誤飲の疑い
                         ↓
                    X線（2方向）
                         ↓
                 異物が磁石の可能性
              なし ↓         ↓ あり
                          磁石の項目参照

危険性が高い徴候
・鋭利, 長い(>5 cm), 大きい
・食道のボタン電池, 胃内のリチウム電池,
  ≧15 mm
・気道狭窄
・食道狭窄, 閉塞
・炎症, 閉塞の所見(発熱, 腹痛, 嘔吐)
・食道内異物：誤飲から 24 時間以上,
  誤飲時間不明, 症状あり

      あり ↓              ↓ なし
・食道内か胃内→異物摘出    ・鈍的, 食道内
・場所が不明なら内視鏡       →12～24 時間経過観察
                          ・X線透過性異物(玩具や骨)
                            →CT
                          ・胃内のボタン電池(リチウム以外,
                            <15 mm)

・食道内に異物残存    異物なし    胃内にX線非透
・危険な徴候が出現    症状なし    過性異物あり
                      ↓            ↓
                    介入なし      X線再検
```

❶ 異物誤飲管理アルゴリズム

3）検査

① X線：頸部・胸部・腹部（2方向）

7. 誤飲（消化管異物）

- 飲み込んだものと同じものを持参してもらい，児の横に置いて撮影することで異物のX線透過性を確認
- X線に写らない異物の場合も撮影：間接所見（食道のニボー），他の異物

【X線で写らない場合】

- 症状があり，危険性の高い異物（大きい〈> 2cm〉，鋭利，長い），保護者がどんな異物かわからない：いずれかあり ⇒ CT，（上部消化管内視鏡，食道造影）
- 上記いずれもなし ⇒ CT不要

②上部消化管内視鏡：症状がありX線で異物が確認できないとき考慮．

③消化管造影：症状がありX線で異物が確認できないとき考慮．食道閉鎖が疑われるときは行わない（誤嚥のリスク）．

④金属探知機：コインでは有用かもしれない．

4. 治療（❶）

- 食道異物：基本的に摘出（特にボタン電池，鋭利なものは緊急性が高い）
- 胃以下の異物：基本的に保存的（リチウムなどのボタン電池，鋭利なもの，長いもの，複数の磁石は摘出）

1) 摘出方法

- 施設による．
- 内視鏡：最も望ましい方法．さまざまな異物に対応できる．直接異物や周囲の粘膜が観察できる．全身麻酔．
- Foley カテーテル：透視下で行う．Foley カテーテルを異物の先まで進め，造影剤でバルーンを膨らませ，ゆっくり引き抜く．直接観察できない．食道損傷，誤嚥のリスク．
- Magill 鉗子：口咽頭の異物摘出．直接異物を観察できる．
- ブジー：ブジーを膨らませて胃に異物を落とす．胃より

先に安全に進み，食道損傷の可能性が低いときに選択肢となる．直接観察ができない．
- Penny pincher technique：透視下で経鼻胃管を通す鉗子を用いる．直接観察できない．
- マグネットカテーテル：磁石，ボタン電池

2) 異物別対処法
①コイン
- 食道異物で最多．
- 2/3 は最初のX線ですでに胃に落ちている．
- 胃にある場合：1〜2週間で排泄される．1週間ごとにX線で位置確認．4週間以上胃にあれば摘出．
- 内視鏡が望ましい．他に，Magill 鉗子，Foley カテーテル，Penny pincher technique.

②ボタン電池
- 食道にあれば緊急（2時間以内）で摘出：通電し食道穿孔を起こす．
- 緊急摘出の適応：食道，リチウム電池，15 mm 以上，磁石を一緒に誤飲，腹痛，血便
- 内視鏡的摘出が望ましい．マグネットカテーテル，Foley カテーテルは粘膜の観察ができず食道にひっかかる可能性があり推奨されない．

③鋭利なもの
- 食道にあれば緊急摘出：食道穿孔，咽後膿瘍などを起こす．
- X線で写らなくても摘出：内視鏡的摘出が望ましい．
- 胃や近位十二指腸にあっても摘出．
- 内視鏡が到達しない部位にあり，症状の出現や位置が不変の場合（3〜5日ごとのX線）外科的に摘出．

④大きいもの
- ＞2 cm はリスク

7. 誤飲（消化管異物）

- 胃内：内視鏡的摘出
- 十二指腸以下：1週間ごとにX線．位置が変わらない場合外科的摘出を考慮．

⑤長いもの
- ＞5 cmはリスク
- 胃を通過しにくいので摘出．
- 小腸に達した場合，症状がなければX線でフォロー（3〜5日ごと）しながら，位置が変わらなければ外科的摘出．

⑥食塊
- 小児ではまれ．あれば基礎疾患（食道狭窄など）を疑う．
- 不快，唾液の嚥下ができないなら摘出．

⑦磁石
- 複数の磁石の誤飲は緊急：異なる腸管壁同士を引きつけ，壊死，穿孔，感染，閉塞などを生じる．
- 磁石1つの誤飲：X線で磁石が複数でないこと，他の金属を誤飲していないことを確認し金属，磁石に近づかないようにし経過観察するか，摘出を行う．
- 磁石複数誤飲：食道，胃にあれば内視鏡，マグネットカテーテルで摘出．内視鏡が到達できない場所で無症状なら身体所見，X線で慎重経過観察．症状出現すれば外科的摘出．

5. 上級医・外科医に相談すべき状況
- 呼吸障害がある場合
- 異物が磁石の可能性がある場合
- 異物誤飲管理アルゴリズムの危険な徴候がある場合

6. 保護者への説明
- 胃に異物がある場合，1〜2週間で自然に排泄されることが多い．腹痛，嘔吐，発熱などあればすぐに受診すること．
- 小児は口に何でも入れるので，手の届く範囲に3 cm以下のものは置かないように指導．

（鉄原健一）

8. 吸引（気道異物）

1. 疾患概論
- 異物が気道内に吸引され，生理的な排出機構では排除されずに滞在する状態．
- 異物存在部位により下記のように分類される．
  - 上気道異物：鼻腔異物，咽頭異物，喉頭異物．
  - 下気道異物：声門下異物，気管異物，気管支異物．
- 呼吸困難を起こす可能性のあるものは喉頭以下の異物が多い．
- 1歳男児が圧倒的に多かったが，近年1歳女児が増えている．
- 異物としては，ピーナッツ，節分の豆，枝豆，お菓子のビニール袋切れ端，シール，小さい玩具・部品が多い．
- 乳幼児では異物吸引の訴えがなく，診断まで時間を要することも多い．対処を誤れば生命を脅やかし，重篤な肺の障害を引き起こすため十分な注意が必要である（❶）．

2. Pitfall
- 診察時に症状が落ち着いている場合がある．ただし，異物が残存している場合，必ず症状が再出現する．

3. 窒息時の救命救急法（異物吸引のエピソードがある場合）
- 直ちに喉頭鏡で喉頭展開し，喉頭異物の場合は鉗子で異物を摘出する．
- 声門下異物でも，鉗子による除去が可能であれば摘出する．
- 摘出できない場合は，最も太い注射針または静脈留置針を輪状甲状靱帯または第2・第3気管軟骨間に穿刺し気道を確保する．
- 緊急気管切開を行える医師がいれば直ちに行う．
- 声門下から気管分岐部までの異物の場合は，気管チューブ

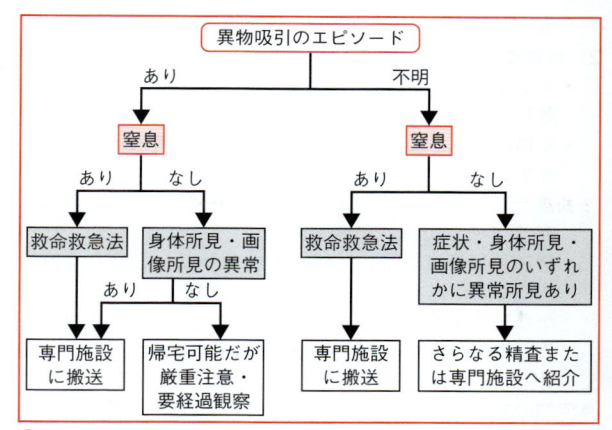

8. 吸引（気道異物）

```
            異物吸引のエピソード
         あり            不明
          窒息            窒息
       あり   なし      あり   なし
     救命救急法  身体所見・画   救命救急法  症状・身体所見
            像所見の異常           ・画像所見のいずれ
          あり   なし            かに異常所見あり
     専門施設  帰宅可能だが   専門施設  さらなる精査また
     に搬送   厳重注意・    に搬送   は専門施設へ紹介
           要経過観察
```

❶ 気道異物の対応

をスタイレット付きで挿管し，異物を気管支まで押し込む．その上で酸素投与，陽圧換気を行い，専門施設へ搬送する．

4. 症状
- 突然の喘鳴，咳嗽，呼吸困難を主症状とし，気道完全閉塞時には窒息する．

1) 声門下異物
- 声門部を通過するような異物は，通常気管・気管支に入り込むが，少数例で左右声帯間や，声門下部にとどまることがある．
- 問題となるのはやや小さい異物（ビニール袋の切れ端）や内腔のある筒状異物である．
- 異物が入った直後は激しく咳き込み，時に窒息状態を示すが数分以内に症状がとれ，以後は軽い喘鳴が残る程度となる場合がある．しかしその後，必ずクループ症状が

出現し，反復・慢性化する．

2) 気管支異物
- 吸引直後は，異物による気道粘膜への直接刺激のため，激しい咳嗽が出現する．
- 異物の大きさによって，喘鳴から呼気性呼吸困難までさまざまな気道閉塞症状を示す．
- ただし，異物が気管支にへばりついてしまうと数分～30分くらいで症状が消失する．
- 特に葉気管支以下に wedge した異物は，しばらく無症状のことがある．しかし，化学性炎症（吸引後1～2日から）や細菌性炎症（吸引後2～3日から）を合併し，その後喘鳴を伴った咳や発熱が出現する．

5. 問診
- 突然の発症の場合，必ず発症直前のムセ込みや咳き込みの有無を確認する．
- 数日以上経過している場合でも，何月何日にそのようなエピソードがあった，と明確に記憶している家人も多い．ただ，RSウイルス感染のような呼吸器感染時に異物吸引することもあり，転機となる吸引のエピソード聴取は突然発症の場合以外も重要である．
- 兄・姉がいれば，優しく聴取する（兄・姉が異物を食べさせた可能性もある）．

6. 聴診
- 呼吸音の聴取が一番大切である．
- 狭窄音と呼吸音低下に細心の注意を払い，異物位置を推測しその後の検査を進める．

7. 喉頭異物
1) 診断
- 強い吸気性の呼吸障害が生じている場合は，一刻も早い異物摘出が必要．診断に時間をかけず，症状と病歴から

8. 吸引（気道異物）

直ちに処置に移る．
- 呼吸状態に余裕があれば，上気道側面X線撮影を行い，異物を確認する．

2）摘出
- 児の状態が許すようであれば，前もって抗菌薬・ステロイド薬の投与を行い，手術室全身麻酔のもと，喉頭鏡使用直視下や内視鏡下に鉗子で摘出する方法が安全である．

3）摘出後
- 喉頭部の損傷程度により，抗菌薬・ステロイド薬の継続投与を行う．

8. 窒息状態でない下気道異物

1）診断

①X線
- まずは，胸部X線正面（できれば吸気と呼気）・側面撮影を行い，異物を確認する．
- X線透過性気管支異物の場合は，患側肺の含気量が強調された（肺血管陰影に乏しい）像を示す．
- 長期間気管支異物が存在したときは支配領域の無気肺像を呈し，場合により気管支拡張像を認めることがある．
- 異物が気管に停滞している場合は異常陰影を認めないことも多いので注意する．

②気管気管支内視鏡検査
- 確定診断のためには内視鏡検査が必要不可欠である．
- 異物を確認すれば引き続き摘出術を行うことが原則である．

③CT
- 内視鏡検査・摘出術を同時に行えない施設では，診断のためCT撮影が行われることもあるが，以下の2点に注意する．
  ▶ 撮影のため鎮静薬を使用した場合，呼吸状態が悪化す

る可能性がある．
　　▶ 異物を確認できない場合も異物完全否定にはならない（鎮静により無気肺となり，その中に異物が埋没する可能性がある）．
2) **下気道異物としてすぐの摘出が望ましいと判断した場合の専門施設への搬送**
【搬送時の注意点】
- 検査・治療には，2人以上の十分な経験ある医師が必要であり，その点を搬送前に確認する．
- 搬送先に気道異物発生の状況と緊急度を伝える．
- 吸引した異物と同じ物があれば検査・摘出の参考となるので持参する．
- 窒息状態でない場合の搬送時にも，突然呼吸状態が悪化する可能性があり，禁飲食で上体を挙上し，できるだけ安静を保たせる．
- 気管支異物では肺理学を行うと気管異物となりうるためタッピングなどは行わない．
- 検査・治療は全身麻酔下で行われる旨を家族に説明する．
- できれば血管確保，術前血液検査，抗菌薬・ステロイド薬投与を搬送前に行うことが望ましい．

3) **摘出**
- 全身麻酔をかけ内視鏡下に異物を確認したら，換気型硬性気管支鏡下に鉗子で摘出するのが原則である．
- 数日以上経過した異物などで炎症を伴っている場合，すぐに摘出術を行わず2～3日抗菌薬とステロイド薬を投与してから行うこともある．
- 摘出後は1～3日間ステロイド薬，数日間抗菌薬を投与する．
- 摘出がどうしてもうまくいかない場合，いったん終了し，後日再度摘出術を行うこともある．

4）摘出後の経過
- 時間が経過した異物では，摘出後肉芽形成による気管支狭窄や気管支拡張症，換気血流不均等が続く場合があり，数か月〜1年間以上外来での経過観察が必要である．
- 胸部理学療法は不可欠で，場合によっては抗菌薬の長期予防内服を行う．

9. 保護者への説明・指示
1）異物吸引のエピソードはあるが，受診時身体所見および画像所見に異常がない場合
- 自然喀出された可能性もあり帰宅は可能．
- 異物残存の可能性があることも十分説明し，症状出現時には必ず再受診，症状がなくても1週間後に再受診するよう指示する．

2）気道異物の予防対策
- 食事は，ゆっくり少しずつ与える．
- 食後はしばらくの間静かに過ごす．オムツ交換などは時間をおいて行う．
- 遊びながら食べたり，食べながら走らせたりしない．
- ナッツ類は学童期まで与えない．
- 乳幼児が口に食べ物を充満したまま転んだり，異物を口に入れるのを見た大人が大声をあげるとかえって泣き出し，気管内に吸引したりすることがあるので注意する．
- 防止のために直径32 mm，長さ57 mmの筒を作り，その中に入るものは床面から1m以上の高さに置く．
- 気道異物児は退院時によく教育し2度と同じことを繰り返させない．

（樋口昌孝）

9. 鼻出血

1. 疾患概論
- 鼻中隔前方の Kisselbach 部位からの出血が大部分である.
- 3〜4 歳がピークで,小学校低学年頃までの小児によくみられる.
- 副鼻腔炎やアレルギー性鼻炎を基盤としていることが多い(❶).

2. Pitfall
- 血液疾患や抗凝固薬による出血傾向のある場合,輸液・輸血などの全身状態の管理を速やかに開始する.
- 鼻腔異物が出血の原因となっていることもある.

3. 評価と検査
- 全身状態を確認し,大まかな出血量を把握する.
- 出血側を確認する.鼻腔前方からの出血が多いか,咽頭へのたれ込みが多いかで出血源を推定する.
- 全身状態が良好な場合,採血や血管確保などで泣いたり暴れたりして,出血量が増えることがある.その場合は止血

❶ 鼻出血の主な原因

局所的原因	
鼻内の損傷	鼻こすり,鼻いじり,外傷
鼻粘膜の炎症	副鼻腔炎,アレルギー性鼻炎
鼻腔内疾患	鼻腔異物,Osler 病(遺伝性出血性末梢血管拡張症),血管腫,若年性鼻咽腔血管線維腫,横紋筋肉腫,悪性リンパ腫
全身的原因	
出血傾向	特発性血小板減少性紫斑病,悪性腫瘍,再生不良性貧血,血小板無力症,von Willebrand 病,血友病,薬剤による出血傾向

9. 鼻出血

処置を優先.

4. 治療
- 原則として座位または半座位で軽くうつむかせて血液を嚥下させないようにして行い，咽頭に回った血液は口から出させる.
- 全身状態が悪いときは側臥位で処置を行う.
- 鼻翼圧迫：小児の鼻出血の多くが鼻中隔前方の Kisselbach 部位からであり，鼻翼を指で強めに5分間圧迫するだけで，軽症の鼻出血はほぼ止血する.
- ガーゼタンポン
  - 鼻翼の圧迫で止血が得られない場合，抗菌薬を塗布したガーゼや止血用製剤(スポンゼル® など)を鼻内に挿入.
  - 5,000倍アドレナリンと4％リドカインの等量液を浸したものを使用してもよいが，使用量に注意が必要.
  - 翌日以降，耳鼻咽喉科を受診するように指示する.
  - 挿入したガーゼの枚数を確認し，診療情報提供書に記載.

5. 上級医・耳鼻咽喉科医に相談すべき状況
- 上記の方法で止血が得られない場合：電気凝固法，Belloqタンポン法など高度な止血法を要する場合は，必ず耳鼻咽喉科医に依頼をする.
- 全身状態の悪化，輸血を要する場合：抗凝固薬による出血傾向がある場合は，基礎疾患に対する治療を行っている診療科医師に連絡し，抗凝固薬の中止や調整の可否を検討.
- 鼻腔異物による出血の場合：異物の摘出を先行したほうがよいことが多く，耳鼻咽喉科医の診察を要する.

6. 保護者への説明
- 止血後は数日間激しい運動を避け，近くの耳鼻咽喉科医院の受診を勧める.
- 軽症の出血であれば，鼻翼圧迫による止血法を保護者に指導する.

(水足邦雄)

10. 急性中耳炎

1. 疾患概論
- 急性中耳炎は，先行する上気道感染症状に引き続き発症し，耳管を通じて中耳腔に感染を起こす病態である．
- 小児は成人と比べ耳管が太く水平であることから経耳管感染を受けやすい．
- 冬季に多く，好発年齢は生後6か月〜6歳．

2. 症状
- 耳痛，発熱，耳をさわる，不機嫌，突然の啼泣など．
- 進行すると鼓膜は穿孔して耳漏を認める．
  - 耳漏の性状は粘膿性のことが多いが血性のこともある．
  - 一般的に耳漏が出現すると痛みや発熱が軽減されることが多い．
- 難聴を認めるが小児は自覚症状がはっきりとせずわかりづらい．
  - 難聴は伝音難聴であるが症状が進行すると内耳に波及し感音難聴となることもある．
  - 頻度は少ないが，急性乳様突起炎を合併すると顔面神経麻痺や耳後部腫脹を起こす．
- 急性中耳炎ガイドラインでは重症度を臨床所見3項目（耳痛，発熱，啼泣・不機嫌）と鼓膜所見3項目（発赤，膨隆，耳漏）により点数化し，軽症（5点以下），中等症（6〜11点），重症（12点以上）に分類する．24か月未満は3点が加算される．

3. 鼓膜所見
- 拡大耳鏡や顕微鏡を用いて観察する．
- 耳垢が多く鼓膜の観察が不可能な場合には耳鼻咽喉科医に依頼するのが安全である．
- 鼓膜所見（❶）では，早期においてツチ骨柄に沿って血管

の拡張が認められる．
- 炎症が高度となると鼓膜全体の血管が拡張し鼓膜が充血し，中耳腔に白色分泌物の貯留が透見される．さらに鼓膜は肥厚，膨隆してツチ骨柄の輪郭は消失する．
- 鼓膜換気チューブ留置術を施行した患者が急性中耳炎を発症した場合には，耳漏や鼓膜換気チューブ周囲の肉芽を認める．痛みや発熱は伴わないことが多い（❷）．

4. 起炎菌
- ウイルス感染に引き続く細菌感染により急性中耳炎となる．
- ウイルス感染の原因として，RSウイルス，インフルエンザウイルス，アデノウイルス，ライノウイルスなどが知られている．
- 細菌感染では主に肺炎球菌，次いでインフルエンザ桿菌，*Moraxella catarrhalis* の順に多い．
- 近年では耐性菌（ペニシリン耐性肺炎球菌〈PRSP〉，βラクタマーゼ非産生アンピシリン耐性インフルエンザ桿菌

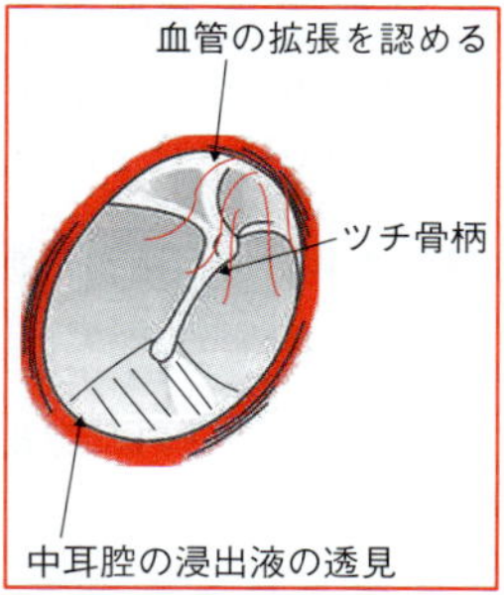

❶ 急性中耳炎の鼓膜所見

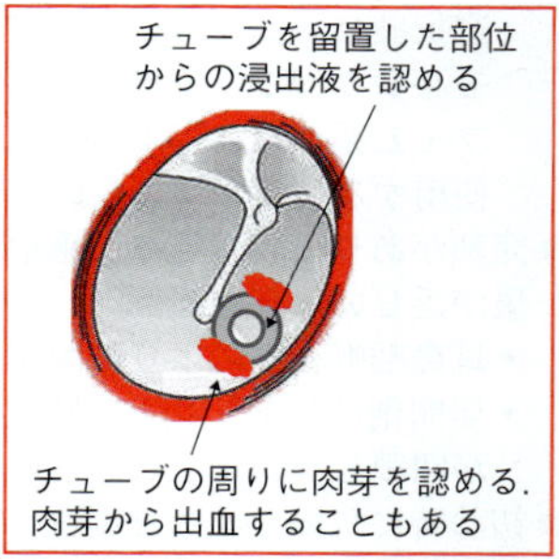

❷ 鼓膜換気チューブ留置術を施行した患者の急性中耳炎の所見

〈BLNAR〉）の出現を認めている．これらは特に0歳から3歳以下と低年齢に検出率が高い．集団保育の低年齢化などが一因とも考えられている．

5. 検査
- 起炎菌を同定するためには鼻咽腔培養や耳漏からの培養を検査科に提出し，感受性のある抗菌薬を使用する．
- 中耳腔からの直接細菌検出率は約70％のため，耳鼻咽喉科医以外で培養を採取する場合には上咽頭からの検体採取が望ましい．
- 抗菌薬を使用する前に培養検査を行うようにする．

6. 治療
- 重症度によって治療方針を決定する．
- 軽症：抗菌薬を使用せずに解熱薬と局所の冷却と身体安静で経過をみる．
- 中等症以上
  - 抗菌薬を最初から使用する．
  - 抗菌薬は肺炎球菌（特にPRSPやPISP），インフルエンザ桿菌（特にBLNAR）をターゲットとするため，第一選択薬はペニシリン系のアモキシシリン（AMPC）やアモキシシリン/クラブラン酸（CVA/AMPC），またはセフェム系のセフジトレンピボキシル（CDTR-PI）などを使用することが望ましい．
- 発熱があり鼓膜所見でも重症と判断した場合で抗菌薬の効果が乏しいような症例
  - 耳鼻咽喉科医により鼓膜切開を行う．
  - 切開創部は2～3日で閉じることが多いが，まれに穿孔が閉鎖しないこともあるため留意する．
- 初診時に耳漏を認めた場合
  - 鼓膜穿孔を伴っているため抗菌薬入りの点耳薬などを使用してもよい．

- 鼓膜穿孔がない場合には，点耳薬を使用しても効果は乏しい．
- すでに鼓膜換気チューブが留置されている場合
  - 抗菌薬入りの点耳薬を使用していたり，耳漏が臭ったり多量の場合には内服の抗菌薬も併用する．
  - 肉芽などを認める場合にはステロイド入りの点耳薬を使用することもある．
  - 鼓膜換気チューブ自体が感染源と考えられる場合には鼓膜換気チューブを抜去する．

7. 予後

- 耳痛や発熱は通常 1〜2 日で消失する．2〜3 週間で治癒に至る場合が多い．
- 鼓膜穿孔部位は閉鎖する際に，通常より鼓膜が薄くなり石灰化を起こすこともある．鼓膜に石灰化が残っても聴力には大きく影響しない．
- 成長に伴いほとんどの場合回数が減り，軽快するが，反復性中耳炎や貯留液が遷延する滲出性中耳炎に移行することもあるため経過観察が必要である．

〔三塚沙希〕

◎参考文献
1) 日本耳科学会，日本小児耳鼻咽喉科学会，日本耳鼻咽喉科感染症研究会（編）．小児急性中耳炎診療ガイドライン 2009 年度版．金原出版；2009．
2) 鈴木賢二．小児感染症 2011 ―今どうなっているの？小児の感染症―II．小児急性中耳炎．小児科臨床 2011；64：2517-73．

11. 異物症

1. 鼻内異物
1) 特徴
- 一側性の鼻閉や黄色の膿性鼻汁が急にみられるようになり，なかなか改善しない．
- 公園などに落ちている BB 弾やどんぐり，豆などの有機異物などが多い．
- 鼻に入っていることで耳が痛いと訴えることもある．
- ボタン電池では電流により鼻中隔穿孔をきたすことがあるため注意が必要である．

2) Pitfall
- 異物は1つとは限らない．1つ異物を取ったところでまだ残存している可能性，反対側にも入っている可能性を念頭におく．
- 異物を奥に押し込むと咽頭異物になり，誤嚥する可能性もあるので注意が必要である．

3) 検査方法
- 鼻鏡で鼻孔を広げるか，耳鏡にて鼻の中を観察する．見えない場合は経鼻内視鏡にて評価する．
- 単純 X 線検査ではほとんどわからないことが多い．

4) 摘出方法
- 鼻汁や粘膜が腫脹していることが多いため，リドカインとアドレナリンをつけたガーゼや綿を入口に挿入し鼻腔を十分に拡大させる．このとき，異物を奥に押し込まないように注意する．
- 植物性の異物では鋭匙鉗子，耳用の麦粒鉗子（❶）などで摘出するが，強く把持することで崩れてしまう可能性があるため，ソフトにつかむ．
- 球状の異物では，麦粒鉗子や耳垢鉗子などでつかむとす

11. 異物症

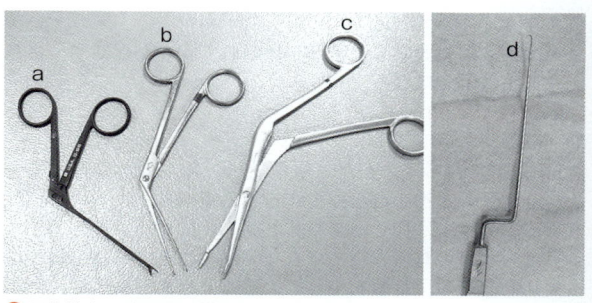

❶ 異物摘出に使用する鉗子例
a. 麦粒鉗子：尖端が細いので狭い所にも挿入しやすい．
b. 耳垢鉗子：尖端が平べったいため，周囲粘膜を傷つけにくい．
c. 鋭匙鉗子：大きな異物をしっかり把持するのによい．
d. 異物鉤：球体にひっかけて摘出．

べって，さらに奥に押し込むこともある．鋭匙鉗子のほうが滑りにくい．
- 異物鉤またはゾンデの先端を曲げたものをそっと球状の異物の裏にさしこみ，引き抜く方法も確実である．しかし，鉤の先端が尖っているため，丁寧に処置を行わないと粘膜に傷をつけ，痛みを伴い出血も多い．
- Ambu バッグを口に当て，軽く陽圧をかけながら発声させることで異物を鼻から外に排泄させる方法もある．

5）専門医にコンサルトするポイント
- 球状の異物にて奥に押し込んでしまった場合は，無理せずコンサルトするのが望ましい．
- 電池の異物では短期でも鼻腔穿孔や鞍鼻を起こすため緊急性が高い．

6）保護者への説明
- 全身麻酔下でないと取れないこともあると家族に了承して

もらう.
- 一度摘出に失敗すると子どもは暴れて安静が保てず,さらに摘出は困難になる.

2. 外耳道異物
1) 特徴
- BB弾やおもちゃ,石,ご飯粒,紙,鉛筆の芯などさまざまな種類の異物を自己挿入することがある.
- 球形の異物では押し込まれると聞こえにくくなる.
- 豆,米などの有機異物では介在時間によって外耳道周囲に炎症を起こし,耳漏を生じていることもある.

2) 摘出方法 （❷）
- 耳の入口にある場合は押し込まないように耳垢鉗子や麦粒鉗子などを用いて摘出する.
- 砂などの細かいものや食物などの有機異物が崩れた場合,体温程度に温めた生理食塩水を注射器に入れ,先端にサーフロー®針を短く切ったものを装着し,耳内を洗浄する.
- 虫の異物などでは8％のリドカインスプレーにて動きを止めてから摘出する.ただし,苦しいので虫が耳の中で暴れて痛みが増強することもある.
- 球状の異物が嵌頓しているときは,鉤状のフックを用いてそっと滑らせてくる.

3) Pitfall
- 外耳道の骨部に触れると痛い.
- 虫の異物に対してオリーブ油を耳内にたらして溺れさせる方法もあるが,リドカインより効果は弱い.

4) 専門医にコンサルトするポイント
- 痛みや恐怖で暴れている子どもに対して無理に摘出しようとすると外耳道出血を起こす危険があり,その場合は無理せず全身麻酔下に摘出する.
- 摘出後は必ず外耳道や鼓膜の損傷がないか確認し,出血や

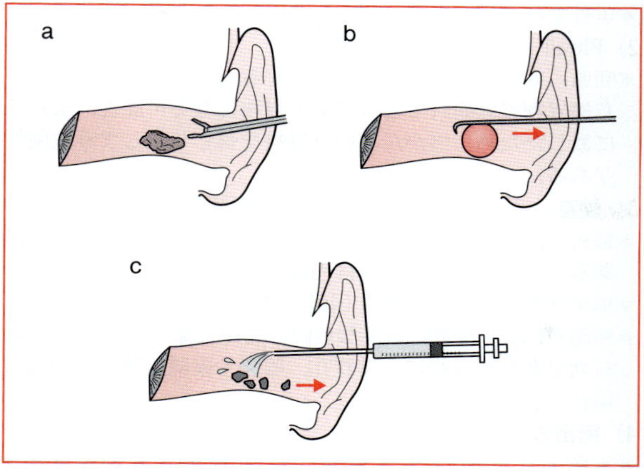

11. 異物症

❷ **耳内異物の適した取り方**
a. 紙片などの異物：耳垢鉗子や麦粒鉗子で摘出.
b. BB弾など球状の異物：異物鉤で引っかけて摘出.
c. 砂など細かい異物：生理食塩水で洗浄する.

びらんに対しては抗菌薬入りの点耳薬を使用する.

5）保護者への説明
- 何度も耳内異物を繰り返す場合，外耳道のかゆみや違和感のために繰り返していることもあるため，専門医を受診することを勧める.
- 発達障害児では耳内異物挿入を繰り返す場合，周囲に耳の中に入れやすい小物を置かないように注意させる.

3. 咽頭異物

1）特徴
- 食べている最中に急に嚥下痛を訴えたり，ツバが飲み込めなくなった，という訴えが多い.

III. 主な小児救急疾患　12. 外因系疾患

- 魚骨では扁桃の下極に刺入していることが多い.

2）Pitfall
- 咽頭, 喉頭異物は内視鏡で摘出するほうが低侵襲であるが, 有機異物では崩れてさらに気道異物になる可能性, また急に暴れたためにつかんでいた異物を落としてしまう危険性がある.

3）検査
- 扁桃の魚骨異物は舌圧子で舌を強く圧すると見えることがある. よく見えない場合は内視鏡で検査する.
- 単純 X 線検査では診断が困難なことが多い.
- 頸部 CT は下咽頭に扁平な魚骨などが嵌頓している場合は有効であり, 異物による穿孔, 膿瘍や縦隔気腫が疑われる場合も有用である.

4）摘出方法
- 舌圧子で舌を圧排して骨が見える場合は, そのままピンセットで摘出する.
- 口を開けてくれない子どもや内視鏡でないと見えない場合は, 鉗子つきの内視鏡で摘出することもある. しかし, 内視鏡の径が太いため暴れて安静がとれないこともある.
- 安静がとれない場合や, 舌根に刺さっている場合は, 全身麻酔下に Macintosh 喉頭鏡をかけて直視下に摘出する.

5）保護者への説明
- 魚骨が刺さった後にご飯粒を飲み込むと, 反対に魚骨が組織内に迷入して見えなくなることがある. 初回受診時に魚骨が見つからなかったとしても, 数日後も痛みがある場合は受診するよう勧める.
- 初回受診時に魚骨が見つからなかった場合, 痛みも軽減するようなら骨はもう刺さっていないため心配しなくてよい.

（守本倫子）

12. 化膿性関節炎

1. 疾患概論
- 細菌感染による関節炎．診断が遅れ，適切な治療が施されないと，関節や骨の変形による永続的な障害を遺残．
- 細菌感染に対して抵抗力の弱い未熟児，新生児に好発し，敗血症に続発することが多いが，健康な幼小児にも発症．
- 股関節，膝関節，足関節，肘関節などに好発．
- 起炎菌は，黄色ブドウ球菌が最多．MRSAであることも多い．レンサ球菌，インフルエンザ菌などがこれに次ぐ．

2. Pitfall
- 化膿性関節炎の初期には，痛みや患肢の不動のみで，関節周囲の熱感，腫脹を認めない場合がある．
- 関節近傍の熱感，腫脹において，化膿性関節炎と蜂窩織炎などの軟部組織のみの感染とは，治療法，予後が異なる．
- 血行感染が主であるため，別の関節にも感染が波及しており，後にそれが明らかとなることがある．診断確定後にも，上下肢の主要関節の評価を適宜行う．

3. 診断と検査
1）理学所見
- 発熱を伴う関節周囲の熱感，腫脹が主症状．
- ◆ 乳児の化膿性股関節炎では，初発症状として，オムツ替えのときの不機嫌が重要．
- 外傷歴のない痛み，跛行，自発運動の減少なども本疾患の初期症状の可能性あり．

2）初期検査
- 血液検査：炎症の程度の把握に不可欠．単純性股関節炎では，通常赤沈は30 mm/時以下であり，40 mm/時以上の場合には化膿性疾患を疑うべきである．
- 血液培養：本疾患を疑った場合には，必須．発熱と軽度

III. 主な小児救急疾患　12. 外因系疾患

の関節炎症状のみであっても，血液培養で菌が同定された場合には，化膿性関節炎を疑い精査．
- 単純X線：関節裂隙の拡大，軟部の腫脹，骨幹端の骨透亮像に注意．反対側との比較が有効．通常，発症早期には骨変化に乏しい．骨変化が明らかな場合には，骨破壊がかなり進行しており，緊急の対応が必要．
- エコー検査：関節内水腫の確認．関節液の貯留を認めた場合には，化膿性関節炎以外のものを鑑別するため，エコーガイド下に関節液の穿刺を行う．
◆ 膿性関節液の確認で診断確定．
- MRI：診断が確定されていても，術前に行い，周囲骨の骨髄炎，関節外膿瘍などの有無，程度を把握．

4. 初期治療のポイント
◆ 急性期には，切開・排膿手術．
● 術後は，外固定による局所の安静，関節内の持続吸引，適切な抗菌薬の投与が不可欠．
● 起炎菌が同定できていない場合
- 穿刺液の培養と，少なくとも2回以上の血液培養を行った後に，黄色ブドウ球菌を想定しての抗菌薬の全身投与を最大量で開始する．
- 菌が同定され，感受性が判明した段階で，MICが最も低く抗菌スペクトラムの狭い薬剤に変更．

5. 上級医・専門医に相談すべき状況
● 関節穿刺にて，関節内に膿が確認された場合には，緊急に切開・排膿手術が必要．整形外科医へコンサルト．

6. 保護者への説明
● 関節や骨の変形を生じ，永続的な障害を遺残する可能性．
● 手術を行っても，必ずしも感染が治まるわけではなく，再手術が必要となる可能性．

（下村哲史）

13. 化膿性骨髄炎

1. 疾患概論
- 小児では血行性骨髄炎が多い.
- 約25%が2歳までに, 約半数が5歳までに発症し, 男児のほうが多い.
- 最も多い起因菌は黄色ブドウ球菌である.
- 主に長管骨の骨幹端から感染が起こる.
- 感染部位：脛骨・腓骨（28%）, 大腿骨（25%）, 上腕骨（13%）, 足骨（9%）, 骨盤骨（8%）, 手骨（6%）, 橈骨・尺骨（6%）, 椎骨（2%）

2. Pitfall
- 治療開始の遅れによって局所的に進展し, 隣接した関節や骨膜下腔に穿破する可能性がある.
- 適切に治療されなければ, 慢性化のリスクが高くなる.
- 日本では, 黄色ブドウ球菌のクリンダマイシン耐性率は他国に比べて高く, 感受性結果の確認が必要で, 抗菌薬選択においても注意すべきである.
- リスクファクター：免疫不全（慢性肉芽腫症など), 敗血症, 微小な外傷, 血管留置カテーテル, 透析用カテーテル

3. 診断と検査
- 血液検査：血算, CRP（98%で上昇）, 赤沈（ESR, 平均40〜60 mm/時, 90%以上で上昇）
- 培養検査：血液培養（できるだけ2セット, 50〜80%が陽性）
- 画像検査
  - 単純X線写真：発症3日程度で軟部組織腫脹などの異常所見は認めるが, 骨髄炎に特異的ではない. 早期診断には有用ではない.
  - シンチグラフィー：早期診断に有用, テクネシウムシン

III．主な小児救急疾患　12．外因系疾患

❶ 化膿性骨髄炎の年齢別起因菌と初期治療

年齢	起因菌	抗菌薬	用法・用量
3か月未満	◎ *Staphylococcus aureus* ○ *Streptococcus agalactiae*(GBS) ○ Enterobacteriaceae (*Escherichia coli* など)	第一選択 セファゾリン ＋ セフォタキシム* ・MRSA が疑われるとき ＋バンコマイシン	100〜150 mg/kg/日，8時間ごと(新生児：75 mg/kg/日) 200 mg/kg/日，6〜8時間ごと(新生児：150 mg/kg/日) 45〜60 mg/kg/日，6〜8時間ごと（新生児：30 mg/kg/日 12時間ごと）
3か月以上〜5歳未満	◎ *Staphylococcus aureus* ○ *Streptococcus pyogenes* (GAS) ○ *Kingella kingae* △ *Streptococcus pneumoniae* △ *Haemophilus influenzae* type b △ *Salmonella* spp.	第一選択 セファゾリン ・MRSA が疑われるとき バンコマイシン ＋セファゾリン ・△による感染が疑われるとき セフォタキシム or セフトリアキソン	100〜150 mg/kg/日，8時間ごと 45〜60 mg/kg/日，6〜8時間ごと(TDM必要) 200 mg/kg/日，6〜8時間ごと 75 mg/kg/日，12〜24時間ごと
5歳以上	◎ *Staphylococcus aureus* ○ *Streptococcus pyogenes* (GAS) △ *Salmonella* spp.	セファゾリン ・MRSA が疑われるとき バンコマイシン ＋セファゾリン	100〜150 mg/kg/日，8時間ごと 45〜60 mg/kg/日，6〜8時間ごと(TDM必要)

◎：多い，○：普通，△：比較的まれ．
*特に新生児の場合，GBSや腸内細菌による感染の頻度は他の月齢に比して高く，セフォタキシムによる治療を強く考慮する．

チの感度は 80〜100％.
- MRI：早期診断に有用，感度 92〜100％，T1 強調像で low intensity・T2 強調像で high intensity，蜂窩織炎と骨髄炎の鑑別に有用，特にガドリニウム造影は有用.

4. 初期治療のポイント
- 初期治療の選択は，❶に示す起因菌に基づき行う.
- 血液培養でも起因菌が判明しないことが多く，状態が比較的安定していれば，可能なかぎり単剤で，かつ経口への変更可能な抗菌薬を選択する.
- 内科的治療が奏効しない場合は，外科的なドレナージが必要になる可能性がある.
- いずれの年齢層においても起因菌は S. aureus が主たるものであるため，初期治療としては，MRSA のコロナイザーではないかぎり，セファゾリンを選択.
- 重症度や年齢，ワクチン接種状況などの総合的評価で，S. aureus 以外の起因菌を想定して，治療開始を検討.
- definitive therapy や治療期間，内服移行の是非については，成書を参照.

5. 上級医に相談すべき状況
- 外科的介入が必要な状況でないかを考慮する場合
- 発熱，発赤・腫脹・疼痛が遷延する場合，菌血症が持続する場合，軟部組織および骨周囲膿瘍形成の場合

6. 保護者への説明
- 骨髄炎は細菌感染によることが多く，起因菌の検索のためには血液培養が非常に重要である.
- 骨髄炎は関節炎に進展することもあり，治療の遅延により関節予後にも影響するだけでなく，骨髄炎そのものが慢性化することもある.
- 1 か月以上の長期の治療が必要である.

（船木孝則，宮入　烈）

14. 動物咬傷

1. 疾患概論
- 頻度が多いのはイヌ，ネコ，ヒト．
- 咬傷の多くは軽症だが，合併症の発生率は高い．

2. Pitfall
- 何にいつ咬まれたのかで対応は変わる．
- 創部の十分な洗浄とデブリドマンが重要．
- 抗菌薬投与と破傷風予防の適応を確認．

3. 特徴
- 咬傷感染の25％以上が好気性・嫌気性の混合感染．

1) イヌ咬傷
- イヌ咬傷は動物咬傷のなかで最多（80〜90％）だが感染率は低い（2〜20％）．
- 血管，筋膜を貫通すれば感染率は著明に上がる．
- 感染の起因菌の多くは，黄色ブドウ球菌，パスツレラ，グラム陰性桿菌．

2) ネコ咬傷
- ネコ咬傷は，頻度は低い（5〜15％）が感染率は高い（30〜50％）．
- 深い穿刺創をきたし創の十分な洗浄が困難．
- 上肢および眼窩周囲などの頭頸部の創傷が多い．
- 起因菌では，*P.multocida*（パスツレラ）の頻度が高く，早期から紅斑，腫脹，疼痛が出現．
- ネコひっかき病は患肢の丘疹および局所リンパ節の腫脹が特徴的．

3) ヒト咬傷
- ヒト咬傷は，頻度は低い（3〜20％）が感染率は比較的高い（10〜50％）．
- 年長児のヒト咬傷は歯列への殴打により受傷しうる．

- 幼児では顔面および体幹に多く虐待の可能性も考慮.
- 主な起因菌としては，緑色レンサ球菌，黄色ブドウ球菌，バクテロイデス，ペプトストレプトコッカスによる混合感染.

4. 治療
1) 洗浄とデブリドマン
- 感染予防には迅速・丁寧・十分な局所処置が不可欠.
- 創部を 200 mL 以上の生理食塩水で十分に洗浄する．(20 mL 以上のシリンジと太い〈19 G 以上〉留置針を用いた高圧洗浄が有効)
- デブリドマンを考慮.

2) 創部管理
- 顔面創は早期に縫合する（美容の面と低い感染率から）.
- 手指創は数日間感染徴候のないことを確認後，待機的に縫合.
- 機能的良肢位での固定と患肢の挙上.

3) 抗菌薬
- 感染徴候の有無や感染リスクにより判断（❶）.
- 感染した場合 ⇒ 感染早期であれば外来での経口抗菌薬投与で管理可能.
- 以下の入院適応に該当すれば入院加療（好気・嫌気性培養検体を採取し抗菌薬の静脈投与）.
- 抗菌薬使用例
  ▶ 嫌気性菌をカバーするアモキシシリン・クラブラン酸
  ▶ ペニシリンアレルギーの場合 ⇒ クリンダマイシン＋シプロフロキサシン or ST 合剤

4) 入院加療
- 以下に該当する場合には入院適応と考える.
  ▶ 全身性の感染徴候
  ▶ 関節，神経，骨，腱，中枢神経系の穿通創

III. 主な小児救急疾患　12. 外因系疾患

❶ 動物咬傷の感染リスク分類

	創の分類と部位
高リスク	深い穿刺創 腱，関節，骨に達する咬傷 中手指節関節周囲の握り拳外傷 顔面の咬傷（感染率は低いが，感染すると美容的に深刻な合併症となる可能性が高い）
	問題となる創の種類
	ネコ咬傷，ヒト咬傷 創の部位や型によってはイヌ咬傷
	その他の因子
	免疫不全状態者 受傷から処置までに8時間以上経過している 早期に閉鎖した創
低リスク	表在性の擦過創および裂創 血流が豊富で重要な構造物から離れた部位の裂創 受傷後早期の受診 上記の高リスク群にあてはまらないイヌ咬傷

- ▶ 患者家族のコンプライアンスが悪い
- ▶ 免疫不全状態
- ▶ 手の大きな咬傷
- ▶ 頭部の咬傷
- ▶ 経口あるいは外来治療に抵抗性の感染
- 抗菌薬使用例：アンピシリン・スルバクタム

5) 破傷風（❷）
6) 狂犬病
 - 一度罹患すると致命的（罹患動物の咬傷により発症する可能性は20%以下）
 - 媒介動物：コウモリ，キツネ，スカンク，アライグマ，

14. 動物咬傷

❷ 破傷風の対応

破傷風予防接種回数	施行推奨
不明または3回未満	DPT or Td + TIG
直近の接種が10年以上前	Td
直近の接種が5～10年前	Td
直近の接種が5年以内	なし

DPT：ジフテリア，破傷風，百日咳トキソイド（3種混合もしくはポリオを含む4種混合）
Td：破傷風トキソイド
TIG：破傷風免疫グロブリン

ネコ，ウシ，イヌなど
- 迅速かつ徹底した創の洗浄が発症予防に不可欠．

5. ヘビ咬傷
- 日本に生息する毒ヘビはマムシとヤマカガシの2種類．

1）マムシ咬傷
①症状
- 針で刺したような牙痕が2つ（小児では攻撃を避けられず複数の場合あり）
- 疼痛と腫脹．腫脹がわずかでも急激に症状が進行する場合がある．
- 血小板減少，皮下出血，消化管出血，横紋筋融解，ミオグロビン尿，急性腎不全，多臓器不全，神経毒による複視，霧視，眼球運動障害

②検査：血算，生化学（CPK, BUN, Cr, ミオグロビンなど），凝固，尿など

③対応
- 全身状態の評価，Grade分類

【Grade分類】
Ⅰ．受傷部位の局所の腫脹

Ⅲ. 主な小児救急疾患　12. 外因系疾患

　Ⅱ. 手関節，足関節までの腫脹
　Ⅲ. 肘・膝関節までの腫脹
　Ⅳ. 1肢全体に及ぶ腫脹
　Ⅴ. 体幹に及ぶ腫脹・全身症状を伴うもの
- 原則入院の上6〜12時間は経過観察
- 咬傷部位の洗浄
- セファランチン，破傷風トキソイド，抗菌薬 ⇒ 原則全例投与考慮
- マムシ抗毒素血清 ⇒ Grade Ⅲ以上や急性期血小板減少など重症例で投与を検討（血清使用時は必ず感作テスト施行）

2) ヤマカガシ咬傷

①症状
- 腫脹や疼痛はほとんどない．
- 数時間〜数日ほど経過した後に出血傾向が出現（潜伏期間がある）
- 頭痛：受傷後数時間以内にみられた場合には重症化しDICになる可能性が高い．
- DIC，急性腎不全

②検査：フィブリノゲンと血小板の減少が特徴的

③対応
- 全身状態の評価，咬傷部位の洗浄
- 破傷風トキソイド，抗菌薬
- ヤマカガシ抗毒素血清 ⇒ 出血傾向，検査異常，激しい頭痛などを認めた場合には投与考慮
　＊（財）日本蛇族学研究所で入手可能

（染谷真紀）

IV

緊急時に最低限必要な処置・手技

IV. 緊急時に最低限必要な処置・手技

1. 心肺蘇生（PBLS・心停止アルゴリズム）

1. 対処の基本方針
- 心停止を早期に認識し，応援を要請し，質の高い CPR を行い，チーム医療による質の高い二次救命処置および心拍再開後の包括的かつ組織的なプロトコルに基づいた集中治療を行う．
- 転帰不良のケースでは，家族の心情を十分配慮しつつ，医療の限界とのバランスを熟慮しながら患児および家族をケアする．
- 心停止の原因を可能なかぎり究明する努力を行う．

2. PBLS アルゴリズム （❶）

1) 反応の確認
- 救助者の安全を確保し蘇生処置を行う．
- 大きな声で，幼児以上は肩を優しくたたき，乳児なら足底を刺激し，応答や目的のある仕草を確認する．
- 応答や目的のある仕草がなければ「反応なし」とする．

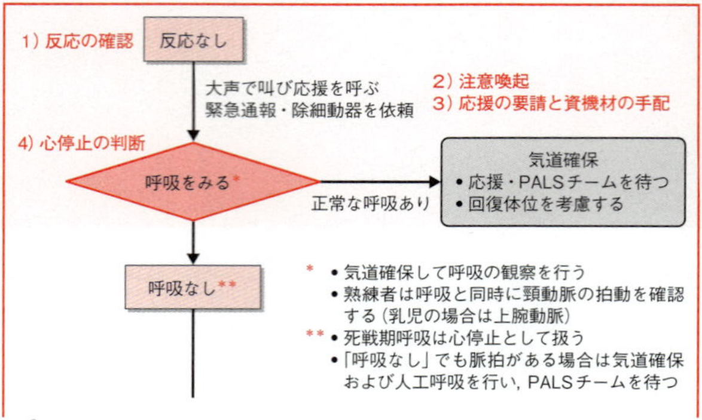

```
1) 反応の確認 → 反応なし
    大声で叫び応援を呼ぶ
    緊急通報・除細動器を依頼
    2) 注意喚起
    3) 応援の要請と資機材の手配

4) 心停止の判断
    呼吸をみる*
        → 気道確保
          応援・PALS チームを待つ
          回復体位を考慮する
        正常な呼吸あり

    呼吸なし**
```

* ・気道確保して呼吸の観察を行う
　・熟練者は呼吸と同時に頸動脈の拍動を確認する（乳児の場合は上腕動脈）
** ・死戦期呼吸は心停止として扱う
　・「呼吸なし」でも脈拍がある場合は気道確保および人工呼吸を行い，PALS チームを待つ

1. 心肺蘇生（PBLS・心停止アルゴリズム）

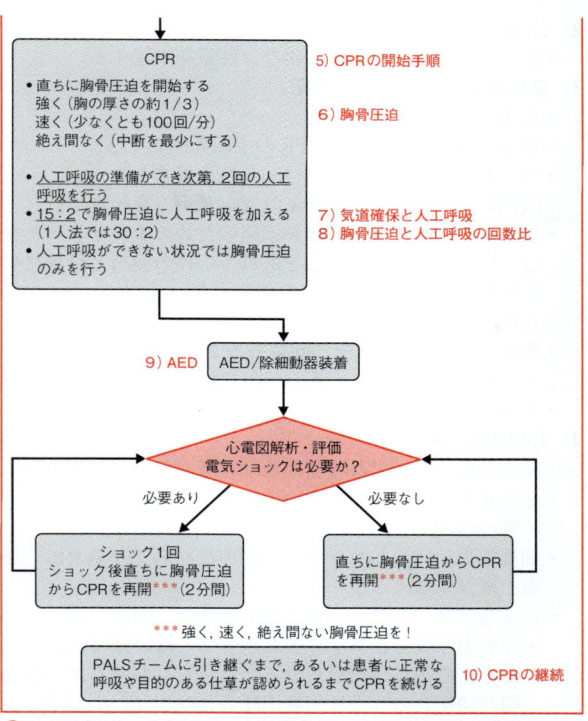

```
            ↓
┌─────────────────────────────┐
│           CPR               │   5) CPRの開始手順
│ ・直ちに胸骨圧迫を開始する      │
│  強く（胸の厚さの約1/3）        │   6) 胸骨圧迫
│  速く（少なくとも100回/分）     │
│  絶え間なく（中断を最少にする）  │
│                             │
│ ・人工呼吸の準備ができ次第, 2回の人工│
│  呼吸を行う                  │   7) 気道確保と人工呼吸
│ ・15：2で胸骨圧迫に人工呼吸を加える│   8) 胸骨圧迫と人工呼吸の回数比
│  （1人法では30：2）           │
│ ・人工呼吸ができない状況では胸骨圧迫│
│  のみを行う                  │
└─────────────────────────────┘
            ↓
  9) AED   ┌─────────────────┐
           │ AED/除細動器装着 │
           └─────────────────┘
                    ↓
            ◇ 心電図解析・評価 ◇
            ◇ 電気ショックは必要か？ ◇
          ↙ 必要あり        必要なし ↘
┌──────────────────┐       ┌──────────────────┐
│ ショック1回        │       │ 直ちに胸骨圧迫からCPR│
│ ショック後直ちに胸骨圧迫│      │ を再開***（2分間） │
│ からCPRを再開***（2分間）│    └──────────────────┘
└──────────────────┘

      ***強く, 速く, 絶え間ない胸骨圧迫を！

  ┌─────────────────────────────┐
  │ PALSチームに引き継ぐまで, あるいは患者に正常な│
  │ 呼吸や目的のある仕事が認められるまでCPRを続ける│   10) CPRの継続
  └─────────────────────────────┘
```

❶ **医療従事者・救急隊員および日常的に小児に接する市民における PBLSアルゴリズム**

（日本救急医療財団．救急蘇生法の指針2010 医療従事者用．東京：へるす出版；2012）
赤字は本文との対応を示す（著者追加）．

IV. 緊急時に最低限必要な処置・手技

2) 注意喚起
- 反応がない場合は大声で叫び,注意を喚起する.

3) 応援の要請と資機材の手配
①応援の要請
- 応援を要請後,直ちに CPR の手順を開始する.
- ベッドサイドではナースコールを活用する.
- 院内救急対応システムがあればシステムを起動する.
- 誰も来なかった場合,緊急連絡のための手段がないときは,いったん患者のもとを離れ,応援の要請と資機材の手配をし,その後に CPR を再開する.

②資機材
- 酸素,心電図モニター,SpO_2 モニター,血圧計,救急カート,除細動器(マニュアル,半自動式,AED)を手配する.
- 救急カートには小児用の資機材を整備する.

4) 心停止の判断
①反応がなく,正常な呼吸がなければ心停止と判断する.
- 心停止の判断に 10 秒以上かけてはいけない.

②呼吸の確認
- 頸椎損傷の疑いがない場合,頭部後屈あご先挙上にて気道を確保する.
- 正常な呼吸があるか,胸と腹部の動きを観察する.
  - ▶ 死戦期呼吸を正常な呼吸と誤解してはいけない.
  - ▶ 心停止直後に時折見られる,しゃくりあげるような途切れ途切れの呼吸を死戦期呼吸と呼ぶが,小児では少ないとされる.

③脈拍の確認
- 心停止の判断として脈拍触知の信憑性は乏しい.
- 蘇生に熟練した者は,呼吸の確認と同時に脈拍の確認をしてもよい.
- 乳児では上腕動脈,小児では頸動脈あるいは大腿動脈を

1. 心肺蘇生（PBLS・心停止アルゴリズム）

触知する．

5）CPR の開始手順
- 直ちに胸骨圧迫を開始する．
- 人工呼吸を開始するタイミングは，即座に人工呼吸ができる状況なら開始する．すなわち，人工呼吸を行うため，胸骨圧迫開始の遅延がある場合は胸骨圧迫を優先する．
- 小児の CPR の開始基準は成人と同等ではなく，切迫心停止の状態である症候性徐脈の際にも CPR を開始する．

6）胸骨圧迫
①「胸の真ん中」を直ちに「強く・速く・絶え間なく」胸骨圧迫を行う
- 強く：胸壁が胸の厚みの約 1/3 沈む深さを圧迫し，疲労により胸骨圧迫が強く行えない場合は交代する．
  ▶ 脳に血液を供給する目的と冠動脈灌流圧を維持するため強く圧迫する．
- 速く：少なくとも 100 回/分のテンポで行う．
- 絶え間なく：胸骨圧迫の中断を最小限に行う．

②圧迫後は，圧迫を解除し胸が元の高さに戻るようにするが，圧迫が浅くなる・位置がずれることがないように注意する．

③小児の胸骨圧迫（❷）
- 「胸の真ん中」を両手で圧迫するが，圧迫が十分に行えるのなら片手で圧迫してもよい．

④乳児の胸骨圧迫（❷）
- 乳児における「胸の真ん中」は，両乳頭を結ぶ線より少し尾側を指標とする．
- 救助者が 1 人の場合は，二本指圧迫法で行う．
- 医療従事者が 2 人以上の場合は，胸郭両母指包み込み圧迫法で行う．

Ⅳ. 緊急時に最低限必要な処置・手技

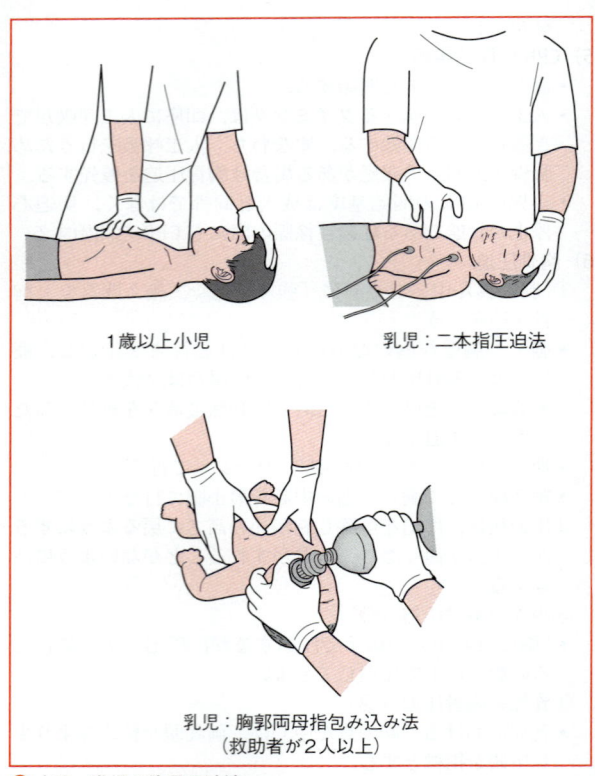

1歳以上小児

乳児：二本指圧迫法

乳児：胸郭両母指包み込み法
（救助者が2人以上）

❷ 小児・乳児の胸骨圧迫法
(日本救急医療財団．救急蘇生法の指針2010 医療従事者用．東京：へるす出版；2010を参考に作成)

1. 心肺蘇生（PBLS・心停止アルゴリズム）

7) 気道確保と人工呼吸
- 心停止と判断した場合は，直ちに胸骨圧迫を開始し，人工呼吸の準備が整い次第，気道確保しつつ2回の人工呼吸を行う．
- 送気は1回につき約1秒とし，1回換気量の目安は胸が上がることが確認できる程度とする．

8) 胸骨圧迫と人工呼吸の回数比
- 全年齢層共通で30：2とする．
- ただし，医療従事者が2人以上の場合は，胸骨圧迫と人工呼吸の回数比は15：2とする．

9) AED
- AEDの電源ボタンを入れ，AEDの音声に従う．
- AEDの電極パッドを貼付するあいだもCPRは可能なかぎり中断しない．
- 小児用パッドと小児用モード
  - 未就学児（おおよそ6歳）で使用
  - 小児用パッドや小児用モードがない場合は，成人用パッドを使用する．ただし，成人に小児用パッドや小児用モードを使用してはいけない．
- パッドの貼付位置は，イラスト通りに貼付することを原則とする．
- 成人用のパッドを用いる場合にはパッド同士が触れ合わないよう，必要に応じ胸部前面と背面などに貼付する．

10) CPRの継続
- CPRは蘇生専門の医療チームや小児の二次救命処置ができる救助者に引き継ぐまで行う．
- 患者が刺激に対して目的のある仕草，あるいは自発呼吸が再開した場合は，CPRをいったん中断し，呼吸と循環を評価する．

IV. 緊急時に最低限必要な処置・手技

3. 心停止のアルゴリズム （❸）

● 胸骨圧迫の中断を最小にし，質の高い CPR を行うことに集中し PBLS を実践する．

1) リズムチェック

- マニュアル除細動や AED が到着したら，リズムチェックを行う．
- ショック適応（心室細動〈VF〉，無脈性心室頻拍〈無脈性 VT〉）か，ショック不適応（心静止，無脈性電気活動〈PEA〉）か，波形診断を行う．
- 心静止，PEA の場合，電極の貼り付けや誘導コードの外れの確認，モニターの誘導や感度を変更し，VF/無脈性 VT を見逃していないか確認する．
- 心電図で QRS が認められた場合は，中枢の動脈の拍動を確認する．
- リズムチェックや脈拍確認の際は，胸骨圧迫の中断を最小にする．

2) 電気ショック

- VF/無脈性 VT の場合，直ちに電気ショックを行う．
- 電気ショックのエネルギー量は 4 J/kg とする．
- ショック後直ちに胸骨圧迫から再開し，2 分後に再びリズムチェックを行い，VF/無脈性 VT が持続していれば，再び電気ショックを行う．

3) 心停止の原因検索

- 心停止を引き起こす原因のリスト「4 つの H」と「4 つの T」を検索し是正する．
- 「4 つの H」とは, hypoxia（低酸素血症），hypovolemia（循環血液量の減少），hypo/hyperkalemia/metabolic（低カリウム血症，高カリウム血症，代謝性アシドーシス），hypothermia（低体温）である．
- 「4 つの T」とは, tension pneumothorax（緊張性気胸），

1. 心肺蘇生（PBLS・心停止アルゴリズム）

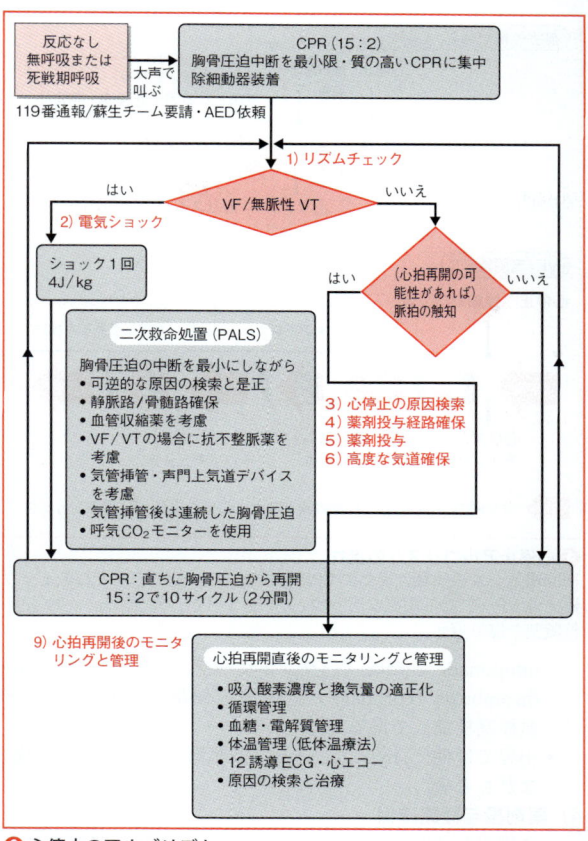

```
┌─────────────┐   大声で  ┌─────────────────────────────┐
│ 反応なし    │   叫ぶ   │ CPR（15：2）                │
│ 無呼吸または├────────→│ 胸骨圧迫中断を最小限・質の高いCPRに集中│
│ 死戦期呼吸  │          │ 除細動器装着                │
└─────────────┘          └─────────────────────────────┘
119番通報/蘇生チーム要請・AED依頼
                                     ↓
                                1）リズムチェック
                          はい  ╱VF/無脈性VT╲  いいえ
                  2）電気ショック              ↓
                  ┌──────────┐        （心拍再開の可
                  │ショック1回│    はい  能性があれば）いいえ
                  │ 4J/kg    │    ←──  脈拍の触知 ──→
                  └──────────┘              
                         ↓                    ↓
          ┌─────────────────────────────┐
          │      二次救命処置（PALS）   │
          │ 胸骨圧迫の中断を最小にしながら │
          │ • 可逆的な原因の検索と是正  │
          │ • 静脈路/骨髄路確保         │
          │ • 血管収縮薬を考慮          │  3）心停止の原因検索
          │ • VF/VTの場合に抗不整脈薬を │  4）薬剤投与経路確保
          │   考慮                      │  5）薬剤投与
          │ • 気管挿管・声門上気道デバイス│  6）高度な気道確保
          │   を考慮                    │
          │ • 気管挿管後は連続した胸骨圧迫│
          │ • 呼気CO₂モニターを使用     │
          └─────────────────────────────┘
                         ↓
          ┌─────────────────────────────┐
          │ CPR：直ちに胸骨圧迫から再開 │
          │ 15：2で10サイクル（2分間）  │
          └─────────────────────────────┘
9）心拍再開後のモニタ ┌─────────────────────────────┐
   リングと管理       │ 心拍再開直後のモニタリングと管理│
                     │ • 吸入酸素濃度と換気量の適正化│
                     │ • 循環管理                  │
                     │ • 血糖・電解質管理          │
                     │ • 体温管理（低体温療法）    │
                     │ • 12誘導ECG・心エコー       │
                     │ • 原因の検索と治療          │
                     └─────────────────────────────┘
```

❸ 心停止のアルゴリズム
（出典は❶と同）赤字は本文との対応を示す（著者追加）.

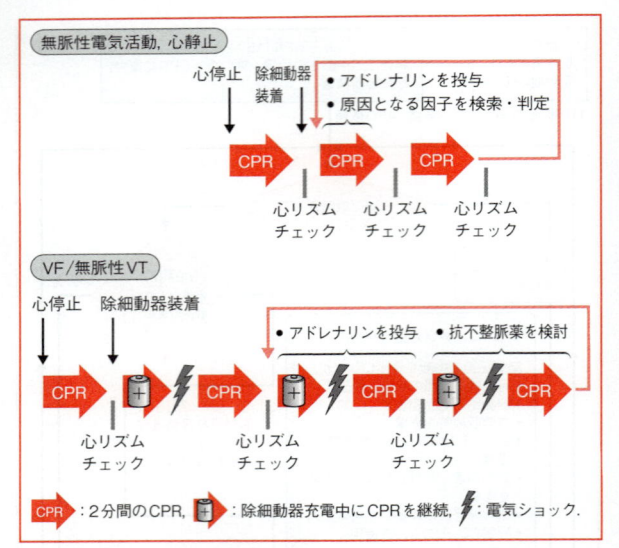

IV. 緊急時に最低限必要な処置・手技

```
無脈性電気活動, 心静止
```

```
                心停止  除細動器    ● アドレナリンを投与
                        装着        ● 原因となる因子を検索・判定
                 ↓       ↓
                CPR  ─  CPR  ─  CPR
                        │       │       │
                      心リズム  心リズム  心リズム
                      チェック  チェック  チェック
```

```
VF/無脈性VT
```

```
心停止  除細動器装着           ● アドレナリンを投与  ● 抗不整脈薬を検討
  ↓       ↓
 CPR  ─ ⚡ ─ CPR ─ ⚡ ─ CPR ─ ⚡ ─ CPR
  │           │           │           │
心リズム      心リズム      心リズム
チェック      チェック      チェック
```

CPR：2分間のCPR, 🔋：除細動器充電中にCPRを継続, ⚡：電気ショック.

❹ 心停止アルゴリズムの流れ
初回電気ショック後, すぐにCPRを再開, 2分後に心リズムチェック. 難治性VF/VTなら電気ショック/アドレナリン, 電気ショック/抗不整脈薬を繰り返す.

　　　tamponade, cardiac（心タンポナーデ）, toxins（急性中毒）, thrombosis（coronary：急性冠症候群, pulmonary：肺血栓塞栓症）である.
- 小児では他に, hypoglycemia（低血糖）や trauma（外傷）なども考慮.

4）薬剤投与経路確保
- 末梢静脈路が速やかに確保できないときは, 骨髄針により骨髄路を確保する.

1. 心肺蘇生（PBLS・心停止アルゴリズム）

5）**薬剤投与**（❹）

- リズムチェック後速やかに投与する．
- 心静止，PEA の場合，血管収縮薬であるアドレナリンを 3〜5 分ごとに投与する．
  - ▶ 投与量は 0.01 mg/kg（最大 1 mg）．
- VF/無脈性 VT の場合，初回の電気ショック（4 J/kg）を行い約 2 分間の CPR 後再度リズムチェックを行い，VF/無脈性 VT が持続していれば，再度電気ショック（4 J/kg）を行う．リズムチェック後，できるだけ速やかにアドレナリン（0.01 mg/kg）を投与する．
- 難治性 VF/無脈性 VT の場合（電気ショックやアドレナリンに反応しない場合，あるいは再発を繰り返す場合）は，抗不整脈薬：アミオダロン，ニフェカラントのうち単剤の使用を考慮する．
  - ▶ 投与量は，アミオダロン 2.5〜5 mg/kg（最大 300 mg），ニフェカラント 0.15〜0.3 mg/kg，リドカイン 1 mg/kg（最大 3 mg/kg）．
  - ▶ リドカインはアミオダロン，ニフェカラントが使用できない場合に考慮する．

6）**高度な気道確保**

- バッグ・マスク換気が有効に実施されていれば，気管挿管を急ぐ必要はない．
- 気管挿管を実施する際は，胸骨圧迫の中断が 10 秒を超えないように注意する．
- 気管挿管後の位置確認のため，胸部や上腹部の視診・聴診などの身体所見と呼気 CO_2 モニターや比色式 CO_2 検知器の所見を組み合わせて判断する．
  - ▶ ただし，CPR 中は肺血流量が少ないため，気管挿管チューブが気管内にあっても呼気 CO_2 が検出されないことがある．

IV. 緊急時に最低限必要な処置・手技

- ▶食道挿管検知器（EDD）の使用は 20 kg 以上の小児で考慮してよい．
- ラリンジアルマスクエアウエイ（LMA）やラリンジアルチューブの使用の訓練を受けた者は，バッグ・マスク換気がうまくいかないときや気管挿管ができないときに使用してもよい．
- 挿管後は胸骨圧迫と人工呼吸は非同期に行い，過換気を避けるため 10 回/分の換気回数とする．

7）CPR の評価
- 蘇生中は良質な胸骨圧迫を維持するよう心がける．
  - ▶疲労により胸骨圧迫の強さ・速さが十分でなければ交代する．
  - ▶処置のために胸骨圧迫を中断しない．
- 過換気は胸骨圧迫の効果に影響するため，過換気を避ける．
- 挿管後呼気 CO_2 モニタリングにより，呼気終末 CO_2 が検出される場合，胸骨圧迫の有効性のフィードバックとして有効であるが，良好な胸骨圧迫を示唆する値は確立されていない．

8）チーム医療
- 心停止などの緊急事態では，現場は混乱することが多い．
- おのおのの医療従事者たちの専門的なスキルが活かされず，適切な対処ができない場合が少なくない．
- 蘇生チームによるチーム医療が有機的に機能するためには，ノンテクニカルスキルが重要．ノンテクニカルスキルには，状況認識，意志決定，コミュニケーション，チームワーク，リーダーシップ，個人の限界（ストレスや疲労）の認識，があげられる．
- チームリーダーは，蘇生に必要なスキルを習熟し，チームメンバーの行動をモニターし統合することにより，適

切な方法とタイミングで蘇生行為が行われるようチームをまとめる.

9）心拍再開後のモニタリングと管理
- 二次性中枢神経障害の合併を可能なかぎり予防するため集中治療管理を行う.
- 高体温を避ける.

10）家族への対応
- 蘇生中の家族の同席：家族の多くは，蘇生の現場に立ち会いたいと望んでいるとされる．家族が同席することにより，家族の不安や抑うつの軽減や，悲しみに対して建設的な行動をとることができうる.
- 蘇生中に家族が立ち会う場合は，以下の点を熟慮する.
  ▶ 可能であれば，家族がどのように蘇生の現場に立ち会うか，医療スタッフ間で話し合う.
  ▶ 家族に付き添い，状況の説明，質問の対応や不安や悲しみを和らげる役割を担うスタッフを設ける.
  ▶ 家族全員が立ち会える十分なスペースや，プライバシーが確保された控え室を提供する.
  ▶ 蘇生中は，家族が立ち会っていることを配慮し，不用意な行動や発言・会話をしない.
  ▶ 家族がプライバシーを確保された環境で，できるだけ子どもと過ごす時間を作る.
  ▶ 病院内にカウンセラーや専門に担当する部署があれば，早期に家族をサポートする体制を作る.
- その後のサポート
  ▶ 死亡退院後もいつでも主治医や病院とコンタクトを取りやすいように，グリーフカードなどを利用しかかわりを保つ.
  ▶ 過去に同様の経験をした人たちが集まるグループなどを紹介する.

Ⅳ. 緊急時に最低限必要な処置・手技

11) 原因検索
- 予測できない死亡の場合,死因究明を行う努力を行う.
- 院外心停止では,死亡状況調査が死因究明には重要な情報となり,情報の入手に努力する(「外来死亡事例の対応」p.295 参照).
- 可能ならば剖検を行うことが望ましいが,実施できない場合は autopsy imaging や,一般検査のみならず,診断のため,尿・血清・血液ろ紙・髄液・硝子体液・培養細胞(リンパ芽球,皮膚線維芽細胞)・胆汁・臓器(肝など)を用いて,代謝異常症,イオンチャネル異常症のスクリーニングを行う.

(新田雅彦)

2. 輸 液

1. 適応
◆脱水(細胞内外の水分及び電解質の減少), ショック(出血ほか, ❶参照)等による水分, 糖, 電解質の補正
● 血行動態が不安定であれば, 脱水のタイプに関わらず以下の初期輸液を開始する.
● 中等度までのウィルス性胃腸炎による脱水症では経口補水療法での治療(ORT)が有効であり, 保護者に説明, 指導する価値がある.

2. 輸液路確保
◆事前に口頭でも患児・保護者への説明と同意を得ること
● 乳幼児では主に手甲の静脈が用いられるが, 危急の状態でなければ患児のADLを阻害しないよう工夫する(上肢で利き手を避ける, など).
● ショックや心停止であれば末梢輸液路確保は困難なことが多く, 骨髄路確保を検討する(「骨髄針」p.415参照).
● 敗血症性ショックや出血性ショックでは, 22 G 以上の太い輸液路が2本以上必要.
● 乳児や末梢冷感を伴うなど, 目視や触診での輸液路確保が困難な場合, トランスイルミネータが有用(❷).
● 2度3度と確保に失敗した場合, 代わりがいれば手技を交代する.

3. 輸液療法の実際
1) 初期輸液
- ショックや重症例の初期輸液には細胞外液を使用する.
- 投与された輸液は最終的に細胞外に分布し, 血管内には約1/4しか残らない.
- 出血では喪失量の3〜4倍が必要.
- 20 mL/kg をボーラス投与(5〜20分)し, バイタルサ

Ⅳ. 緊急時に最低限必要な処置・手技

❶ ショック時の急速輸液の目安

	循環血液量減少性	心原性	DKA	中毒
輸液量（mL/kg）	20	5〜10	10〜20	5〜10
速度	5〜10分	10〜20分	1時間	10〜20分

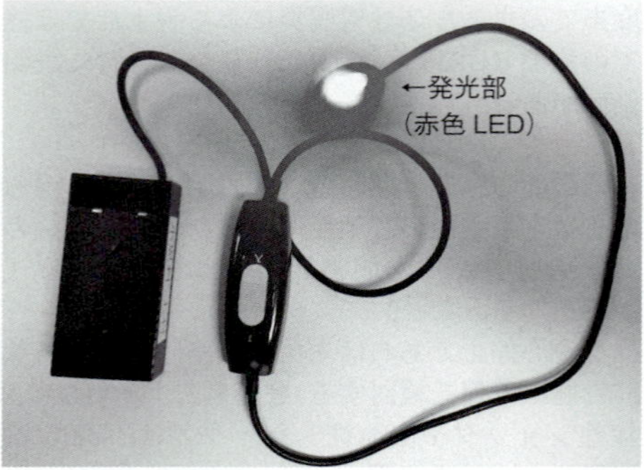

❷ トランスイルミネーター

インや身体所見を再評価（❶）．
- 60 mL/kg 以上の輸液を要する場合には血液製剤（5％アルブミン，RCC）の使用を検討．
- 敗血症性ショックでは最初の1時間で60 mL/kg以上の大量の輸液負荷を要するが，肺水腫など呼吸への影響も忘れないこと．
  - ▶ DKA（糖尿病性ケトアシドーシス）では過剰な初期輸液や血糖の急激な低下により脳浮腫をきたすため，輸液量と輸液速度に注意するが，低血圧性ショックの場

合には輸液負荷が必要.
- ▶いずれの病態でも漫然と輸液しない,投与中・投与後に再評価を繰り返し効果判定を行う.必要なら追加投与し,不要なら変更,中止する.腎不全や尿崩症,新生児など,特殊な病態ではNaの過剰負荷が危険な場合もある(成書参照).

2) 状態安定後の維持輸液(❸❹)

- ●糖とカリウムを含んだ維持液を用いる.
- ●術後や頭部外傷,ショックの急性期ではSIADH(ADH分泌異常症候群)による低Na血症に注意.
- ●脱水の程度(％脱水)と欠乏水分量のほか,低張性(ナトリウム喪失),等張性(ナトリウムおよび自由水の喪失),高張性(自由水の喪失)で分類,1/2生理食塩水と5％ブ

❸ 維持輸液の目安

投与量 体重	1日量 (mL/kg/日)	1時間 (mL/kg/時)	Na⁺ (mEq/L)	K⁺ (mEq/L)
～10 kg	1000	4	30	20
11～20 kg	(1000＋)50	(40＋)2	30	20
20 kg～	(1500＋)20	(60＋)1	30	20

例:25 kgでは10 kg×4＋10 kg×2＋5 kg×1＝65 mL/時
患児の全身状態や水分摂取量,尿量を評価し適宜増減する.

❹ 主な輸液の組成(細胞外液と維持液)

輸液(mEq/L)	Na⁺	K⁺	Cl⁻	ブドウ糖(％)	乳酸
細胞外液	130	4	109	5	28
ソリタT2®	84	20	66	3.2	28
ソリタT3®	35	20	35	4.3	20

IV. 緊急時に最低限必要な処置・手技

ドウ糖を基本に輸液蘇生を検討する（成書参照）が，多くの場合でソリタ T2, T3® 等の輸液製剤が使用可能.

4. 電解質異常
1) 低ナトリウム血症：血清 Na 濃度＜ 130 mEq/L
- 症候性の場合（Na ＜ 125 mEq/L でけいれん発作や意識障害を呈する）：3％ナトリウムを投与.
  10％ Na 溶液：注射用蒸留水＝ 3：7 で作成し，2 mL/kg を 10〜15 分かけて投与（最大 3 回）.
- 重症例では ABC 評価と介入.
- 以降は 0.5 mEq/L/時程度を目安に緩徐に補正.
- 循環血液量の減少があれば輸液蘇生を開始.
- 血中尿中の電解質濃度，病歴を参考に原疾患を検索，治療.

2) 高カリウム血症：血清 K 濃度＞ 5.5 mEq/L
- ＞ 7.5 mEq/L：T 波の増高.
- ＞ 8.0 mEq/L：P 波の消失，QRS 幅の開大.
  ⇒重炭酸（1〜2 mEq/kg を 5〜10 分で），グルコン酸カルシウム（0.5〜1 mEq/kg），GI 療法（10％ ブドウ糖 5 mL/kg ＋インスリン 0.1 U/kg）開始，ほかに利尿剤やケイキサレート，改善しなければ透析を検討.
- 一般に動脈血 pH が 0.1 減少すると血漿 K^+ は 0.2〜0.4 mEq/L 上昇する.
- ◆心電図変化を伴う場合は致死的であり処置介入を急ぐ.

（辻　聡，上村克徳）

3. 輸血（緊急輸血含む）

1. 輸血の目的
- さまざまな原因により，血液中の赤血球・血小板といった細胞成分，凝固因子などの蛋白成分が量的に減少または機能的に低下したときに，その成分を補充することにより臨床症状の改善を図ることを目的とする（原因・各疾患の対応についてはⅡ，Ⅲ章参照）．

2. 各種輸血を考慮すべき病態
◆輸血施行と同時に原因を突き止めることが重要

1) **赤血球濃厚液（RCC）：末梢循環への酸素供給を増やすことを目的**

   ①慢性貧血の場合
   - 貧血による症状（頻呼吸，頻脈，浮腫，末梢循環不全，低血圧など）が出ない程度の Hb を維持．
   - 症状が出現していなければ輸血を積極的には考慮しない．
   - Hb 6～7 g/dL が輸血の目安だが，呼吸器疾患・循環器疾患を有する場合は，酸素需要が高いため，少し高めの Hb 値が必要 ⇒ 専門医に相談
   - 鉄欠乏性貧血など輸血以外の治療法があり，かつ貧血による症状が出現していない症例には輸血は考慮しない．

   ②急性出血の場合
   - 急速な貧血の進行と循環血液量の低下が起こる．
   - Hb 6～10 g/dL 程度の維持が望まれるが，バイタルサインの維持が重要（バイタルサインの正常値は「付表5」参照）．

2) **血小板濃厚液（PC）：出血を防止もしくは止血を図ることを目的**
   - 血小板 5 万/μL 以上 ⇒ 血小板低下による重篤な出血は起きないとされている．

IV. 緊急時に最低限必要な処置・手技

> ▶ 2〜5万/μL：止血困難な場合に輸血．
> ▶ 1〜2万/μL：時に重篤な出血．
> ▶ 1万/μL未満：しばしば重篤な出血を起こすため血小板輸血が必要．

- 活動性出血の場合：止血を図るとともに5万/μL以上を維持するように輸血．
- TTP/HUS/HITなど血小板輸血を避けるべき病態が疑われる ⇒ 専門医に相談

3) 新鮮凍結血漿（FFP）：血漿因子の欠乏による病態の改善を目的

- PT-INR 2以上，もしくはPT 30%以下
- APTT：基準値上限の2倍以上もしくは25%以下
- フィブリノゲン 100 mg/dL 未満
- その他線溶因子や血漿因子などの補充

3. 輸血前に行うべき検査
- ABO型血液型，Rho(D)抗原，不規則抗体スクリーニング検査
- ウイルス検査：HBs抗原，HCV抗体は少なくとも検査する．

4. 投与量の目安：出血はしていないと想定した場合の投与量の概算
- 各種輸血製剤の量や濃度は❶参照．

1) RCC
- 予測上昇 Hb (g/dL) = 投与 Hb 量 (g)/循環血液量 (dL)
- 循環血液量 (mL) = 70 mL/kg ⇒ 循環血液量 (dL) = 70×体重 (kg)/100（RCCはHb 19 g/dL程度）
- 簡易式：10 mL/kgを投与 ⇒ Hbは2〜3 g/dL程度上昇

2) PC
- 予測血小板増加数 (/μL)：輸血血小板数 (/μL)/〔循環血液量 (mL)×10^3〕に2/3をかけた量（PC10単位には約 $2.0×10^{11}$/μLの血小板が含有）

3. 輸血（緊急輸血含む）

❶ 各種輸血製剤の内訳

RCC	量	Hb 含有量
1 単位	約 140 mL	約 19 g/dL
2 単位	約 280 mL	約 19 g/dL

RCC は作成日からの日数で K 含有量が異なる．作成 1 日目は約 1.2 mEq/L だが 28 日目は約 45.0 mEq/L まで上昇．

FFP	量	Na 濃度
1 単位	約 120 mL	167.4 mEq/L
2 単位	約 240 mL	167.4 mEq/L

PC	量	血小板含有量（$\times 10^{11}/\mu L$）
1 単位	約 20 mL	0.2
2 単位	約 40 mL	0.4
5 単位	約 100 mL	1.0〜1.2
10 単位	約 200 mL	2.0〜2.2

3）FFP
- 8〜12 mL/kg を投与すると凝固因子の血中レベルが 20〜30％上昇

5. 投与方法

- 各種輸血フィルターを使用
- 投与前に血圧，心拍数，呼吸数，SAT を測定
- 投与開始 5 分間はベッドサイドにて観察，15 分，30 分後にバイタルサインのチェック
（輸血投与に伴いアレルギー反応などの合併症の出現の危険もあるため）
- 投与速度 5〜10 mL/時程度で開始（体重や状況による）
  - バイタルサインに著変なし ⇒ 流速上げても可
  - 急性出血などのショック時にはこの限りではない．
- FFP は状態が許せば 3 時間以内に投与（凝固因子が 3 時間

IV. 緊急時に最低限必要な処置・手技

で失活）

【注意】
- 各種製剤とも容量負荷となる ⇒ 心不全症例などでは投与量・速度を減ずる．
- RCC：高カリウム血症の危険性 ⇒ 腎不全症例などではK吸着フィルターを使用．
- FFP：高ナトリウム血症（Na含有量大），低カルシウム血症（クエン酸にキレート）の危険性

6. 合併症
- アナフィラキシーショック，肝炎ウイルスなどのウイルス感染，溶血反応
- 細菌感染，肺水腫，心不全，電解質異常，移植片対宿主病（GVHD）など

7. 本人・家族への説明
- 輸血療法の必要性と使用輸血製剤の種類と使用量
- 輸血を受けなかったときのリスクと結果
- 上記合併症
- 輸血後3か月以内に，肝炎ウイルス・肝機能・その他ウイルス検査などを施行

8. 緊急時の輸血（❷）
1) **大量出血が起こりバイタルサインを維持できず生命の危機に直面し，下記①②の場合**
   ①血液型が未確定
   - 本人・家族に溶血が起こりうる輸血製剤を緊急のため使用することを説明
   - ABO血液型やクロスマッチなどの輸血前検査の結果を待たず輸血を開始
   - RCCはO型を使用，FFP・PCはAB型を使用
   - 血液型が確定した時点で，クロスマッチ済の同型輸血に変更

3. 輸血（緊急輸血含む）

❷ 緊急輸血時の適合血
【緊急時の適合血の選択】
異型適合輸血を行った場合は溶血反応に細心の注意が必要
- ABO 血液型が未確定の場合
  RCC：O 型を使用，FFP・PC：AB 型を使用
- ABO 血液型は確定しているが，同型輸血製剤が足りない場合

ABO 血液型	RCC	PC	FFP
A	A > O	A > AB > B	A > AB > B
B	B > O	B > AB > A	B > AB > A
AB	AB > A = B > O	AB > A = B	AB > A = B
O	O のみ	全型適合	全型適合

②血液型は確定しているが，輸血製剤が不足
- 異型適合輸血を行う（❷）

2) 血液型異型適合輸血をした場合
◆溶血反応の出現に注意．
◆溶血反応が起きた場合：集中治療ができる施設へ転送依頼
　①直ちに輸血を中止
　②新しい輸血セットに変更
　③乳酸リンゲル液を急速輸液し，血圧と利尿の維持
　④バイタルサイン測定を継続
　⑤尿カテーテルを挿入し時間尿を測定
　⑥血圧低下が起きた場合はドパミンなどを使用

(馬場千晶)

4. 縫合，止血，切開

1. 縫合
1) 対処の基本方針
- 創を閉鎖し止血する．
- 可能なかぎり整容面にも留意する．

2) 適応
- 真皮を越える創（脂肪・筋が露出）・止血困難な創
- 適応外 ⇒ 開放創とし保存的治療
  - 重度の汚染創，ゴールデンタイム（顔面：約24時間，その他：約6時間）を超えた創．
- 上記以外の創 ⇒ サージカルテーピングを検討

3) 注意点
- 小児は転倒による頭部顔面外傷が多い．
- 骨折や頭蓋内病変などの除外診断が重要．
- 止血困難例や多発外傷など ⇒ 外科系に相談
- 対応困難な場合：創部の止血処置 ⇒ サージカルテープで仮閉鎖 ⇒ 専門機関へ

4) 縫合処置の流れ
①診察・問診
- 高エネルギー外傷，頭蓋内病変や骨折などを除外
- 受傷機転，受傷時間，アレルギーなど
- 神経・血管・筋・腱損傷の鑑別
- 汚染創：破傷風の予防
- 画像検査：X線，CTなど
- IC：縫合処置の必要性を説明し，保護者の同意を得る．

②抑制
- 必要物品：抑制用具，人手
- 必要に応じて鎮静下処置を考慮

③局所麻酔

4. 縫合, 止血, 切開

❶ 縫合糸選択の目安

縫合部位	縫合糸
頭髪内	スキンステイプラ
顔面	6-0 もしくは 5-0 ナイロン糸
粘膜（口腔内）	4-0 もしくは 5-0 吸収糸
体幹および四肢	4-0 もしくは 5-0 ナイロン糸

❷ 縫合部位別抜糸時期の目安

縫合部位	抜糸時期
頭髪内	10〜14 日
顔面	4 日
体幹・四肢	7 日
手掌・足底	10〜14 日

- 必要物品：0.5〜1％リドカイン
- 可能であればアドレナリン含有のもの（止血および持続時間の延長効果，禁忌：手指，耳介など＝血流障害の可能性）

④洗浄
- 必要物品：生理食塩水
- 異物の除去 ⇒ 外傷性刺青の予防
- 創部の深度，出血点を確認．

⑤縫合
- 必要物品：持針器，鑷子，糸切り用剪刀，縫合糸（❶）
- 縫合注意部：口唇 ⇒ 位置がずれると目立つ．局所麻酔の前にマーキング．
- 緊張が強い箇所：減張縫合，真皮縫合を検討．
- 手掌・足底 ⇒ 埋没縫合は行わない．
- 汚染創：ドレーンの留置を検討

⑥ドレッシング
- 必要物品：創傷被覆材または軟膏・ガーゼ ⇒ wet dressing
- 圧迫固定：血腫予防のため

⑦抜糸

IV. 緊急時に最低限必要な処置・手技

- 適切な時期（❷）に行う．

5）保護者への説明
- 翌日に医療機関を受診．
- 頭部打撲や頭蓋内病変があった場合の注意点を説明．
- 抜糸日を守ること．
- 整容面 ⇒ 要すれば後日専門医を受診するよう指導．

2．止血
1）基本方針
- 明らかな血管損傷，貧血症状があり，止血困難など ⇒ 外科系にコンサルト．その他の出血源を検討．

2）止血方法
- 圧迫：徒手圧迫，テーピング，包帯などによる出血部位の圧迫．
- バイポーラ型凝固止血器：出血点に通電することで凝固止血．要局所麻酔．
- 結紮：出血部位を把持し絹糸などで結紮止血．
- 止血効果のある創傷被覆材
  - アルギン酸塩創傷被覆材：ソーブサン®（❸），カルトスタット®，クラビオ®など

3）保護者への説明
- 翌日に医療機関を受診すること．この前にも出血があればその時点で受診．
- 入浴の禁止，安静の必要性を説明．

3．切開
1）適応疾患
- 皮下血腫，皮下膿瘍，ひょう疽，感染性粉瘤など
- 明らかな局所炎症があり，痛みを伴う場合．
- 炎症が高度でなければ急がない．抗菌薬を処方し翌日専門医の受診を指示．

4. 縫合，止血，切開

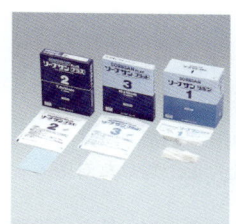

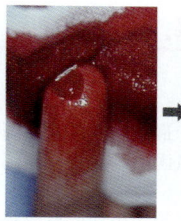

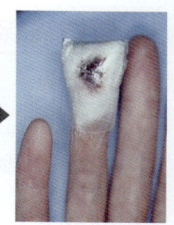

❸ アルギン酸塩被覆材を使用した止血例
（ソーブサン®アルケアホームページより）

2）方法
- 局所麻酔
- 切開：排膿に必要最低限な長さを切開する．
- 膿瘍の排出：洗浄し排出．培養検体を採取．
- 止血：アルギン酸塩創傷被覆材やガーゼを創内に充填．圧迫．
- 抗菌薬：感染の程度により抗菌薬の投与．

3）保護者への説明
- 出血や感染の評価および治療のため翌日に外来を受診．
- 入浴の禁止，安静の必要性を説明．

（加藤達也，彦坂　信，金子　剛）

Ⅳ. 緊急時に最低限必要な処置・手技

5. 気道確保，人工呼吸

1. 気道確保
1）基本方針
- 換気と酸素化が最重要，挿管に固執せず応援要請．
- 困難気道（換気困難，気管挿管困難）を予想した対応．

2）注意事項
- 日頃の準備は必須，事前に麻酔科医から使用可能な挿管器具と緊急時の応需を確認（経験の少ない小児科医は気道確保に最適ではない）．
- 挿管後の人工呼吸器管理，鎮静・鎮痛が必須．
- 小児の外科的気道確保は困難，気道確保の失敗は致死的気道閉塞に直結．
- 酸素化可能なら時間的猶予あり，無理な気管挿管に固執せず，上級医・専門医へ相談．

3）方法
①マスク換気
- 基本的手技だが適切な調節には習熟が必要．
- 下顎挙上，顔面へのマスクフィットが鍵．
- マスク保持と換気を2人で分担する2人法が容易．
- 吸気1秒以内，圧20〜25 mmH$_2$O以下，十分な胸郭挙上まで換気，胃内送気はできるかぎり制限．

②ラリンジアルマスク（声門上器具）
- 短時間の気道確保，マスク換気不能時の緊急時に使用可能．
- ゼリーを塗布，硬口蓋に沿わせ，喉頭まで挿入．
- 吸引不可，誤嚥，位置ずれから換気困難，喉頭けいれん，などが欠点．

③気管挿管（❶❷❸）

5. 気道確保，人工呼吸

❶ 気管挿管時のチェック事項

		チェック事項
適応	上気道閉塞	喉頭蓋炎，異物，喉頭軟弱など
	ガス交換能の低下	低酸素血症，高二酸化炭素血症
	遷延するショック	呼吸循環管理の安全化
緊急性	挿管以外で酸素化可能なら気道確保の準備	
	応援要請	
場所	救急初療室，処置室，手術室，ICU	
担当者	麻酔科医，集中治療医，救急医，小児科医など．気道経験の多い担当者が最適	
困難気道	正常気道の障害	炎症，異物，外傷など
	異常気道の予想	先天性の下顎低形成，開口障害，瘢痕，腫瘍など
	予想されれば応援要請	鎮静薬による気道閉塞に注意
	バックアップ	ラリンジアルマスクの応用
		外科的気道確保（低い成功率）
フルストマック	危険因子	6時間以内の食事，胃食道逆流，腸閉塞，口腔内出血
	緊急気管挿管では約3％に誤嚥のリスク	
使用物品	マスク，エアウェイ，バッグバルブマスク，Jakson Rees回路，酸素，吸引器，喉頭鏡，スタイレット，挿管チューブ，胃管	
特殊器具	ガムエラスティックブジー，ビデオ喉頭鏡，気管支ファイバー，Magill鉗子	
モニター	SpO_2，心電図，血圧計，体温計，胸壁聴診器	
	$EtCO_2$（呼気終末二酸化炭素濃度計）	
挿管後の確認	胸部X線	食道挿管でも呼吸音が聴取可能な場合がある

IV. 緊急時に最低限必要な処置・手技

❷ 迅速気管挿管法（RSI）

項目	注意事項	RSIの使用薬剤		使用量
前酸素化	タイトフィットのマスクで1分以上	補助薬	アトロピン	0.01 mg/kg
薬剤投与	換気を確認，換気できなければ中止，応援		リドカイン	1～2 mg/kg
輪状軟骨圧迫	小児への応用は必須ではない	鎮静薬*	ミダゾラム	0.1～0.2 mg/kg
換気停止			チオペンタール	3～5 mg/kg
喉頭展開	無呼吸時間は30秒以内		プロポフォール	1～3 mg/kg
気管挿管	聴診，チューブ周囲リークの有無確認	鎮痛薬	フェンタニル	1～2 mcg/kg
施行後	EtCO$_2$，胸部X線確認		塩酸モルヒネ	50～100 mcg/kg
	胃内容の吸引		ケタミン	1.5～2.0 mg/kg
気道確保困難時のバックアップ	ラリンジアルマスク	筋弛緩薬	ロクロニウム	0.6～0.9 mg/kg
	輪状甲状膜穿刺・切開		スキサメトニウム	1.0～2.0 mg/kg

*全身麻酔薬であることに注意．

2．人工呼吸

1）基本原則

- 人工呼吸管理は集学的治療の一つ，自施設の限界を見極めて転送．
- 夜間に呼吸器離脱の必要はなく，適切な鎮痛・鎮静・筋弛緩下に管理．

5. 気道確保, 人工呼吸

❸ チューブサイズ

年齢	チューブサイズ目安	
	内径（カフなし）(mmID)	挿入長（先端から口角）(cm)
0日～5か月	3.0～3.5	9.0～10
6か月～1歳	3.5～4.0	10.0～11
1歳	4	目安の挿入長＝5＋[身長（cm）÷10]
2歳	4.5	
4歳	5	
6歳	5.5	
8歳	6	
10～13歳	6.0 カフ付き	
14歳以上	6.5 カフ付き	

内径の簡易式（カフなし内径）＝ 4＋[4/年齢]

- 肺保護戦略, 少なめの1回換気量（10 mL/kg以下）, 適切なPEEP, 長めの吸気時間.
- 不適切な人工呼吸は, 肺過膨張と反復する虚脱・拡張により, 人工呼吸器関連肺障害（VILI）を惹起.
- 高い気道抵抗により人工呼吸器補助を行う場合, 肺保護戦略は該当しないことがあり, 必ず人工呼吸管理に詳しい上級医に相談すること.
- 酸素化指数（OI＝平均気道内圧×FiO_2×100/PaO_2）が20以上ならHFOV（高頻度振動換気）の適応となるため, 悪化を予想し早めに専門施設へ転送.

2）準備

- 事前に各施設で使用可能な人工呼吸器の種類, 設定方法を理解.
- 加温加湿器, 呼吸回路の接続と作動を確認.

IV. 緊急時に最低限必要な処置・手技

3) 作動方式（排他的分類ではないことに注意）
①換気方式
- 流量規定（flow controlled）
- 圧規定（PCV）：設定した1回換気量，もしくは流量＆吸気時間によって行う強制換気
- 量規定（VCV）：設定した圧リミットと吸気時間に従った強制換気

②時相における作動方式
- 吸気相
  ▶ 流量規定（flow controlled）
  ▶ 圧規定（PCV）
- 吸気・呼気の切り替え
  ▶ 時間サイクル式
    設定された吸気時間後に呼気に切り替え
    PCVの1回換気量は吸気時間と吸気流量の積
  ▶ 圧サイクル式
    設定した換気圧に達すると呼気に切り替え
  ▶ 容量サイクル式
    設定した1回換気量に達すると呼気に切り替え
    高気道内圧に注意

4) 換気モード
①調節換気（CMV）
- A/CMV（assist/control ventilation），CPPV（continuous positive pressure ventilation＝IPPV＋PEEP）など
- 設定した換気回数，流量，吸気時間でタイムサイクルごとの調節呼吸
- A/CMVでは自発呼吸をトリガーし，補助呼吸を行うことに注意．

②間欠的強制呼吸（IMV）
- SIMV（synchronized IMV），PS-SIMV（pressure support

5. 気道確保, 人工呼吸

❹ 人工呼吸器
人工呼吸器の設定

規定方式	流量（flow）	圧（pressure）	量（volume）
モード	VC, SIMV	PC, PS-SIMV	VC

換気モードの設定：A/CMV, SIMV, spontaneous, CPAP, PS

確認項目		単位	新生児	1歳以上
1回換気量	tidal volume	mL/kg	6〜10	
呼吸回数	rate	回/分	20〜40	10〜30
吸気時間	inspiratory time	秒	0.5〜0.7	0.7〜1.2
PEEP	positive end-expiratory pressure	cmH_2O	5〜10	5以上
FiO_2	酸素濃度		0.6以下（SpO_2 88〜95％），PaO_2 70 mmHg以上	
EIP	プラトー圧		30 cmH_2O 以下	

フローライズ	吸気流量の立ち上がり	定常式, 漸減式
トリガー方式	呼気から吸気への切り替え	フロートリガー式, 圧トリガー式
呼気タイミング	吸気から呼気への切り替え	デフォールト, 最大吸気流量の減少（％）

＋SIMV）
- 設定した換気回数の調節呼吸
- 自発呼吸をトリガーし同調，設定回数以上の自発呼吸ではプレッシャーサポート

③持続自発呼吸（spontaneous）
- CPAP（持続性気道内陽圧），PSV（圧支持換気）
- 自発呼吸をトリガーしプレッシャーサポートを行うCPAP
- トリガーレベルの設定に詳細な観察が不可欠

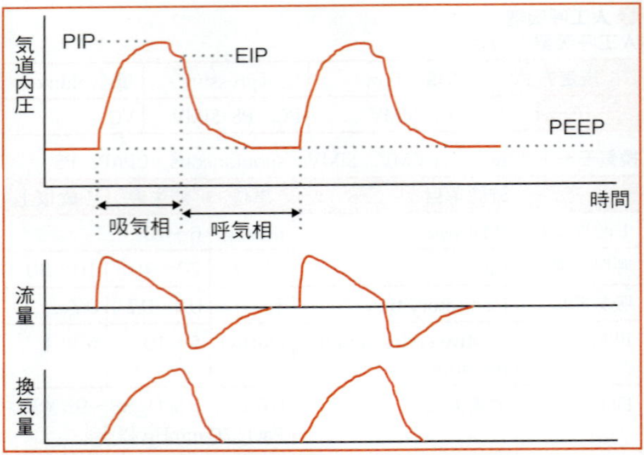

Ⅳ. 緊急時に最低限必要な処置・手技

❺ 間欠的陽圧呼吸(漸減流型)での圧曲線
PIP:最大吸気圧,EIP:プラトー圧,PEEP:呼気終末陽圧.

④調節する変数
- 圧=抵抗×流量　の関係式
 (抵抗=1/コンプライアンス)
- 設定項目(❹)
- すべての人工呼吸器で,圧,量,流量を考慮(❺)

(糟谷周吾)

6. 腸重積整復

1. 疾患概論，治療目的
- 「腸重積」p.205 参照.

2. 適応，禁忌

1）非観血的整復の絶対的禁忌
- 意識不明，高度脱水，敗血症などのショック症状
- 腹膜炎症状
- 遊離ガス像（free air）

2）要注意例（穿孔する可能性があり，施行前に外科医に報告しておく例）
- 発症から 48 時間以上たったもの
- 生後 3 か月以下の乳児
- 先進部の位置が S 状結腸，直腸にあるもの
- 病的先進部の存在
- 回腸回腸結腸型のもの
- 小腸小腸型で他院で整復されないもの
- 重積腸管の血流が乏しいもの
- 腸管重積部の液体貯留（trapped peritoneal fluid collection）があるもの
- 以上の症例は手術へ移行する例が多いので注意が必要である.

3. 準備するもの

1）救急外来
- ライン確保（ショックやアナフィラキシーの対応のため）
- 酸素飽和度モニターの装着
- 気道確保用品の持参
- 放射線科への連絡：重積時間が長い場合や他院で整復不能症例である場合は，あらかじめ麻酔科に緊急手術の可能性について連絡しておく.

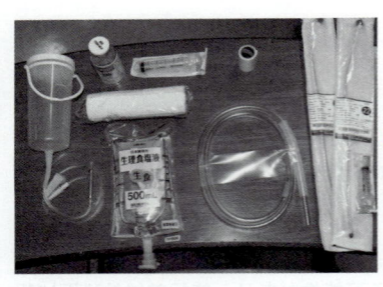

IV. 緊急時に最低限必要な処置・手技

❶ 物品の準備
イルリガートル，水溶性造影剤，生理食塩水，バルーン 24～26 Fr，接続チューブ，弾性包帯，布絆創膏，シリンジ．

2) **透視室**
   - 吸引・酸素の準備（嘔吐，誤嚥に備える）
3) **物品の準備（❶）**

4. 実際の手技および注意点

1) **造影剤の充填**
   ① イルリガートル全体を水溶性造影剤イオメプロール原液 300 mL で管内に空気が入らないように満たす．
   ② 温生理食塩水 500 mL を追加する（このようにすると先進部の造影剤濃度を濃くできる）．
   ③ 鉗子でクランプしてイルリガートルを処置台から 1 m（3 feet）の高さに置く．

2) **Foley カテーテルの挿入，固定**
   ① バルーンのテスト後，ゼリーを付けて 5 cm 程度肛門に挿入し，空気 20～30 mL で固定する（本来固定水 5 mL だが，漏れないようしっかり膨らませる）．
   ② 左右臀部を布絆創膏を用いてカテーテルの上下から固定する．下腿から大腿を，患児が動かないように弾性包帯で固定する．
   ③ イルリガートルと Foley カテーテルを接続する．

3) 超音波
- 再度 target sign を確認し，整復前にスカウト撮影を 1 枚とる．

4) 造影剤の注入
①患児の体動，バイタルサインに注意する．
- 腹痛の程度
- 嘔吐の有無
- 造影剤の臀部からの漏出はないか．
- 意識の低下，モニターの変化
- 以上を複数の医師と確認する．

②液面に注意する
- 液面が下がり空になりそうな場合，温生理食塩水を追加．

③透視画像に注意する
- カニ爪像（先進部に造影剤が満たされそのように見える．「腸重積」参照）が描出されれば診断確定．
- 先進部が整復される様子を超音波で追う．透視時間を極力減らす．
- 造影剤の進行や液面の低下が止まったらストップウォッチで 3 分間計測．
- 3 分間経過したら，管をクランプしてイルリガートルを体より下げ，デクランプをして排液する（このとき血性の有無を確認する）．
- 数分程度休み患児の様子を観察しながら再開する．
- 先進部周囲を圧迫して消化管内器質的病変の検索を行う．
- Bauhin 弁の腫脹，先進部の性状および周辺リンパ節などを観察．
- 最後に小腸内に数ループ造影剤が充填したことを確認することが重要である（❷）．

④整復回数について
- rule of three（整復圧 3 feet<1 m>，加圧 1 回 3 分，加圧

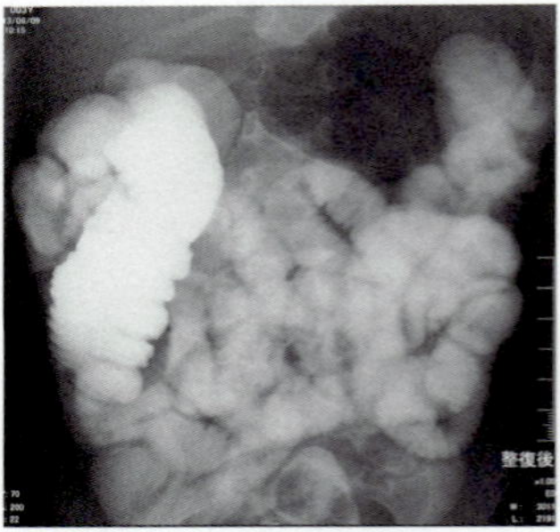

IV. 緊急時に最低限必要な処置・手技

❷ 腸重積整復後
このように数ループ以上進んでいることを確認して終了とする.可能であれば病的先進部の有無を調べる.

回数3回まで)に従うのが無難である.
- しかし初回整復例でバイタルサインが正常であれば,複数の医師の確認のもと,もう1回まで試みるか,後述のDREを考慮してよいと考える.

5. 経過,合併症
- 約10%に再発を認めるという報告もあり,一般的には入院して経過観察を行う.
- 整復後の管理については「腸重積」参照.

6. delayed repeat enema(DRE)
- 初回の非観血的整復が不成功でも患児の全身状態がよければ,時間をおいて再度整復を行うこと.
- 適応は禁忌例や重症例ではないこと.
- 腹膜炎がなく初回の注腸で先進部が部分的に移動できたものにはDREが可能であると考える.
- 筆者の経験と文献では初回整復とDREとの間隔は1〜3時間で十分である.DREの施行回数は1回でよいと考えている.
- DREに関しては各科と話し合い,施設での適応を決めたほうがよいと思われる.

(大野通暢,田中秀明)

7. 嵌頓鼠径ヘルニア整復

1. 疾患概論
- 鼠径ヘルニアで脱出臓器がヘルニア囊にはまり込んで還納できない状態を嵌頓という.
- 放置すると脱出臓器(腸管・卵巣など)に血流障害が生じ,組織の壊死が起こるため,直ちに脱出臓器を腹腔内に還納する必要がある.
- 症状は,鼠径部の疼痛・発赤および嘔吐・腹部膨満など腸閉塞症状である.
- 生後6か月以内の乳児の場合で嵌頓することが多い.

2. Pitfall
- 整復還納ができない場合には緊急手術となる.
- 女児の卵巣脱出では無理に整復還納しなくてもよい(鼠径部の発赤などがなく,超音波検査などで卵巣血流が確認できた場合には,無理に還納して卵巣を損傷するより経過観察としたほうがよい.ただし,捻転壊死などの可能性もあるため根治術はできるだけ早めに行う).
- 偽還納(腸管が嵌頓した状態でヘルニア囊と一緒に腹膜前腔に戻る状態.鼠径部の所見では整復されたように見えるが,腸管の絞扼は解除されていない;❶)を起こすこともごくまれにあり,整復後も腸閉塞症状が続く場合には注意が必要である.
- 整復還納が可能で還納臓器の壊死が疑われない場合は入院の必要がなく帰宅可能である.

3. 評価と検査
- 鼠径ヘルニア嵌頓は生後6か月以内の乳児に多いため鼠径部の疼痛を訴えることができない.原因がよくわからず泣き続けたり嘔吐が認められる場合には鼠径ヘルニア嵌頓も念頭において鼠径部の診察を行う.

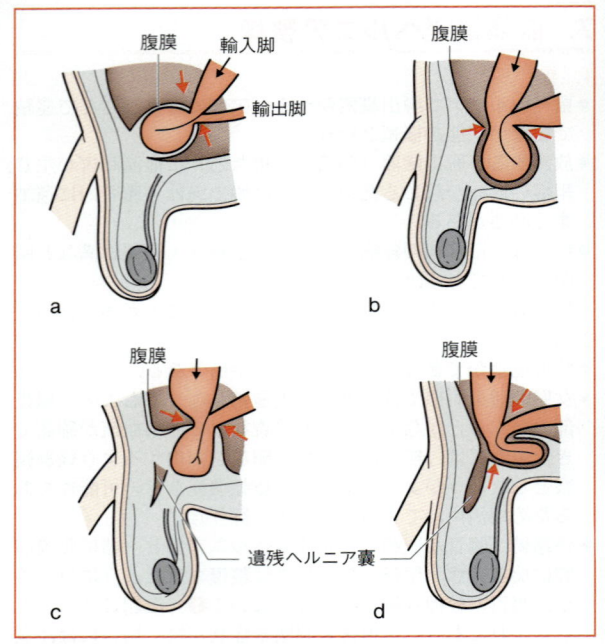

IV. 緊急時に最低限必要な処置・手技

❶ 偽還納
(阿保七三郎．ヘルニア．石川浩一ほか〈編〉．新臨床外科全書．金原出版；1978．pp89-122)

- 全身状態および局所の炎症を確認する．鼠径部の炎症が強い場合や消化管穿孔などが疑われる場合には徒手整復を試みず専門医へ紹介する．
- 超音波検査：陰嚢水腫・精索水腫・Nuck 管水腫および鼠径部リンパ節炎や皮下腫瘤などの疾患との鑑別が必要であ

7. 嵌頓鼠径ヘルニア整復

り，脱出臓器を超音波検査で確認する必要がある．脱出臓器が卵巣の場合には血流の有無も確認する．

4. 治療（徒手整復法）❷
- 乳幼児の鼠径ヘルニアの嵌頓の際には麻酔はいらない．痛みが伴うため患児は泣き叫んで腹圧がかかるが整復の障害とはならない．
- 小児の鼠径ヘルニア嵌頓の場合
  ① 外鼠径輪をしっかり（右利きの場合）左手の親指と人さし指で固定し，**鼠径管に添って膨隆部を尾側に引き下げて外鼠径輪に隙間を作る（ここがポイント！）**．
  ② もう一方の手（右手）の指で腸管をもむようにしながら外鼠径輪方向に押し込む．ポイントは，左手で外鼠径輪にしっかり隙間を作り右手の圧が鼠径管より表層へ逃げないようにすること．
  ③ はじめは腸管全体でなく腸管内の液体を戻すように圧迫する．液体が減って少しでも容積が小さくなるとするっと戻りやすい．右手の圧迫は持続的に加えたほうが戻りやすい．
- 還納が困難な場合は，いったん手技を中止して時間をあけてから再開すると戻ることもある．

5. 上級医・専門医に相談すべき状況
- 全身状態が不良，鼠径部の炎症が強い，消化管穿孔が疑われるなどの場合には徒手整復はせず手術を検討．

6. 整復後の管理
- 原則入院は不要であり，嘔吐や腹痛などの症状がなければ帰宅が可能である．
- 整復後も腸閉塞症状が持続する場合には，偽還納の可能性もあるため注意が必要である．

7. 保護者への説明
- 鼠径ヘルニアの嵌頓は繰り返すことがあり，同様の症状が

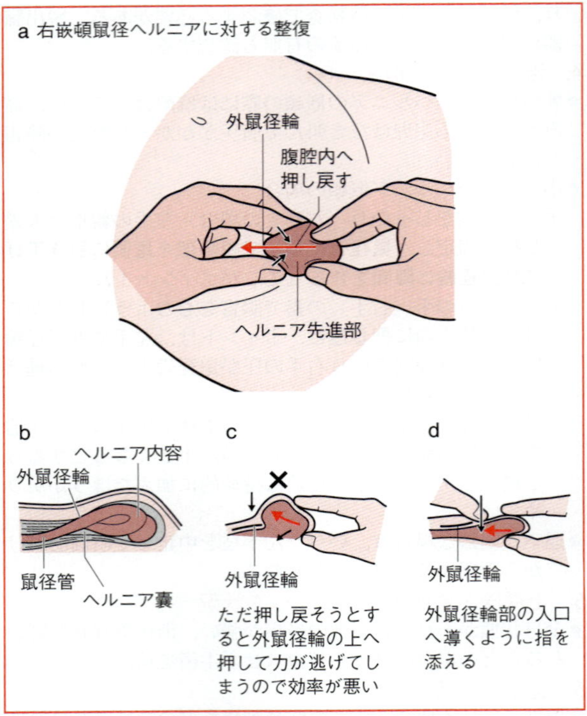

IV. 緊急時に最低限必要な処置・手技

a 右嵌頓鼠径ヘルニアに対する整復

外鼠径輪
腹腔内へ押し戻す
ヘルニア先進部

b
ヘルニア内容
外鼠径輪
鼠径管
ヘルニア嚢

c
外鼠径輪
ただ押し戻そうとすると外鼠径輪の上へ押して力が逃げてしまうので効率が悪い

d
外鼠径輪
外鼠径輪部の入口へ導くように指を添える

❷ **鼠径ヘルニア嵌頓に対する徒手整復法**
(藤野明浩. 小児内科 2013;45:757-60)

あった場合にはできるかぎり早い受診が必要である.
- 嵌頓を繰り返す場合や卵巣の脱出の場合は，できるかぎり早期に根治術を行う必要がある. (佐藤かおり)

8. 肛門周囲膿瘍切開排膿

1. 疾患概論（❶）
- 肛門陰窩に開口する肛門腺に細菌が進入し膿瘍を形成する急性化膿性炎症．
- 皮膚との間に瘻孔形成を伴えば痔瘻と呼ばれる．

2. 診断
- 男児に圧倒的に多くみられ，女児ではまれである．
- ほとんどが乳児期にみられる．
- 年長児例や難治性の場合は，免疫不全，白血病，白血球減少症，糖尿病，Crohn 病などの基礎疾患の聴取が必要である．

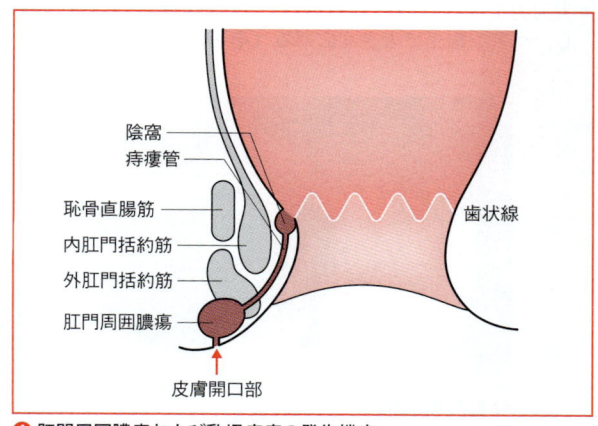

❶ 肛門周囲膿瘍および乳児痔瘻の発生機序
(鈴木宏志ほか〈監〉．標準小児外科学，第 4 版．医学書院；2000. p153 参考に作成)

Ⅳ. 緊急時に最低限必要な処置・手技

3. 膿瘍・痔瘻形成部位 (❷)
- 男児では，側方（3時，9時），女児では前方．
- 低位筋間あるいは皮下痔瘻がほとんどで高位筋間痔瘻や坐骨直腸窩膿瘍はまれである．

4. 初診時のポイント
- 発熱のある新生児は入院治療も考慮する．
- 発赤・腫脹を伴う膿瘍があるか否か，すでに瘻孔形成しているか否かの評価．

5. 切開の適応
- 波動を有する膿瘍を形成している．
- 膿瘍の刺激による下痢がひどい．

6. 手技の注意点
- 助手にしっかりと下肢を押さえさせ開脚位をとる．
- 尖刃刀で肛門管内へ入らないように放射状に1か所切開し，ペアン鉗子で大きく広げる（小さいとドレナージ不良

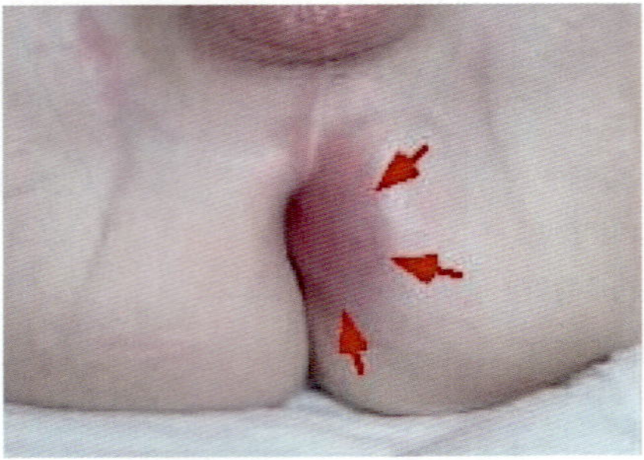

❷ 肛門周囲膿瘍
矢印が膿瘍形成部位．
（日本小児外科学会 HP http://www.jsps.gr.jp/05_disease/gi/fia.html より許諾を得て転載）

8．肛門周囲膿瘍切開排膿

の原因となる）．
- 切開後，水道水で洗浄，周囲を押して可及的にドレナージ，場合により込めガーゼを挿入．

7. 保護者への説明
- 帰宅後，出血があっても圧迫にて止まるので心配しないように伝える．
- 経口抗菌薬を数日間処方，入浴時に切開部をよく洗浄するよう指導．
- 明朝，外科外来受診を指示．
- ドレナージがよければ数日以内に治癒するが，いったん治癒しても再発することがある．また違う場所に発生することもある．

8. その他の治療法
- 抗菌薬：膿瘍はなく肛門周囲に発赤や硬結などの炎症所見のみの場合．
- 漢方薬：十全大補湯や排膿散及湯などで治癒したとの報告もあるが，必ず処方前に専門医（上級医）に相談すべき．

9. 鑑別すべき疾患
- 鎖肛のない直腸腟前庭瘻：乳児女児で，正常肛門を有するものの腟から排便を認める瘻孔を有する病態 ⇒ 小児外科へコンサルト．

（清水隆弘，渡邉稔彦）

9. 嵌頓包茎の整復

1. 疾患概論
- 包皮輪が狭いのにもかかわらず無理をして亀頭の後ろまで反転した状態を長く続けると，包皮輪で陰茎が絞扼されてリンパや静脈血のうっ滞が生じ，時間の経過とともに亀頭および包皮の浮腫・腫脹が進行し，やがて包皮をもとに引き戻すことができなくなる．この状態を嵌頓包茎という．
- 原因としては包皮炎の腫脹増悪，患児自身あるいは親による包皮翻転後が多い．また，医原性のものとして尿道留置カテーテル挿入後に起こることがある．
- 絞扼によりまずリンパのうっ滞が起こり，続いて静脈のうっ滞，そして動脈系の阻血が起こり循環障害を惹起する．この状態が長時間続くと陰茎に潰瘍をきたし，さらに放置すると亀頭部分は壊死に陥る．
- 症状は包皮の腫脹，亀頭部の発赤と疼痛である．まれに，絞扼輪により尿道が圧迫されて，排尿障害を伴うことがある．
- 診断は特徴的外観から一見して可能である（❶）．

2. Pitfall
- 時間経過とともに悪化するので早期に整復する．

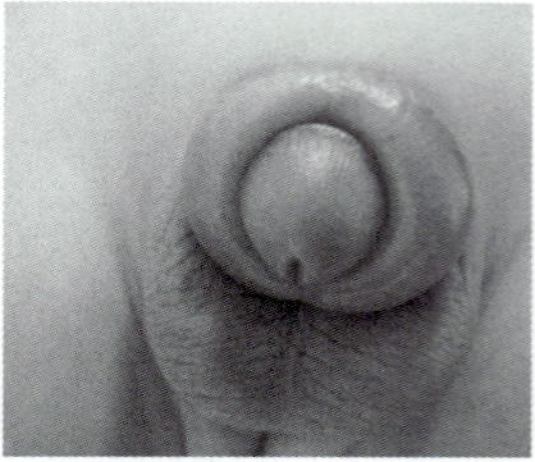

❶ 嵌頓包茎の外観：包皮は浮腫状

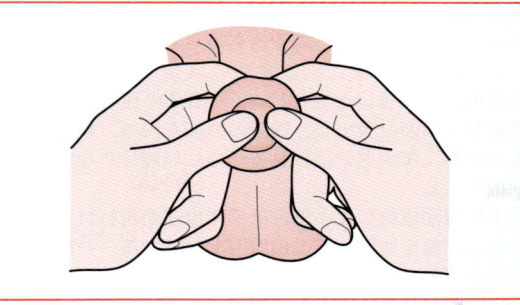

9. 嵌頓包茎の整復

❷ 用手整復法
両母指で亀頭を圧迫しながら（押し込みながら）反転包皮を両手の中・示指でつかんで引き出すようにして整復する．
(Campbell MF. Clinical Pediatric Urology. WB Saunders Co；1951)

- 浮腫が高度で包皮のびらんや絞扼による陰茎の潰瘍などを伴う症例は還納できない可能性が高い．
- 整復後すぐに再発することがある．

3. 治療

- まずは用手的に整復を試みる．ほとんどの症例では整復可能である．
- 当院では疼痛軽減と潤滑効果を目的にして，リドカインゼリーを塗布した後に整復を行っているが，ワセリン塗布でもよい．
- 浮腫が軽度のときには両母指で亀頭を圧迫しながら（押し込みながら）反転包皮を両手の中・示指でつかんで引き出すようにして整復する（❷）．
- 浮腫が強い場合は，全周性に均等に力が加わるように弾性包帯または用手圧迫を愛護的に数分間行い，浮腫を軽減したのちに還納する．根気よく圧迫すれば，少しずつ浮腫が

解除される．濃度勾配を利用して浮腫軽減を目的としたグラニュー糖の塗布などの報告もみられる．

4. 上級医・外科医に相談すべき状況
- 包皮の浮腫が強いときには 22～26 G の注射針を穿刺して貯留リンパ液を吸出し，浮腫の軽減を図り，整復を試みてもよいが，年少児では暴れるために無理はしないで外科医に相談する．
- 用手整復が成功しない場合は手術療法が行われる．
- 絞扼包皮輪を切開して循環障害を解除する．一般に，背面切開が行われることが多い．

5. 整復後の管理
- いったん整復できてもすぐに再び戻ってしまうことがあるので，整復後もしばらく圧迫を続けて浮腫を軽減したほうがよい．
- 腫脹軽減目的にステロイド軟膏を塗布する．
- 翌日の泌尿器科受診を指示する．

6. 保護者への説明
- 原因が家族や本人による包皮翻転によることが多いため，亀頭を露出した状態にしないように指導する．また，小児包茎は生理的で正常な状態であることを伝え，無理に包皮を翻転しないように伝える．
- 用手整復できた場合でも，嵌頓包茎は再発することがあるので，包茎に対する手術の適応について，泌尿器科受診を指示する．
- 再発の可能性があるため，再発時にはすぐに受診するよう指示する．

（髙橋正貴）

10. 骨髄針

1. 概論
- 小児救急の初期対応で末梢輸液路確保困難の際に必要である.
- 基礎疾患がある児での血管発達の未熟やショック・心肺停止での血管虚脱では早急な判断が必要である.
- 輸液路確保が遅れることによりけいれん頓挫に時間を要したり,蘇生行為を行えないことは時として致命的になることがある.
- 骨髄路の確保は小児科医・救急医にとって必須の手技といっても過言ではない.

2. 適応
- ショック・心肺停止
- 末梢静脈路の確保困難

3. 禁忌
- 骨折部位
- 骨髄輸液路に1度失敗した部位
- 骨形成不全症,骨大理石病など
- 感染徴候がある部位

4. 準備物
- 消毒液
- 手袋
- 注射器2本:①逆血確認・採血用,②生理食塩水の後押し用
- 輸液ルートと細胞外液か生理食塩水
- 固定用のガーゼとテープ
- 骨髄針
  - 用手:イリノイ針,Cook針™
  - バネ:BIG™

Ⅳ. 緊急時に最低限必要な処置・手技

❶ 骨髄針

Cook 針™	イリノイ針	EZ-IO™
用手 耐久性低い	用手 内筒抜けにくい	電動

・ドリル：EZ-IO™

5. 穿刺部位
- 平らな場所を選ぶことが大切.
  ①脛骨近位部：第1選択
  ・脛骨結節を同定し，その1横指遠位にある脛骨粗面から1～2 cm下方．上方にある成長板の穿刺に注意する．
  ②大腿骨遠位部
  ・大腿骨の下 1/3，前面に対してやや外側．
  ③脛骨遠位部
  ・内顆中心から1～2 cm近位．

6. 手技
- 最も代表的な脛骨近位部の穿刺法について示す．
  ①穿刺部位を決定する．
  ②消毒し，清潔操作とする．
  ③下肢を保持し，しっかり固定する．裏側に自分の指や手を置かないように注意する．
  ④針を挿入し骨皮質に当てる．骨端線の損傷を避けるために長軸に対して60°の向きで挿入する．
  ⑤ねじりながら骨皮質を貫く．

⑥針の抵抗が減弱したところで止める．骨髄腔に入ったことを示している．
⑦可能なら検体提出する（血算以外）．
⑧確認事項：以下の2点を確認する．
・針が支えなしで立つ．
・生理食塩水を少量注入し，皮下組織に腫脹・漏出が認められない．
⑨輸液ルートに接続する．
⑩ガーゼとテープを使用して固定する．
※失敗した場合は同じ場所で再確保しない．

7. 使用期間
- 最大24時間を原則とする．中心静脈確保などを行い，早期に抜針することも重要である．

8. 合併症
- 骨折，骨髄炎，コンパートメント症候群など

（加藤隆宏）

11. 主な脱臼, 骨折の整復と固定方法

1. 小児の骨折の特徴
- 骨折部の頻度は約半数が上肢である.
- 小児の自然矯正力は強く, 四肢骨折の多くが保存的加療により機能障害を残すことなく治癒する. しかし, 回旋変形については矯正力があまり作用しない.

1) 不全骨折（若木・隆起骨折, 急性塑性変形）
- 10歳以下に多くみられる.
- 受傷直後はわかりにくいことがある.

2) 骨端線損傷（❶）
- 小児の骨折の約15％を占める.
- typeⅡ型が約75％と最多である.
- 見逃すと成長障害・変形を引き起こす可能性がある.

3) 肘内障（❷）
- 小児外傷で遭遇することが多い.
- 好発年齢は1〜5歳.
- 肘関節伸展位で手を強く引っ張るという特徴的なエピソードがある.
- 上肢を動かさないこと, 明らかな腫脹・変形がないこと, 発症に明らかな外傷がないことから診断される.
- 必ずしも単純X線撮影は必要ないが, 他の疾患を疑う場合, 特徴的なエピソードがない場合は, 整復前にX線撮影を行う必要がある.

2. 見逃してはならないが見逃しやすい骨折
- Monteggia骨折（尺骨骨折＋橈骨頭脱臼）
- Galeazzi骨折（橈骨骨折＋遠位橈尺関節脱臼）
- 手指骨折
- 病的骨折
- 剝離骨折（骨端線剝離）

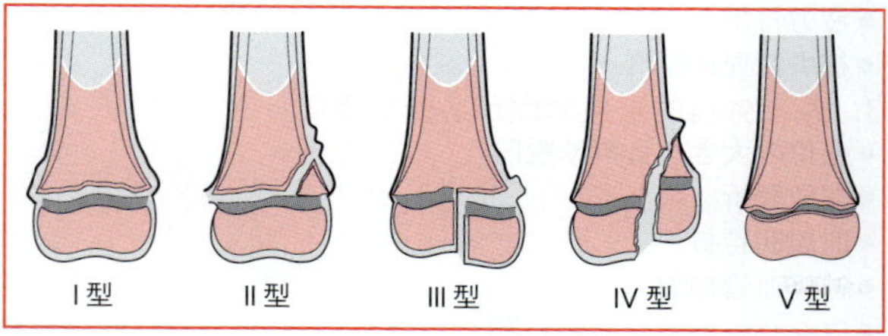

11. 主な脱臼，骨折の整復と固定方法

❶ **Salter-Harris 分類**
(Rang M. Rang's Children's Fractures, 3rd edition. Lippincott Williams & Wilkins；1991. p16)

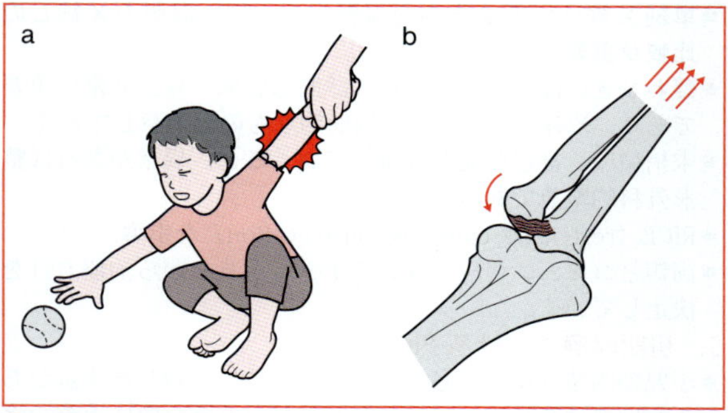

❷ **肘内障の発生機序**
a：上肢を長軸方向に牽引されることによることが多い．
b：橈骨頭が輪状靱帯より亜脱臼する．輪状靱帯の部分断裂を伴うこともある．
(益子邦洋〈編〉. 実践小児外傷初療学. 永井書店；2008 より抜粋)

- 疲労骨折
- 被虐待児症候群

3. 整形外科的緊急処置が必要な損傷
- 転位の大きな骨折や脱臼
- 開放骨折
- 肘周囲骨折
- 神経血管損傷
- コンパートメント症候群

4. 骨折初期対応の原則
- "骨折はない" とは言わないこと．
- 何よりも問診と視診・触診が重要．
- 単純X線は最低2方向を撮影する．特に健側のX線との比較が重要．
- 疑わしきは固定する．骨折の診断は臨床所見が非常に重要であり，X線はあくまでも補助的なものと留意しておく．
- 末梢循環，神経機能を評価しておくこと．異常があれば整形外科的緊急である．
- RICE（rest-icing-compression-elevation）を指導．
- 両親とコミュニケーションを十分にとりながら治療方針を決定していく．

5. 初期診療における Pitfall
- 小児の四肢外傷では必ずしも損傷部位に一致した主訴があるわけではない．⇒ 肘内障・肘周囲骨折なのに手首を痛がる子が多い．
- 成人に比べ比較的軽い外力により容易に骨折をきたす．
- 被虐待児症候群の可能性を常に考慮する．

6. 診療所における転送のタイミング
- 一見軽傷でも受傷機転が高エネルギーであれば，二次医療施設以上に搬送するほうが無難である．

7. 脱臼整復と固定方法の実際
1）肘内障の整復（❸）
- 前述した特徴的なエピソードが重要．
- わずかな**クリック音**とともに整復される．
- このクリック音を感じなければ整復されていないと判断し，同様の操作を2回まで行う．それ以上の整復は行わず，骨折の可能性があるため上級医や専門医に相談する．
- 整復操作後，泣き止まない場合もあるが，30分観察して患肢を使用していれば，整復されたと判断．
- 腫脹が著しい場合は整復操作は禁忌．

2）副子固定の適応と種類と固定方法（❹）
- 骨折・脱臼と診断し，緊急を要する合併症がない場合には，RICEと三角巾やギプスシーネなどの外固定を行う．
- 副子の種類としては，ソフトシーネ，ギプスシーネ，アルミ副子などがよく用いられる．
- 良肢位（❺）での固定が原則であり，患部の近遠2関節を含めて固定する．ただし，疼痛が著明な場合や，整復で痛みが増強される場合は，無理に整復せず，そのままの肢位で固定する．

3）固定・整復後の評価
- 圧迫痛の有無，皮膚の色調，末梢側の循環状態，神経障害（知覚障害，運動障害）などのコンパートメント症候群の合併に注意する．

8. 上級医・専門医に相談すべき状況
- 脱臼・骨折で整復できない場合．
- 処置が完了しても泣き止まない場合 ⇒ 異常があると考える．
- 肘周囲骨折（特に顆上骨折） ⇒ 早期に整復操作を試みなければ腫脹が増大し，整復困難となり，Volkmann拘縮の危険性が増大する可能性があり，安易に固定のみをして帰

Ⅳ. 緊急時に最低限必要な処置・手技

a

前腕遠位部を把持する

母指を橈骨に軽くあてる

b

前腕を回外させる

母指で橈骨頭を強く押さえる

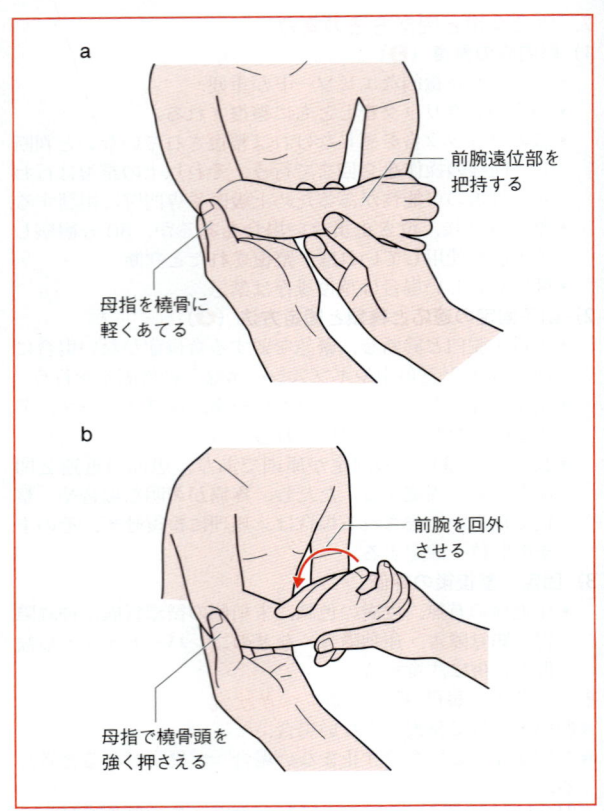

❸ 肘内障の整復方法
患肢に術者の手をそえる．
母指で橈骨頭を強く押さえながら前腕を回外させ，肘は屈曲させる．

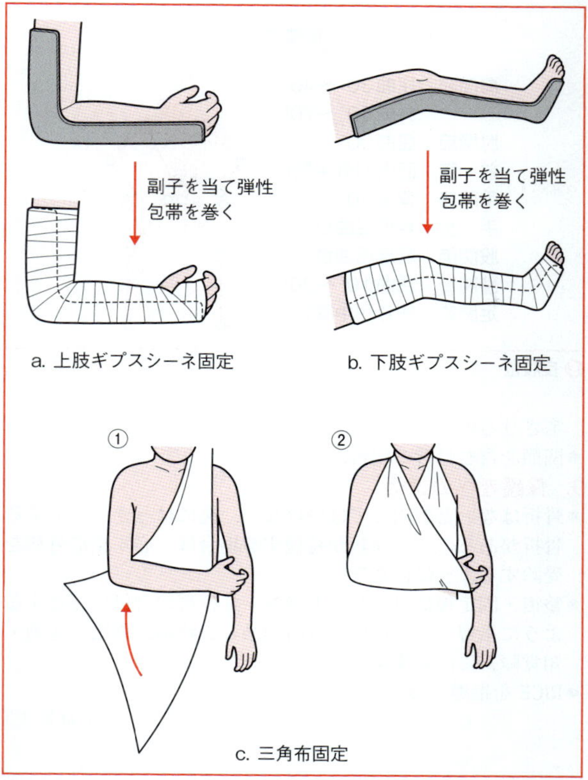

11. 主な脱臼，骨折の整復と固定方法

a. 上肢ギプスシーネ固定 （副子を当て弾性包帯を巻く）

b. 下肢ギプスシーネ固定 （副子を当て弾性包帯を巻く）

c. 三角布固定

❹ **外固定の方法**
（益子邦洋〈編〉．実践小児外傷初療学．永井書店；2008 より抜粋）

IV. 緊急時に最低限必要な処置・手技

良肢位

肩関節：屈曲30°〜45°
　　　　外転60°〜70°
肘関節：屈曲90°
前　腕：回内回外中間位
手関節：背屈20°
手　指：軽度屈曲位
股関節：軽度屈曲位
膝関節：屈曲10°〜20°
足関節：底背屈中間位

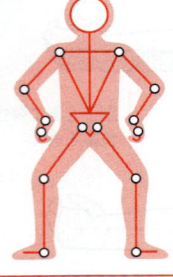

❺ 良肢位

宅させるのは危険.
- 関節を含む骨折の場合.

9. 保護者への説明
- 骨折はないと説明してはいけない．後にはっきりしてくる骨折があるので，症状が持続する場合は，必ず整形外科を受診するように伝える．
- 整復・固定後はコンパートメント症候群の合併に注意するように指導する．特に安静時の激しい疼痛，腫脹，運動・知覚障害に注意する．
- RICEを指導する．

（平林篤志）

12. 鎮静とモニタリング

- 協力が得られない小児で安静が必要な検査や処置を行うときには，何らかの鎮静が必要になる．
- これまでわが国ではアメリカ小児科学会の鎮静ガイドライン（Guidelines for Monitoring and Management of Pediatric Patients During and After Sedation for Diagnostic and Therapeutic Procedures）に相当するものはなかったが，最近，MRI 検査の鎮静に限ってではあるが，日本小児科学会・日本小児麻酔学会・日本小児放射線学会による「MRI 検査時の鎮静に関する共同提言」（以下 3 学会の共同提言）がまとめられインターネットでも参照可能になっている．
http://www.jpeds.or.jp/saisin/saisin_130704.pdf

1. 患者の評価

- 3 学会の共同提言から要旨を引用する．

「評価とは，検査依頼医が患者にどの程度鎮静によるリスクがあるかを見極め，鎮静を小児の麻酔管理に詳しい医師に依頼すべきかどうか（あるいは，そのような医師のいる施設に検査そのものを依頼すべきかどうか）を判断することである．

評価項目は，患者の気道と全身状態（基礎疾患）が主であり，的を絞って病歴と身体所見をとらなければならない．ポイントは，鎮静により気道閉塞や呼吸抑制に陥った場合を想定して患者を評価することである．すなわち，気道確保や換気補助が難しい（例：挿管困難）と考えられる患者に対しては，鎮静は極めて慎重に行わなければならない．」

2. 鎮静直前のチェック

- SOAP IM と暗記する．

　　Suction（吸引器）
　　Oxygen（酸素）

IV. 緊急時に最低限必要な処置・手技

　　　Airway（気道確保に必要な物品）
　　　Pharmaceuticals（鎮静薬，救急蘇生薬）
　　　Intravenous（静脈路の確保）
　　　Monitors（パルスオキシメータ，カプノメータの準備）

3. 鎮静薬の選択
- 鎮静が必要な検査は放射線検査，生理検査，心エコー，内視鏡検査，心臓カテーテル検査など血管造影検査が代表的．
- 救急外来で行われることが多い痛みを伴う小処置（縫合，抜歯，抜糸，腰椎穿刺，骨髄穿刺，骨折整復）などでは，鎮静以外に鎮痛も必要になる．

1) 鎮痛作用のない鎮静薬
- トリクロホスナトリウム　20〜80 mg/kg（max 2 g），抱水クロラール　30〜50 mg/kg（max 1.5 g）
- ミダゾラム　0.05〜0.1 mg/kg 静注（max 0.3 mg/kg）鎮静での使用は適応外使用

2) 鎮痛作用のある鎮静薬
- モルヒネ塩酸塩　0.1 mg/kg 静注
- フェンタニル　0.5〜1 μg/kg 静注
- ケタミン　1〜2 mg/kg 静注

4. 患者の監視
- パルスオキシメータをつけただけでは患者監視にはならないことを銘記する．
- 検査や処置を行っている術者以外に，聴診，触診，視診による常時監視，投薬の記録，鎮静レベルの評価，バイタルサインの記録だけを専門に行う別の人員確保が必須である．
- アメリカ小児科学会の鎮静ガイドラインでは鎮静レベルを3段階に分類している．

　　　Minimal sedation：呼びかけに正常に反応する，認知機能は異常，呼吸は正常．
　　　Moderate sedation：少しぼんやりしているが呼びかけや

触診に反応する，呼吸は正常．
Deep sedation：呼びかけに反応しない，強い痛み刺激にのみ反応，自発呼吸は不十分でしばしば上気道閉塞を起こす．
- 上記の区別は乳幼児や障害児では容易ではなく，鎮静薬の追加投与で Minimal sedation から Deep sedation に移行することもまれではない．
- 鎮静の最大の合併症である．呼吸抑制に対する対応ができる医療従事者（BLS，PALS の資格をもつ者）が，患者監視に専従しなければならない．

5. カプノメータの重要性
- パルスオキシメータだけでは呼吸抑制の早期発見はできない．
- 特に酸素投与中は発見が遅れることから，気道閉塞のチェックとして非挿管患者でもカプノメータの使用が推奨されるようになった．
- 一呼吸ごとに呼気を検出して炭酸ガス波形が表示されるのを確認することは閉塞性無呼吸，中枢性無呼吸の早期発見に非常に有用である．
- 非挿管患者でカプノメータを使用するには，鼻腔から呼気をサンプリングするのが一般的であるが，鎮静中に鼻呼吸から口呼吸に移行して，呼吸をしているのに鼻腔から炭酸ガスが検出できなくなることもまれではなく，鼻呼吸だけではなく口呼吸も検出する工夫が必要である（❶）．
- 近年カプノメータの小型化が進み，パルスオキシメータと一体になったハンディな機種が入手可能になり（❷），すべての鎮静患者にカプノメータを使用するのが望まれる．

6. 覚醒の確認
- 設備の整った回復室で鎮静前の意識レベルに戻るまで医療従事者が観察する．

Ⅳ. 緊急時に最低限必要な処置・手技

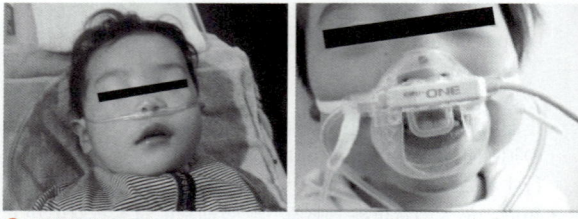

❶ 非挿管患者でカプノメータする場合,鼻呼吸だけでなく口呼吸もモニターが必要

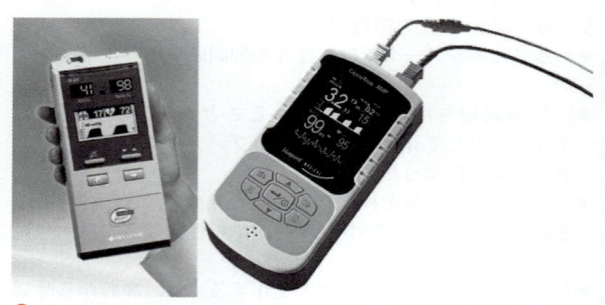

❷ パルスオキシメータ・カプノメーター一体型のハンディな機種
コヴィディエン,フクダ電子,フィリップス,日本光電などから発売されている.

- 開眼する,声を出す,体動がある,脱水がないことを確認後,帰宅許可ないし退室許可を出す.
- 鎮静薬の効果は翌日まで遷延する可能性があり,帰宅後,水分をとれることを確認して固形物を与える,歩行がふらつき転倒の恐れがあるので一人で入浴させない,歩行中は目を離さないなどの注意を家族に伝える.

(近藤陽一)

付表

付表1	PALSアプローチ	430
付表2	標準的な外傷初期診療の流れ	431
付表3	小児のGCS (Glasgow Coma Scale)	432
付表4	JCS (Japan Coma Scale)	433
付表5	バイタルサイン（JTAS準拠）	434
付表6	デバイス早見表	435
付表7	蘇生薬の投与量早見表	436
付表8	緊急輸液早見表	437
付表9	体表面積計算式	438
付表10	熱傷面積計算式	438
付表11	児童虐待早期発見のためのチェックリスト	439

付 表

付表1 PALS アプローチ

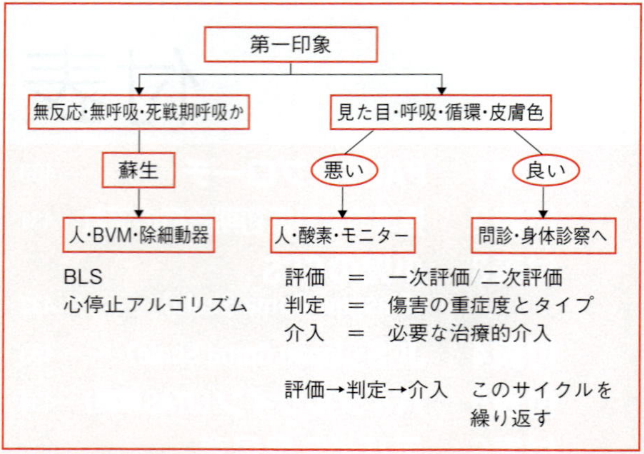

```
                    第一印象
                ┌──────┴──────┐
    無反応・無呼吸・死戦期呼吸か   見た目・呼吸・循環・皮膚色
            │                  ┌─────┴─────┐
           蘇生                悪い          良い
            │                  │             │
      人・BVM・除細動器    人・酸素・モニター   問診・身体診察へ

   BLS                 評価 = 一次評価/二次評価
   心停止アルゴリズム    判定 = 傷害の重症度とタイプ
                        介入 = 必要な治療的介入

                    評価→判定→介入 このサイクルを
                                  繰り返す
```

一次評価 ABCDE アプローチ	二次評価 焦点を絞った身体診察 SAMPLE 聴取

どこにどのくらいの障害があるか　障害のタイプは何か

呼吸	呼吸窮迫 呼吸不全	上気道狭窄 肺実質病変	下気道狭窄 呼吸調節障害
循環	代償性ショック 低血圧性ショック	循環血液量減少性 心原性	血液分布異常性 閉塞性

ABCDE アプローチ
　Airway：気道
　Breathing：呼吸
　Circuration：循環
　Disability：神経学的評価
　Exposure：全身観察

SAMPLE
　Signs and Symptoms：自他覚所見
　Allergy：アレルギー
　Medication：内服薬
　Past medical history：既往歴
　Last meal：最終経口摂取
　Event：経過

(AHA PALS インストラクターマニュアルより作成)

付表2 標準的な外傷初期診療の流れ— JATEC™ アプローチ

情報収集 ↓	MIST	M I S T	受傷機転 受傷部位 バイタルサイン 行っている治療
到着前の準備 ↓	感染防御 気道管理資器材 酸素/吸引 加温輸液 モニター 検査オーダー 超音波/ポータブル		
第一印象 ↓	ベッドに移す前までに ABCDE の異常を把握 どこに異常があるか共有		
Primary Survey と蘇生 ↓	ABCDE アプローチで TAFXXX MAPD を チェック A：気道確保と頸椎　　T　心タンポナーデ 　　保護　　　　　　　A　気道閉塞 B：呼吸と致命的な　　F　フレイルチェスト 　　胸部外傷の処置　　X　大量血胸 C：循環維持と止血　　X　開放性気胸 D：中枢神経障害の　　X　緊張性気胸 　　評価　　　　　　　M　大量血胸（重複） E：脱衣と体温管理　　A　腹腔内出血 　　　　　　　　　　　P　骨盤骨折 　　　　　　　　　　　D　切迫するD 切迫するDあり→ ABC が安定していること を確認し，頭部 CT を優先する		
Secandary Survey ↓	SAMPLE 聴取 全身の診察　頭の先からつま先，前面，背面， すべての孔		
Tertiary Survey	見落としている外傷，遅発する所見の有無 急変すれば PS を繰り返す		

(JATEC™ プロバイダーマニュアルより作成)

付 表

付表 3 小児の GCS（Glasgow Coma Scale）

		乳児（1歳未満）	幼児（1歳～6歳）	学童・成人（7歳～）
開眼（E）	4	自発的に		
	3	呼びかけにより		
	2	痛み刺激により		
	1	開眼しない		
言語音声反応（V）	5	笑い，喃語	年齢相当の単語	見当識あり
	4	啼泣，易刺激性	混乱した単語，会話	混乱した会話
	3	痛み刺激で啼泣	不適当な発語	
	2	痛み刺激でうめき声	うめき声	無意味な発声
	1	発声を認めない		
最良の運動反応（M）	6	自発的に目的をもって動く	指示に従う	
	5	接触から逃避する	痛み刺激部位に手足を持ってくる	
	4	痛み刺激から逃避する		
	3	上肢を異常屈曲させる（徐皮質肢位）		
	2	四肢を異常伸展させる（徐脳肢位）		
	1	まったく動かさない		

（外傷初期診療ガイドライン JATEC™，改訂第4版，へるす出版，2012, p66 より）

付表 4　JCS（Japan Coma Scale）

意識清明　　0
I　覚醒している　　1 　0　意識清明 　1　見当識は保たれているが意識清明ではない 　2　見当識障害がある 　3　自分の名前・生年月日が言えない
II　刺激に応じて一次的に覚醒する 　10　普通の呼びかけで開眼する 　20　大声で呼びかけたり，強く揺するなどで開眼する 　30　痛み刺激を加えつつ，呼びかけを続けるとかろうじて開眼する
III　刺激しても覚醒しない 　100　痛みに対して払いのけるなどの動作をする 　200　痛み刺激で手足を動かしたり，顔をしかめたりする 　300　痛み刺激に対しまったく反応しない
R　不穏 I　糞便失禁 A　自発性喪失

付表

付表5 バイタルサイン (JTAS 準拠)

	\<2 SD	1 SD	呼吸数 Normal	1 SD	\>2 SD
0 – 3 m	<10	10 – 20	20 – 70	70 – 80	>80
3 m – 6 m	<10	10 – 20	20 – 70	70 – 80	>80
6 m – 1 y	<10	10 – 17	17 – 55	55 – 60	>60
1 y – 3 y	<10	10 – 15	15 – 20	35 – 40	>40
3 y – 6 y	<8	8 – 12	12 – 28	28 – 32	>32
6 y – 10 y	<8	8 – 10	10 – 24	24 – 26	>26

	\<2 SD	1 SD	脈拍数 Normal	1 SD	\>2 SD
0 – 3 m	<40	40 – 65	65 – 205	205 – 230	>230
3 m – 6 m	<40	40 – 63	63 – 180	180 – 210	>210
6 m – 1 y	<40	40 – 60	60 – 160	160 – 180	>180
1 y – 3 y	<40	40 – 58	58 – 145	145 – 165	>165
3 y – 6 y	<40	40 – 55	55 – 125	125 – 140	>140
6 y – 10 y	<30	30 – 45	45 – 105	105 – 120	>120

(JTAS 2012 ガイドブックより)

付表

付表6 デバイス早見表

	体重 (kg)								
	4	6	8	10	12	15	20	25	30
挿管チューブ (カフなし) (mm)	3.0	3.5	4.0	4.0	4.5	5.0	5.5	6.0	6.5
喉頭鏡 Miller Mac LMA	0 or 1 0 1	0 or 1 0 1.5	1 1 2	1 1 2	1 or 2 1 or 2 2	2 2 2	2 2 2.5	2 2 or 3 2.5	3 3
胃管 (Fr)	8	8	8	8	10	10	10	12	14
胸腔ドレーン (Fr)	12	14	16	16	18	20	22	24	24
膀胱カテーテル (Fr)	6	6	6	8	8	10	10	12	12
中心静脈 カテーテル (Fr)	4	4	4	5.5	5.5	5.5	5.5	7	7

(国立成育医療研究センター版「小児救急シート」より作成：本書の付録参照)

付表

付表 7 蘇生薬の投与量早見表

	薬剤名	商品名	投与量	備考
蘇生薬	アドレナリン 硫酸アトロピン 重炭酸ナトリウム グルコン酸カルシウム ATP	エピネフリン注 アトロピン メイロン カルチコール アデホス	0.01 mg/kg 0.01 mg/kg 1 mL/kg 0.5〜1 mL/kg 0.1 mg/kg	最小量 0.1 mg 急速静注, 2 回目は倍量
循環作動薬	DOA DOB アドレナリン ノルアドレナリン	カコージン ドブミン アドレナリン ノルアドレナリン	5 μg/kg/分〜 5 μg/kg/分〜 0.1 μg/kg/分〜 0.1 μg/kg/分〜	
抗けいれん薬	ジアゼパム ミダゾラム フォスフェニトイン フェノバルビタール チオペンタール	セルシン ドルミカム ホストイン ノーベルバール ラボナール	0.3 mg/kg 0.2 mg/kg 22.5 mg/kg 10 mg/kg 2〜4 mg/kg	点滴静注 規定の希釈で 25 mg/mL
持続鎮静	ミダゾラム	ドルミカム	2 mg/kg/日	
挿管	硫酸アトロピン ミダゾラム フェンタニル	アトロピン ドルミカム フェンタニル	0.01 mg/kg 0.1〜0.2 mg/kg 2 μg/kg	最小量 0.1 mg

抗菌薬	ロクロニウム ベクロニウム	エスラックス マスキュラックス	1 mg/kg 0.1 mg/kg
	セファゾリン セフォタキシム セフトリアキソン アンピシリン アジスロビド	ラセナゾリン セフォタックス ロセフィン ビクシリン ゾビラックス	30 mg/kg/回 50〜100 mg/kg/回 75〜100 mg/kg/回 100 mg/kg/回 10 mg/kg/回	新生児発熱 点滴静注
その他	グルコース マンニトール	ブドウ糖注 マンニゲン	0.5〜1.0 g/kg 0.5〜1.0 g/kg	点滴静注 20％製剤で 5 mL/kg
	ナロキソン フルマゼニル スガマデクス	ナロキソン塩酸塩 アネキセート ブリディオン	0.05 mg/kg 0.01 mg/kg 16 mg/kg	

付表 8　緊急輸液早見表

	体重（kg）								
	4	6	8	10	12	15	20	25	30
ボーラス投与（mL）	80	120	160	200	240	300	400	500	600
維持輸液量（mL/時）	16	24	32	40	45	50	60	66	70

(国立成育医療研究センター版「小児救急シート」より作成：本書の付録参照)

付 表

付表 9 体表面積計算式

$$BSA = 0.024265 \times H^{0.3964} \times W^{0.5378} \quad \text{Haycock}[1]$$
$$BSA = 0.007184 \times H^{0.725} \times W^{0.425} \quad \text{Dubois}[2]$$

1) Haycock GB. *J Pediatr* 1978 ; 93 : 62-6.
2) Dubois D. *Arch Intern Med* 1916 ; 17 : 863.

付表 10 熱傷面積計算式

小児	受傷した本人の手掌面積(手関節基部から指全体)を 1% として計算(1 度熱傷は熱傷面積に含めない)
入院適応	10 歳未満　熱傷面積　＞ 10% 全年齢　　　熱傷面積　＞ 20% 　　　　　　全層性熱傷　＞ 5% 顔面,手掌,足,会陰部,生殖器を含む熱傷 虐待が疑われる 関連する外傷が存在する その他,児や社会的状況

付表11　児童虐待早期発見のためのチェックリスト
（神奈川県中央児童相談所）

子ども，親，家庭の様子について，それぞれ「緊急的な支援を要するもの」「虐待を疑わせるもの」「虐待の視点をもつ必要のあるもの」とし，チェック項目を示しています．「緊急的な支援を要するもの」については，特に注意を要する項目として児童相談所への通告を考慮してください．ここに示してある項目は，虐待以外の理由によっても起こりうるものも含まれていますが，虐待の原因，兆候であったり，虐待の影響として起こる可能性の高い事項なので，注意深く見守ってください．なお，本チェックリストは地域，学校，保健，医療などに共通する項目を示しています．

項目		状況	内容（具体例）
子どもの様子	緊急的な支援を要するもの	□保護を求めている	差し迫った事情が認められ，子ども自身が保護，救済を求めている
		□不自然なケガ	複数新旧の傷やアザ，骨折，打撲傷，入院歴，乳幼児揺さぶられ症候群（※シェイクンベイビーシンドローム）
		□低栄養を疑わせる症状	低身長，低体重（※−2SD以下），栄養失調，衰弱，脱水症状，医療放棄，治療拒否
		□性的被害	性交，性行為の強要，妊娠，性感染症罹患
		□自殺未遂	自殺を企てる，ほのめかす
		□不自然な長期の欠席	長期間まったく確認できない状況にある
		□ケガを隠す行動	話をしない，一貫しない説明，脱衣の拒否，夏に長袖
		□異常な食欲	給食などをむさぼるように食べ，際限なくおかわりする，異食
		□強い不安	衣類を着替える際など異常な不安を見せる

付表

子どもの様子	虐待を疑わせるもの	□突然の行動の変化	ボーッとしている，話をしなくなる，うつうつとする
		□治癒しないケガ，虫歯	治療をしていないため治癒しない，治癒が不自然に遅い
		□繰り返される症状	膀胱炎症状の反復，尿路感染や腟炎（性的虐待を疑う）
		□繰り返される事故	不自然な事故が繰り返し起きている
		□性的興味が強い	年齢不相応な性知識，自慰行為，他児の性器を触る，自分の性器を見せる
		□過去の介入歴	複数の通告，相談歴，一時保護歴，施設入所歴，入院歴
		□保護者への拒否感	おそれ，おびえ，不安を示す，大人に対しての執拗な警戒心
		□抑制的な行動が強い	無表情，凍りつくような凝視
		□恒常的な不衛生	不潔な衣服，異臭，シラミなどによる湿疹
	虐待の視点をもつ必要のあるもの	□攻撃性が強い	いじめ，動物虐待，他児への暴力
		□孤立	友達と一緒に遊べなかったり，孤立する
		□体調の不調を訴える	※不定愁訴，反復する腹痛，便通などの異常
		□睡眠の障害	夜驚，悪夢，不眠，夜尿（学童期以降に発現する夜尿は要注意）
		□不安	暗がりやトイレを怖がるようになる
		□過度の甘え行動が強い	年齢不相応な幼稚さ，担任などを独占したがるなど，過度のスキンシップ

付表

子どもの様子	虐待の視点をもつ必要のあるもの	□丁寧すぎる態度	年齢不相応の言葉遣い，態度
		□性的関心が高い	豊富な性知識，性体験の告白，セクシーな雰囲気
		□性的逸脱	不特定多数を相手にした性交渉，性的暴力，性的いじめ
		□精神的に不安定である	精神的，情緒的に不安定な言動がある
		□反社会的な行動（非行）	深夜徘徊，喫煙，窃盗，シンナー吸引，不純異性交遊
		□嘘が多い	繰り返し嘘をつく，空想的言動が増える
		□保護者の態度をうかがう様子	親の顔色をうかがう，意図を察知して行動，親と離れると笑顔を見せる

※「乳幼児揺さぶられ症候群」（シェイクンベイビーシンドローム）
　脳の成長が未成熟な乳幼児を激しく揺さぶり，衝撃を与え，頭蓋内出血や脳の断裂を起こすこと
※「-2SD以下」 標準成長曲線に示される値（SD＝標準偏差），-2SDは出現率2.3％の低い値
※「不定愁訴」 体のあらゆる部分のだるさ，気持ち悪さなど，違和感の持続的訴え．家庭の不和，悩みなどの心理的要因が背景にある場合がある
（神奈川県ホームページより）

親（保護者）の様子	緊急的な支援を要するもの	□子どもの保護を求めている	差し迫った事情が認められ，子どもの緊急の保護を求めている
		□生命に危険な行為	頭部打撃，顔面打撃，首締め，シェイキング，道具を使った体罰，逆さづり，戸外放置，溺れさせる
		□性的虐待	性器挿入に至らない性的虐待も含む
		□養育拒否の言動	「殺してしまいそう」「叩くのを止められない」など差し迫った訴え

付表

親（保護者）の様子	緊急的な支援を要するもの	□医療ネグレクト	診察，治療が必要だが受診しない，個人的な考えや信条などによる治療拒否
		□放置	乳幼児を家に置き外出，車内に置き去りにする
		□養育能力の著しい不足	著しく不適切な生活状況となっている
		□子どもを監禁	継続的な拘束，監禁，登校禁止
		□虐待の認識，自覚なし	しつけとして行っていると主張し，罪障感がない
		□子どものケガの不自然な説明	一貫しない説明，症状との明らかな食い違い，詐病（※代理によるミュンヒハウゼン症候群）
	虐待を疑わせるもの	□偏った養育方針（しつけ）	体罰の正当化，非常識な養育観
		□子どもへの過度の要求	理想の押しつけ，年齢不相応な要求
		□育児への拒否的な言動	「かわいくない」「憎い」差別的言動
		□DVがある	激しい夫婦間暴力の繰り返しが認められる
		□子どもへの愚弄（ぐろう）	繰り返し自分の子どもを愚弄する
		□きょうだいとの差別	きょうだいに対しての差別的言動，特定の子どもへの拒否
		□必要な支援の拒否	保護者自身の治療拒否，必要な社会資源の活用の拒否
	虐待の視点を	□精神状態	うつ的，不安定，妊娠・産のストレス，育児ノイローゼ
		□性格的問題	一方的被害感，偏った思いこみ，衝動的，未熟である

家庭の様子	もつ必要のあるもの	□攻撃性が強い	一方的な学校などへの非難，脅迫行為，他児の親との対立
		□交流の拒否	行事などの不参加，連絡をとることが困難
		□アルコール，薬物等の問題	現在常用している，過去に経験がある，依存
	緊急的な支援を要するもの	□ライフラインの停止等	食事が取れない，電気，水道，ガスが止まっている
		□異常な音や声	助けを求める悲鳴，叫び
		□家族が現認できない	家庭の状況がまったくわからない
	虐待を疑わせるもの	□継続的な夫婦間の問題	日常的な夫婦間の口論，言い争い
		□不衛生	家中ゴミだらけ，異臭，シラミがわく，放置された多数の動物
		□経済的な困窮	頻繁な借金の取り立て
		□確認できない長期の不在	原因不明の長期の留守，夜逃げ
	虐待の視点をもつ必要のあるもの	□近隣からの孤立・非難	近隣との付き合いを拒否，非難される
		□家族間の暴力，不和	家族，同居者間に暴力，不和がある
		□頻繁な転居	理由のわからない頻繁な転居
		□関係機関に拒否的	特に理由もなくかかわりを拒む
		□子どもを守る人の不在	日常的に子どもを守る人がいない
		□生活リズムの乱れ	昼夜の逆転など生活リズムが乱れている

付　表

その他	虐待のリスクを高める要因	□乳幼児	就学前の幼い子ども
		□子どもの育てにくさ	子どもの生来の気質などの育てにくさ
		□子どもの問題行動	諸々の問題行動（盗み，虚言，自傷など）
		□生育上の問題	発達や発育の遅れ，未熟児，障害，慢性疾患
		□複雑な家族構成	親族外の同居人の存在，不安定な婚姻状況
		□きょうだいが著しく多い	養育の見通しもないままの無計画な出産による多子
		□保護者の生育歴	被虐待歴，愛されなかった思い，何らかの心的外傷を抱えている
		□養育技術の不足	知識不足，家事・育児能力の不足
		□養育に協力する人の不在	親族や友人などの養育支援者が近くにいない
		□望まない妊娠，出産	予期しない，不本意な妊娠・出産，祝福されない妊娠・出産
		□若年の妊娠，出産	10代の妊娠，親としての心構えが整う前の出産

※「代理によるミュンヒハウゼン症候群」　子どもに不必要な，あるいは有害な薬などを飲ませて，子どもに不自然な症状を頻回に出現させる　　　　　　　　　　　　　　　（神奈川県ホームページより）

（伊藤友弥）

付録

小児救急シート

4 kg ……… 449	**15 kg** ……… 469
6 kg ……… 453	**20 kg** ……… 473
8 kg ……… 457	**25 kg** ……… 477
10 kg ……… 461	**30 kg** ……… 481
12 kg ……… 465	

付録．小児救急シート

1. 意義と開発の経緯

- 小児では，年齢や体格により至適な薬剤投与量や資機材のサイズが異なる．迅速・安全に小児の初期診療をすすめるために，Broselow™ Pediatric Emergency Tape（以下 BT）の使用が推奨されている[1, 2]．BT は患児の身長から予測体重を瞬時に算出する仕組みとなっており，一目で薬剤投与量や各種デバイスのサイズなどの情報を得られる．
- しかし BT は，記載が小さい英字，薬剤の商品名や希釈法の記載がない，薬剤量が mg 当量の記載である，など使用の障害となる点もある．
- 「小児救急シート」[3] は，これらの欠点を補うことを目的に作成されたものである．この使用により，小児の救急初期診療における正確性および迅速性が向上するとともに，初期診療を単純化し，現場における診療スタッフ間のコミュニケーションの効率化が期待できる．
- 以下に掲載するシートは現時点の当センターの状況にあわせて改変使用した一例である．

2. 仕様

- 各色 4 枚のシートから構成，救急初期診療で必要となる薬剤と資機材を記載．
- 薬剤量・資機材ともに用途別に分類し，日本語の大きな文字で記載．
- 薬剤は製品名で記載．投与量の単位（mL）および希釈法を統一．

3. 使用法

1) **Broselow™ Pediatric Emergency Tape からの体格の算出**
   - 患児の身長を分類する目的に絞って使用（❶）．9 色から該当する色を選択．
2) **小児救急シートからの読み取り**
   - 1) で選択した色のシートから用途別の箇所を見て，薬

付録．小児救急シート

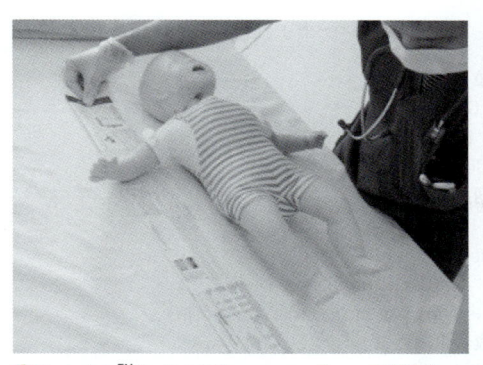

❶ Broselow™ Pediatric Emergency Tape の使用法
一端を患児の頭側端に合わせ，身長に該当する色を読み取る．

剤量・資機材を選択する．

4. 注意事項
- より効果的な使用には，各施設の採用薬剤にあわせて，薬剤名の部分を改変して使用することが望ましい．

（問田千晶，六車　崇）

参考文献

1) Tsz-Yin So, et al. Evaluation of the accuracy of different methods used to estimate weights in the pediatric population：Pediatrics 2009；123：e1045-e1051.
2) Jang HY, et al. Can the Broselow tape be used to estimate weight and endotracheal tube size in Korean children? Acad Emerg Med 2007；14：489-91. Epub.
3) 問田千晶，六車崇，松岡哲也．小児初期診療における薬剤投与量および器材の適正選択に対する小児初期診療セットの有用性．日救急医会誌．2011；22：46-55.

付録. 小児救急シート

「小児救急シート」で使用される単位と略語

単 位
- G：Gauge（ゲージ）
- Fr：French（フレンチ）
- J：Joule（ジュール）

略 語
- Mil：Miller 型喉頭鏡
- Mac：Macintosh 型喉頭鏡
- VF：ventricular fibrillation（心室細動）
- VT：ventricular tachycardia（心室頻拍）
- 生食：生理食塩水
- GI 療法：glucose-insulin 療法（グルコース・インスリン療法）

＊付録「小児救急シート」PDF 版ダウンロードのご案内

この「小児救急シート」（p.449〜484）につきましては，問田千晶先生，六車　崇先生のご了解のもと，PDF ファイルを小社ホームページの「サポートページ」にアップしております．

この PDF ファイルをダウンロードして，A4 や B5 サイズなどに拡大して印刷することができます．ぜひご利用ください．

小社サポートページの URL：
http://www.nakayamashoten.co.jp/bookss/define/support/support.html

4 kg

挿管 / 麻酔導入

硫酸アトロピン (0.5 mg/1 mL)	原液　　0.2 mL
ドルミカム (10 mg/2 mL)	2 mL + 生食 8 mL (計 10 mL)
	0.4 mL
フェンタニル (100 µg/2 mL)	原液　　0.2 mL
エスラックス (25 mg/2.5 mL)	原液　　0.4 mL
挿管チューブ (サイズ)	ID 3.0 mm　カフなし
(固定長)	経口 10 cm / 経鼻 12 cm
喉頭鏡ブレード	Mil 0 or 1 / (Mac 0)
骨髄針	15 G
中心静脈カテーテル	4 Fr トリプル
膀胱カテーテル	6 Fr
胃管	8 Fr　　25 cm 固定
胸腔ドレーン	12 Fr

輸液

維持量	16 mL/ 時
急速投与	1 回　80 mL　投与後再評価
輸血	1 回　40 mL　投与後再評価

4 kg

CPR/不整脈

胸骨圧迫：人工呼吸	15：2	除細動	16 J
Cardioversion（同期）	1回目 4 J 2回目以降 8 J		
アドレナリン（1 mg/1 mL）	1 mL + 生食 9 mL（計 10 mL） 0.4 mL （気管内：原液 0.4 mL）		
硫酸マグネシウム (2.46 g/20 mL)	原液 1.6 mL 20分以上かけて投与		
アデホス L コーワ (10 mg/2 mL)	2 mL + 生食 8 mL（計 10 mL） 1回目 0.4 mL 2回目以降 0.8 mL		
硫酸アトロピン（0.5 mg/1 mL）	原液 0.2 mL		
アンカロン（150 mg/3 mL）	3 mL + 5% ブドウ糖 57 mL （計 60 mL）		
VF / 脈なし VT	4 mL		
脈あり VT	4 mL　15分で投与（16 mL/ 時）		

けいれん

ドルミカム（10 mg/2 mL）	2 mL + 生食 8 mL（計 10 mL） 0.4 mL （筋注 / 鼻腔内：原液 0.1 mL）
ラボナール（300 mg/12 mL）	原液　0.3 mL
ノーベルバール（250 mg/瓶）	1瓶を生食 5 mL で希釈 希釈液 1.6 mL + 生食 18.4 mL （計 20 mL） 20分で投与　（60 mL/ 時）
ホストイン（750 mg/10 mL）	1.2 mL + 生食 18.8 mL（計 20 mL） 20分で投与　（60 mL/ 時）
ダイアップ坐（4 mg）	0.5個

4 kg

電解質異常・低血糖

メイロン注 (8.4%)	原液	4 mL
カルチコール (8.5%)	原液	2 mL
20%ブドウ糖	原液	20 mL
10%塩化ナトリウム 　　原液 8 mL + 5%ブドウ糖 16 mL（計 24 mL） 　　　　30分で投与（48 mL/時）		
ケイキサレート (5 g/包) 1包 + 5%ブドウ糖 20 mL 　　　　8 mL（注腸）		
GI療法　ヒューマリンR100　0.2 mL+10%ブドウ糖　500 mL 　　　　40 mLを1時間で投与（40 mL/時）		

外傷

セファゾリン (1000mg/瓶)	1瓶 + 生食 10 mL	1.3 mL
破傷風トキソイド	原液	0.5 mL（筋注/皮下注）
テタノブリンIH (250単位/3.4 mL)	原液	3.4 mL
マンニゲン (40 g/200 mL)	原液	20 mL

持続静注薬

カコージン (100 mg/5 mL)	5 mL + 生食 35 mL（計 40 mL） 1 mL/時（10 μg/kg/分）
ドブミン (100 mg/5 mL)	5 mL + 生食 35 mL（計 40 mL） 1 mL/時（10 μg/kg/分）
アドレナリン (1 mg/1 mL)	1 mL + 生食 39 mL（計 40 mL） 1 mL/時（0.1 μg/kg/分）
ノルアドレナリン (1 mg/1 mL)	1 mL + 生食 39 mL（計 40 mL） 1 mL/時（0.1 μg/kg/分）
ドルミカム (10 mg/2 mL)	2 mL + 生食 28 mL（計 30 mL） 1 mL/時（2 mg/kg/日）

4 kg

喘息重積・アナフィラキシー・クループ

アドレナリン (1 mg/1 mL)			
	1mL + 生食　9 mL	0.4 mL	筋注
	1mL + 生食 100 mL	4 mL	静注
	2分以上かけて投与		
アタラックスP (25 mg/1 mL)	原液	0.1 mL	
メチルプレドニゾロン (40 mg/瓶)			
	1瓶 + 溶解液 1 mL	0.1 mL	
ガスター (20 mg/2 mL)	原液	0.2 mL	
吸入　アドレナリン (1 mg/1 mL)	原液 0.3 mL + 生食 3 mL		
ベネトリン吸入液 (0.5 %)	原液 0.3 mL + 生食 3 mL		
プロタノール (1 mg/5 mL)	10A + 水 400 mL 持続吸入		
	（インスピロン使用）		

中毒

腸洗浄		
活性炭 50 g + 水 200 mL	16 mL	）
ラキソベロン	2 滴	胃管より投与
ガストログラフィン	4 mL	）
パム (500 mg/20 mL)	原液	3.2 mL
ナロキソン (0.2 mg/1 mL)		
1 mL + 生食 3 mL (計 4 mL)		0.4 mL
アネキセート (0.5 mg/5 mL)	原液	0.4 mL
グルカゴンGノボ (1 mg/瓶)	1瓶 + 生食 2 mL	0.4 mL
ブリディオン (200 mg/2 mL)	原液	0.6 mL

6 kg

挿管 / 麻酔導入

硫酸アトロピン (0.5 mg/1 mL)	原液	0.2 mL
ドルミカム (10 mg/2 mL)	2 mL + 生食 8 mL (計 10 mL)	
		0.6 mL
フェンタニル (100 μg/2 mL)	原液	0.3 mL
エスラックス (25 mg/2.5 mL)	原液	0.6 mL
挿管チューブ (サイズ)	ID 3.5 mm カフなし	
(固定長)	経口 11 cm / 経鼻 13 cm	
喉頭鏡ブレード	Mil 0 or 1 / (Mac 0)	
骨髄針	15 G	
中心静脈カテーテル	4 Fr トリプル	
膀胱カテーテル	6 Fr	
胃管	8 Fr 30 cm 固定	
胸腔ドレーン	14 Fr	

輸液

維持量	24 mL/ 時
急速投与	1 回 120 mL 投与後再評価
輸血	1 回 60 mL 投与後再評価

6 kg

CPR/ 不整脈

胸骨圧迫：人工呼吸	15：2	除細動	24 J
Cardioversion (同期)	1回目　　6 J 2回目以降　12 J		
アドレナリン (1 mg/1 mL)	1 mL + 生食 9 mL (計 10 mL) 0.6 mL (気管内：原液 0.6 mL)		
硫酸マグネシウム (2.46g/20mL)	原液　　2.4 mL 20 分以上かけて投与		
アデホス L コーワ (10mg/2mL)	2 mL + 生食 8 mL (計 10 mL) 1回目　　0.6 mL 2回目以降　1.2 mL		
硫酸アトロピン (0.5 mg/1 mL)	原液　　0.2 mL		
アンカロン (150 mg/3 mL)	3 mL + 5% ブドウ糖 57 mL (計 60 mL)		
VF / 脈なし VT	6 mL		
脈あり VT	6 mL　15 分で投与 (24mL/ 時)		

けいれん

ドルミカム (10 mg/2 mL)	2 mL + 生食 8 mL (計 10 mL) 0.6 mL (筋注 / 鼻腔内：原液 0.1 mL)
ラボナール (300 mg/12 mL)	原液　　0.5 mL
ノーベルバール (250 mg/ 瓶)	1 瓶 を生食 5 mL で希釈 希釈液 2.4 mL + 生食 17.6 mL (計 20mL) 20 分で投与 (60 mL/ 時)
ホストイン (750 mg/10 mL)	1.8 mL + 生食 18.2 mL (計 20 mL) 20 分で投与 (60 mL/ 時)
ダイアップ坐 (4 mg)	1 個

6 kg

電解質異常・低血糖

メイロン注 (8.4%)	原液	6 mL
カルチコール (8.5%)	原液	3 mL
20% ブドウ糖	原液	30 mL

10% 塩化ナトリウム
　　　原液 12 mL + 5% ブドウ糖 24 mL（計 36 mL）
　　　　　　　　　　30 分で投与（72 mL/時）

ケイキサレート (5 g/包) 1 包 + 5% ブドウ糖 20 mL
　　　　　　　　　　　　　　　　12 mL（注腸）

GI 療法　ヒューマリン R100　0.2 mL + 10% ブドウ糖 500 mL
　　　　　　　　60 mL を 1 時間で投与（60 mL/時）

外傷

セファゾリン (1000 mg/瓶)
　　1 瓶 + 生食 10 mL　　　　　2 mL

破傷風トキソイド	原液	0.5 mL（筋注 / 皮下注）
テタノブリン IH (250 単位 /3.4 mL)	原液	3.4 mL
マンニゲン (40 g/200 mL)	原液	30 mL

持続静注薬

カコージン (100 mg/5 mL)	5 mL + 生食 45 mL（計 50 mL） 1 mL/時（5 μg/kg/分）
ドプミン (100 mg/5 mL)	5 mL + 生食 45 mL（計 50 mL） 1 mL/時（5 μg/kg/分）
アドレナリン (1 mg/1 mL)	1 mL + 生食 24 mL（計 25 mL） 1 mL/時（0.1 μg/kg/分）
ノルアドレナリン (1 mg/1 mL)	1 mL + 生食 24 mL（計 25 mL） 1 mL/時（0.1 μg/kg/分）
ドルミカム (10 mg/2 mL)	2 mL + 生食 18 mL（計 20 mL） 1 mL/時（2 mg/kg/day）

6 kg

喘息重積・アナフィラキシー・クループ

アドレナリン (1 mg/1 mL)			
	1 mL + 生食 9 mL	0.6 mL	筋注
	1 mL + 生食 100 mL	6 mL	静注
	2 分以上かけて投与		
アタラックス P (25 mg/1 mL)	原液		0.2 mL
メチルプレドニゾロン (40 mg/瓶)	1 瓶 + 溶解液 1 mL		0.2 mL
ガスター (20 mg/2 mL)	原液		0.3 mL
吸入 アドレナリン (1 mg/1 mL)	原液 0.3 mL + 生食 3 mL		
ベネトリン吸入液 (0.5 %)	原液 0.3 mL + 生食 3 mL		
プロタノール (1 mg/5 mL)	10 A + 水 400 mL 持続吸入		
	（インスピロン使用）		

中毒

腸洗浄

    活性炭 50 g + 水 200 mL　24 mL ⎫
    ラキソベロン　　　　　　　　3 滴 ⎬ 胃管より投与
    ガストログラフィン　　　　　6 mL ⎭

パム (500 mg/20 mL)	原液	4.8 mL
ナロキソン (0.2 mg/1 mL)		
	1 mL + 生食 3 mL (計 4 mL)	0.6 mL
アネキセート (0.5 mg/5 mL)	原液	0.6 mL
グルカゴン G ノボ (1 mg/瓶)	1 瓶 + 生食 2 mL	0.6 mL
ブリディオン (200 mg/2 mL)	原液	1 mL

8 kg

挿管 / 麻酔導入

硫酸アトロピン (0.5 mg/1 mL)	原液　　0.2 mL
ドルミカム (10 mg/2 mL)	2 mL + 生食 8 mL (計 10 mL) 0.8 mL
フェンタニル (100 μg/2 mL)	原液　　0.4 mL
エスラックス (25 mg/2.5 mL)	原液　　0.8 mL
挿管チューブ（サイズ）　　（固定長）	ID 4.0 mm　カフなし 経口 12 cm / 経鼻 15 cm
喉頭鏡ブレード	Mil 1 / (Mac 1)
骨髄針	15 G
中心静脈カテーテル	4 Fr トリプル
膀胱カテーテル	6 Fr
胃管	8 Fr　35 cm 固定
胸腔ドレーン	16 Fr

輸液

維持量	32 mL/時
急速投与	1 回 160 mL 投与後再評価
輸血	1 回　80 mL 投与後再評価

8 kg

CPR/ 不整脈

胸骨圧迫：人工呼吸	15：2	除細動	32 J
Cardioversion（同期）	1回目　　8 J 2回目以降　16 J		
アドレナリン（1 mg/1 mL）	1 mL + 生食 9 mL（計 10 mL） 　　　　0.8 mL （気管内：原液 0.8 mL）		
硫酸マグネシウム (2.46 g/20 mL)	原液　　　3.2 mL 20 分以上かけて投与		
アデホス L コーワ (10 mg/2 mL)	2 mL + 生食 8 mL（計 10 mL） 1 回目　　　0.8 mL 2 回目以降　1.6 mL		
硫酸アトロピン（0.5 mg/1 mL）	原液　　　　0.2 mL		
アンカロン（150 mg/3 mL）	3 mL + 5% ブドウ糖 57 mL 　　　　　　　　（計 60 mL）		
VF / 脈なし VT	8 mL		
脈あり VT	8 mL　15 分で投与（32 mL/時）		

けいれん

ドルミカム（10 mg/2 mL）	2 mL + 生食 8 mL（計 10 mL） 　　　　0.8 mL （筋注 / 鼻腔内：原液 0.1 mL）
ラボナール（300 mg/12 mL）	原液　　　0.6 mL
ノーベルバール（250 mg/瓶）	1 瓶を生食 5 mL で希釈 希釈液 3.2 mL + 生食 16.8 mL 　　　　　　　　（計 20 mL） 20 分で投与（60 mL/時）
ホストイン（750 mg/10 mL）	2.4 mL + 生食 17.6 mL（計 20 mL） 20 分で投与（60 mL/時）
ダイアップ坐（6 mg）	1 個

8 kg

電解質異常・低血糖

メイロン注 (8.4 %)	原液	8 mL
カルチコール (8.5 %)	原液	4 mL
20% ブドウ糖	原液	40 mL
10% 塩化ナトリウム 　　　原液 16 mL + 5 % ブドウ糖 32 mL (計 48 mL) 　　　　　　　　　　　　30 分で投与 (96 mL/時)		
ケイキサレート (5 g/包) 1 包 + 5% ブドウ糖 20 mL 　　　　　　　　　　　　　　　　16 mL (注腸)		
GI 療法　ヒューマリン R100　0.2 mL + 10% ブドウ糖　500 mL 　　　　　　　　80 mL を 1 時間で投与 (80 mL/時)		

外傷

セファゾリン (1000 mg/瓶) 　　1 瓶 + 生食 10 mL		2.6 mL
破傷風トキソイド	原液	0.5 mL (筋注/皮下注)
テタノブリン IH (250 単位/3.4 mL)	原液	3.4 mL
マンニゲン (40 g/200 mL)	原液	40 mL

持続静注薬

カコージン (100 mg/5 mL)	5 mL + 生食 35 mL (計 40 mL) 1 mL/時 (5 μg/kg/分)
ドブミン (100 mg/5 mL)	5 mL + 生食 35 mL (計 40 mL) 1 mL/時 (5 μg/kg/分)
アドレナリン (1 mg/1 mL)	1 mL + 生食 19 mL (計 20 mL) 1 mL/時 (0.1 μg/kg/分)
ノルアドレナリン (1 mg/1 mL)	1 mL + 生食 19 mL (計 20 mL) 1 mL/時 (0.1 μg/kg/分)
ドルミカム (10 mg/2 mL)	2 mL + 生食 18 mL (計 20 mL) 1 mL/時 (2 mg/kg/day)

8 kg

喘息重積・アナフィラキシー・クループ

アドレナリン（1 mg/1 mL）			
	1mL + 生食　9 mL	0.8 mL	筋注
	1mL + 生食 100 mL	8 mL	静注
	2分以上かけて投与		
アタラックスP（25 mg/1 mL）	原液		0.3 mL
メチルプレドニゾロン（40 mg/瓶）	1 瓶 + 溶解液 1 mL		0.2 mL
ガスター（20 mg/2 mL）	原液		0.4 mL
吸入　アドレナリン（1 mg/1 mL）	原液 0.3 mL + 生食 3 mL		
ベネトリン吸入液（0.5 %）	原液 0.3 mL + 生食 3 mL		
プロタノール（1 mg/5 mL）	10 A + 水 400 mL 持続吸入		
	（インスピロン使用）		

中毒

腸洗浄		
活性炭 50 g + 水 200 mL	32 mL	⎫
ラキソベロン	4 滴	⎬ 胃管より投与
ガストログラフィン	8 mL	⎭
パム（500 mg/20 mL）	原液	6.4 mL
ナロキソン（0.2 mg/1 mL）	1 mL + 生食 3 mL（計 4 mL）	0.8 mL
アネキセート（0.5 mg/5 mL）	原液	0.8 mL
グルカゴンGノボ（1 mg/瓶）	1 瓶 + 生食 2 mL	0.8 mL
ブリディオン（200 mg/2 mL）	原液	1.3 mL

10 kg

挿管 / 麻酔導入

硫酸アトロピン (0.5 mg/1 mL)	原液　　　0.2 mL
ドルミカム (10 mg/2 mL)	1 mL + 生食 8 mL (計 10 mL) 　　　　1 mL
フェンタニル (100 μg/2 mL)	原液　　　0.5 mL
エスラックス (25 mg/2.5 mL)	原液　　　1 mL
挿管チューブ (サイズ)	ID 4.0 mm カフなし
(固定長)	経口 12 cm / 経鼻 15 cm
喉頭鏡ブレード	Mil 1 / (Mac 1)
骨髄針	15 G
中心静脈カテーテル	5.5 Fr トリプル
膀胱カテーテル	8 Fr
胃管	8 Fr　　40 cm 固定
胸腔ドレーン	16 Fr

輸液

維持量	40 mL/時
急速投与	1 回 200 mL 投与後再評価
輸血	1 回 100 mL 投与後再評価

10 kg

CPR/不整脈

胸骨圧迫：人工呼吸	15：2	除細動	40 J
Cardioversion（同期）	1回目 2回目以降	10 J 20 J	
アドレナリン（1 mg/1 mL）	1 mL + 生食 9 mL（計 10 mL） 　　　　　1 mL （気管内：原液 1 mL）		
硫酸マグネシウム （2.46 g/20 mL）	原液　　　　4 mL 20分以上かけて投与		
アデホスLコーワ （10 mg/2 mL）	2 mL + 生食 8 mL（計 10 mL） 1回目　　　　1 mL 2回目以降　　2 mL		
硫酸アトロピン（0.5 mg/1 mL）	原液　　　　0.2 mL		
アンカロン（150 mg/3 mL）	3 mL + 5%ブドウ糖 57 mL （計 60 mL）		
VF / 脈なし VT	10 mL		
脈あり VT	10 mL　15分で投与（40 mL/時）		

けいれん

ドルミカム（10 mg/2 mL）	2 mL + 生食 8 mL（計 10 mL） 　　　　1 mL （筋注/鼻腔内：原液 0.2 mL）
ラボナール（300 mg/12 mL）	原液　　　0.8 mL
ノーベルバール（250 mg/瓶）	1瓶を生食 5 mLで希釈 希釈液 4 mL + 生食 16 mL （計 20 mL） 20分で投与　（60 mL/時）
ホストイン（750 mg/10 mL）	3 mL + 生食 17 mL（計 20 mL） 20分で投与　（60 mL/時）
ダイアップ坐（6 mg）	1個

10 kg

電解質異常・低血糖

メイロン注（8.4 %）	原液	10 mL
カルチコール（8.5 %）	原液	5 mL
20% ブドウ糖	原液	50 mL
10% 塩化ナトリウム 　　　原液 20 mL + 5 % ブドウ糖 40 mL（計 60 mL） 　　　　　　　　　　　30 分で投与（120 mL/時）		
ケイキサレート（5 g/包）1 包 + 5% ブドウ糖 20 mL 　　　　　　　　　　　　　　　20 mL（注腸）		
GI 療法　ヒューマリン R100　0.2 mL + 10% ブドウ糖　500 mL 　　　　　100 mL を 1 時間で投与（100 mL/時）		

外傷

セファゾリン（1000 mg/瓶） 　1 瓶 + 生食 10 mL		3.3 mL
破傷風トキソイド	原液	0.5 mL（筋注 / 皮下注）
テタノブリン IH（250 単位 /3.4 mL）	原液	3.4 mL
マンニゲン（40 g/200 mL）	原液	50 mL

持続静注薬

カコージン（100 mg/5 mL）	5 mL + 生食 30 mL（計 35 mL） 1 mL/時（ 5 μg/kg/分）
ドプミン（100 mg/5 mL）	5 mL + 生食 30 mL（計 35 mL） 1 mL/時（ 5 μg/kg/分）
アドレナリン（1 mg/1 mL）	1 mL + 生食 14 mL（計 15 mL） 1 mL/時（ 0.1 μg/kg/分）
ノルアドレナリン（1 mg/1 mL）	1 mL + 生食 14 mL（計 15 mL） 1 mL/時（ 0.1 μg/kg/分）
ドルミカム（10 mg/2 mL）	2 mL + 生食 10 mL（計 12 mL） 1 mL/時（ 2 mg/kg/day）

10 kg

喘息重積・アナフィラキシー・クループ

アドレナリン (1 mg/1 mL)		
	1mL + 生食 9 mL	1 mL 筋注
	1mL + 生食 100 mL	10 mL 静注
	2 分以上かけて投与	
アタラックスP (25 mg/1 mL)	原液	0.4 mL
メチルプレドニゾロン (40 mg/瓶)	1 瓶 + 溶解液 1 mL	0.3 mL
ガスター (20 mg/2 mL)	原液	0.5 mL
吸入 アドレナリン (1 mg/1 mL)	原液 0.3 mL + 生食 3 mL	
ベネトリン吸入液 (0.5 %)	原液 0.3 mL + 生食 3 mL	
プロタノール (1 mg/5 mL)	10 A + 水 400 mL 持続吸入 (インスピロン使用)	

中毒

腸洗浄		
活性炭 50 g + 水 200 mL	40 mL	⎫
ラキソベロン	5 滴	⎬ 胃管より投与
ガストログラフィン	10 mL	⎭
パム (500 mg/20 mL)	原液	8 mL
ナロキソン (0.2 mg/1 mL)	1 mL + 生食 3 mL (計 4 mL)	1 mL
アネキセート (0.5 mg/5 mL)	原液	1 mL
グルカゴンGノボ (1 mg/瓶)	1 瓶 + 生食 2 mL	1 mL
ブリディオン (200 mg/2 mL)	原液	1.6 mL

12 kg

挿管 / 麻酔導入

硫酸アトロピン（0.5 mg/1 mL）	原液　　　0.2 mL
ドルミカム（10 mg/2 mL）	2 mL + 生食 8 mL（計 10 mL） 1.2 mL
フェンタニル（100 μg/2 mL）	原液　　　0.6 mL
エスラックス（25 mg/2.5 mL）	原液　　　1.2 mL
挿管チューブ（サイズ）	ID 4.5 mm　カフなし
（固定長）	経口 13 cm / 経鼻 16 cm
喉頭鏡ブレード	Mil 1 or 2 /（Mac 1 or 2）
骨髄針	15 G
中心静脈カテーテル	5.5 Fr トリプル
膀胱カテーテル	8 Fr
胃管	10 Fr　　40 cm 固定
胸腔ドレーン	18 Fr

輸液

維持量	45 mL/時
急速投与	1 回 240 mL 投与後再評価
輸血	1 回 120 mL 投与後再評価

$$\boxed{12 \text{ kg}}$$

CPR/ 不整脈

胸骨圧迫：人工呼吸	15：2	除細動	48 J

Cardioversion (同期)	1回目　　　12 J
	2回目以降　24 J
アドレナリン (1 mg/1 mL)	1 mL + 生食 9 mL (計 10 mL)
	1.2 mL
	(気管内：原液 1 mL)
硫酸マグネシウム	原液　　　　4.8 mL
(2.46 g/20 mL)	20 分以上かけて投与
アデホス L コーワ	2 mL + 生食 8 mL (計 10 mL)
(10 mg/2 mL)	1回目　　　1.2 mL
	2回目以降　2.4 mL
硫酸アトロピン (0.5 mg/1 mL)	原液　　　　0.2 mL
アンカロン (150 mg/3 mL)	3 mL + 5% ブドウ糖 57 mL
	(計 60 mL)
VF / 脈なし VT	12 mL
脈あり VT	12 mL　15 分で投与 (48 mL/時)

けいれん

ドルミカム (10 mg/2 mL)	2 mL + 生食 8 mL (計 10 mL)
	1.2 mL
	(筋注 / 鼻腔内：原液 0.2 mL)
ラボナール (300 mg/12 mL)	原液　　　1 mL
ノーベルバール (250 mg/瓶)	1 瓶 を生食 5 mL で希釈
	希釈液 4.8 mL + 生食 15.2 mL
	(計 20 mL)
	20 分で投与　(60 mL/時)
ホストイン (750 mg/10 mL)	3.6 mL + 生食 16.4 mL (計 20 mL)
	20 分で投与　(60 mL/時)
ダイアップ坐 (6 mg)	1 個

12 kg

電解質異常・低血糖

メイロン注 (8.4 %)　　　　　原液　　　12 mL
カルチコール (8.5 %)　　　　原液　　　6 mL
20% ブドウ糖　　　　　　　　原液　　　60 mL
10% 塩化ナトリウム
　　　原液 24 mL + 5 % ブドウ糖 48 mL（計 72 mL）
　　　　　　　　　　　30 分で投与（144 mL/時）

ケイキサレート（5 g/包）2 包 + 5% ブドウ糖 40 mL
　　　　　　　　　　　24 mL（注腸）

GI 療法　ヒューマリン R100　0.2 mL + 10% ブドウ糖　500 mL
　　　　　　　120 mL を 1 時間で投与（120 mL/時）

外傷

セファゾリン（1000 mg/瓶）
　　1 瓶 + 生食 10 mL　　　　　4 mL
破傷風トキソイド　　　　原液　0.5 mL（筋注 / 皮下注）
テタノブリン IH (250 単位 /3.4 mL)　原液　3.4 mL
マンニゲン (40 g/200 mL)　　原液　60 mL

持続静注薬

カコージン（100 mg/5 mL）　5 mL + 生食 20 mL（計 25 mL）
　　　　　　　　　　　1 mL/時（5 μg/kg/分）
ドプミン（100 mg/5 mL）　　5 mL + 生食 20 mL（計 25 mL）
　　　　　　　　　　　1 mL/時（5 μg/kg/分）
アドレナリン（1 mg/1 mL）　1 mL + 生食 13 mL（計 14 mL）
　　　　　　　　　　　1 mL/時（0.1 μg/kg/分）
ノルアドレナリン（1 mg/1 mL）1 mL + 生食 13 mL（計 14 mL）
　　　　　　　　　　　1 mL/時（0.1 μg/kg/分）
ドルミカム（10 mg/2 mL）　　2 mL + 生食 8 mL（計 10 mL）
　　　　　　　　　　　1 mL/時（2 mg/kg/day）

12 kg

喘息重積・アナフィラキシー・クループ

アドレナリン (1 mg/1 mL)	原液	0.1 mL 筋注
	1mL + 生食 100 mL	12 mL 静注
	2 分以上かけて投与	
アタラックス P (25 mg/1 mL)	原液	0.4 mL
メチルプレドニゾロン (40 mg/瓶)	1 瓶 + 溶解液 1 mL	0.3 mL
ガスター (20 mg/2 mL)	原液	0.6 mL
吸入 アドレナリン (1 mg/1 mL)	原液 0.3 mL + 生食 3 mL	
ベネトリン吸入液 (0.5 %)	原液 0.3 mL + 生食 3 mL	
プロタノール (1 mg/5 mL)	10 A + 水 400 mL 持続吸入	
	(インスピロン使用)	

中毒

腸洗浄

活性炭 50 g + 水 200 mL	48 mL	⎫
ラキソベロン	6 滴	⎬ 胃管より投与
ガストログラフィン	12 mL	⎭

パム (500 mg/20 mL)	原液	9.6 mL
ナロキソン (0.2 mg/1 mL)		
	1 mL + 生食 3 mL (計 4 mL)	1.2 mL
アネキセート (0.5 mg/5 mL)	原液	1.2 mL
グルカゴン G ノボ (1 mg/瓶)	1 瓶 + 生食 2 mL	1.2 mL
ブリディオン (200 mg/2 mL)	原液	1.9 mL

15 kg

挿管 / 麻酔導入

硫酸アトロピン (0.5 mg/1 mL)	原液　　0.3 mL
ドルミカム (10 mg/2 mL)	2 mL + 生食 8 mL (計 10 mL) 1.5 mL
フェンタニル (100 μg/2 mL)	原液　　0.6 mL
エスラックス (25 mg/2.5 mL)	原液　　1.5 mL
挿管チューブ (サイズ) 　　　　　　(固定長)	ID 5.0 mm　カフなし ID 4.5 mm　カフあり 経口 14 cm / 経鼻 17 cm
喉頭鏡ブレード	Mil 2 / (Mac 2)
骨髄針	15 G
中心静脈カテーテル	5.5 Fr トリプル
膀胱カテーテル	10 Fr
胃管	10 Fr　　40 cm 固定
胸腔ドレーン	20 Fr

輸液

維持量	50 mL/時
急速投与	1 回 300 mL 投与後再評価
輸血	1 回 150 mL 投与後再評価

15 kg

CPR/不整脈

胸骨圧迫：人工呼吸	15：2	除細動	60 J

Cardioversion（同期）	1回目 15 J
	2回目以降 30 J

アドレナリン（1 mg/1 mL）	1 mL + 生食 9 mL（計 10 mL）
	1.5 mL
	（気管内：原液 1 mL）

硫酸マグネシウム	原液 6 mL
(2.46 g/20 mL)	20分以上かけて投与

アデホスLコーワ	2 mL + 生食 8 mL（計 10 mL）
(10 mg/2 mL)	1回目 1.5 mL
	2回目以降 3 mL

硫酸アトロピン（0.5 mg/1 mL）	原液 0.3 mL

アンカロン（150 mg/3 mL）	3 mL + 5% ブドウ糖 57 mL
	（計 60 mL）
VF / 脈なし VT	15 mL
脈あり VT	15 mL　15分で投与（60 mL/時）

けいれん

ドルミカム（10 mg/2 mL）	2 mL + 生食 8 mL（計 10 mL）
	1.5 mL
	（筋注/鼻腔内：原液 0.3 mL）

ラボナール（300 mg/12 mL）	原液 1.2 mL

ノーベルバール（250 mg/瓶）	1瓶を生食 5 mL で希釈
	希釈液 6 mL + 生食 14 mL
	（計 20 mL）
	20分で投与（60 mL/時）

ホストイン（750 mg/10 mL）	4.5 mL + 生食 15.5 mL（計 20 mL）
	20分で投与（60 mL/時）

ダイアップ坐（10 mg）	1個

15 kg

電解質異常・低血糖

メイロン注 (8.4 %)	原液	15 mL
カルチコール (8.5 %)	原液	7 mL
20% ブドウ糖	原液	75 mL
10% 塩化ナトリウム 　　原液 30 mL + 5 % ブドウ糖 60 mL (計 90 mL) 　　　　　　　　　　　30 分で投与 (180 mL/時)		
ケイキサレート (5 g/包) 2 包 + 5% ブドウ糖 40 mL 　　　　　　　　　　　30 mL (注腸)		
GI 療法　ヒューマリン R100　0.2 mL + 10% ブドウ糖　500 mL 　　　　　　　　　　150 mL を 1 時間で投与 (150 mL/時)		

外傷

セファゾリン (1000 mg/瓶) 　　1 瓶 + 生食 10 mL		5 mL
破傷風トキソイド	原液	0.5 mL (筋注 / 皮下注)
テタノブリン IH (250 単位 /3.4 mL)	原液	3.4 mL
マンニゲン (40 g/200 mL)	原液	75 mL

持続静注薬

カコージン (100 mg/5 mL)	5 mL + 生食 17 mL (計 22 mL) 1 mL/時 (5 µg/kg/分)
ドブミン (100 mg/5 mL)	5 mL + 生食 17 mL (計 22 mL) 1 mL/時 (5 µg/kg/分)
アドレナリン (1 mg/1 mL)	2 mL + 生食 18 mL (計 20 mL) 1 mL/時 (0.1 µg/kg/分)
ノルアドレナリン (1 mg/1 mL)	2 mL + 生食 18 mL (計 20 mL) 1 mL/時 (0.1 µg/kg/分)
ドルミカム (10 mg/2 mL)	4 mL + 生食 12 mL (計 16 mL) 1 mL/時 (2 mg/kg/day)

$$\boxed{15\ \text{kg}}$$

喘息重積・アナフィラキシー・クループ

アドレナリン (1 mg/1 mL)	原液	0.1 mL 筋注
	1mL + 生食 100 mL	15 mL 静注
	2 分以上かけて投与	
アタラックス P (25 mg/1 mL)	原液	0.5 mL
メチルプレドニゾロン (40 mg/瓶)	1 瓶 + 溶解液 1 mL	0.4 mL
ガスター (20 mg/2 mL)	原液	0.7 mL
吸入 アドレナリン (1 mg/1 mL)	原液 0.3 mL + 生食 3 mL	
ベネトリン吸入液 (0.5 %)	原液 0.3 mL + 生食 3 mL	
プロタノール (1 mg/5 mL)	10 A + 水 400 mL 持続吸入（インスピロン使用）	

中毒

腸洗浄		
活性炭 50 g + 水 200 mL	60 mL	⎫
ラキソベロン	7 滴	⎬ 胃管より投与
ガストログラフィン	15 mL	⎭
パム (500 mg/20 mL)	原液	12 mL
ナロキソン (0.2 mg/1 mL)	1 mL + 生食 3 mL (計 4 mL)	1.5 mL
アネキセート (0.5 mg/5 mL)	原液	1.5 mL
グルカゴン G ノボ (1 mg/瓶)	1 瓶 + 生食 2 mL	1.5 mL
ブリディオン (200 mg/2 mL)	原液	2.4 mL

20 kg

挿管 / 麻酔導入

硫酸アトロピン (0.5 mg/1 mL)	原液　　0.4 mL
ドルミカム (10 mg/2 mL)	2 mL + 生食 8 mL (計 10 mL) 2 mL
フェンタニル (100 μg/2 mL)	原液　　1 mL
エスラックス (25 mg/2.5 mL)	原液　　2 mL
挿管チューブ（サイズ）	ID 5.5 mm　カフなし ID 5.0 mm　カフあり
（固定長）	経口 16 cm / 経鼻 19 cm
喉頭鏡ブレード	Mil 2 / Mac 2
骨髄針	15 G
中心静脈カテーテル	5.5 Fr トリプル
膀胱カテーテル	10 Fr
胃管	10 Fr　　42 cm 固定
胸腔ドレーン	22 Fr

輸液

維持量	60 mL/時
急速投与	1 回 400 mL 投与後再評価
輸血	1 回 200 mL 投与後再評価

20 kg

CPR/ 不整脈

胸骨圧迫：人工呼吸	15：2	除細動	80 J
Cardioversion（同期）	1回目 2回目以降	20 J 40 J	
アドレナリン (1 mg/1 mL)	1 mL + 生食 9 mL（計 10 mL） 2 mL （気管内：原液 1 mL）		
硫酸マグネシウム (2.46 g/20 mL)	原液　　　　　　8 mL 20 分以上かけて投与		
アデホス L コーワ (10 mg/2 mL)	2 mL + 生食 8 mL（計 10 mL） 1 回目　　　2 mL 2 回目以降　4 mL		
硫酸アトロピン (0.5 mg/1 mL)	原液　　　0.4 mL		
アンカロン (150 mg/3 mL)	3 mL + 5% ブドウ糖 57 mL （計 60 mL）		
VF / 脈なし VT	20 mL		
脈あり VT	20 mL　15 分で投与（80 mL/時）		

けいれん

ドルミカム (10 mg/2 mL)	2 mL + 生食 8 mL（計 10 mL） 2 mL （筋注 / 鼻腔内：原液 0.4 mL）
ラボナール (300 mg/12 mL)	原液　　　1.6 mL
ノーベルバール (250 mg/瓶)	2 瓶 を生食 10 mL で希釈 希釈液 8 mL + 生食 12 mL （計 20 mL） 20 分で投与（60 mL/時）
ホストイン (750 mg/10 mL)	6 mL + 生食 14 mL（計 20 mL） 20 分で投与（60 mL/時）
ダイアップ坐 (10 mg)	1 個

20 kg

電解質異常・低血糖

メイロン注 (8.4 %)	原液	20 mL
カルチコール (8.5 %)	原液	10 mL
20% ブドウ糖	原液	100 mL
10% 塩化ナトリウム 　　原液 38 mL + 5 % ブドウ糖 76 mL（計 114 mL） 　　　　　　　　　　　30 分で投与（228 mL/時）		
ケイキサレート (5 g/包) 2 包 + 5% ブドウ糖 40 mL 　　　　　　　　　　　　　　　　40 mL（注腸）		
GI療法　ヒューマリンR100　0.2 mL + 10%ブドウ糖　500 mL 　　　　　　　　200 mL を 1 時間で投与（200 mL/時）		

外傷

セファゾリン (1000 mg/瓶) 　　1 瓶 + 生食 10 mL		6.6 mL
破傷風トキソイド	原液	0.5 mL（筋注 / 皮下注）
テタノブリンIH (250 単位 /3.4 mL)	原液	3.4 mL
マンニゲン (40 g/200 mL)	原液	100 mL

持続静注薬

カコージン (100 mg/5 mL)	5 mL + 生食 13 mL（計 18 mL） 1 mL/時（5 μg/kg/分）
ドブミン (100 mg/5 mL)	5 mL + 生食 13 mL（計 18 mL） 1 mL/時（5 μg/kg/分）
アドレナリン (1 mg/1 mL)	2 mL + 生食 14 mL（計 16 mL） 1 mL/時（0.1 μg/kg/分）
ノルアドレナリン (1 mg/1 mL)	2 mL + 生食 14 mL（計 16 mL） 1 mL/時（0.1 μg/kg/分）
ドルミカム (10 mg/2 mL)	4 mL + 生食 8 mL（計 12 mL） 1 mL/時（2 mg/kg/day）

20 kg

喘息重積・アナフィラキシー・クループ

アドレナリン (1 mg/1 mL)		
	原液	0.2 mL 筋注
	1mL + 生食 100 mL	20 mL 静注
	2分以上かけて投与	
アタラックスP (25 mg/1 mL)	原液	0.6 mL
メチルプレドニゾロン (40 mg/瓶)	1瓶 + 溶解液 1 mL	0.5 mL
ガスター (20 mg/2 mL)	原液	1 mL
吸入 アドレナリン (1 mg/1 mL)	原液 0.3 mL + 生食 3 mL	
ベネトリン吸入液 (0.5 %)	原液 0.3 mL + 生食 3 mL	
プロタノール (1 mg/5 mL)	10 A + 水 400 mL 持続吸入 (インスピロン使用)	

中毒

腸洗浄		
活性炭 50 g + 水 200 mL	80 mL	
ラキソベロン	10 滴	胃管より投与
ガストログラフィン	20 mL	
パム (500 mg/20 mL)	原液	16 mL
ナロキソン (0.2 mg/1 mL)	1 mL + 生食 3 mL (計 4 mL)	2 mL
アネキセート (0.5 mg/5 mL)	原液	2 mL
グルカゴンGノボ (1 mg/瓶)	1瓶 + 生食 2 mL	2 mL
ブリディオン (200 mg/2 mL)	原液	3.2 mL

25 kg

挿管 / 麻酔導入

硫酸アトロピン (0.5 mg/1 mL)	原液	0.5 mL
ドルミカム (10 mg/2 mL)	2 mL + 生食 8 mL (計 10 mL)	
		2.5 mL
フェンタニル (100 μg/2 mL)	原液	1.2 mL
エスラックス (25 mg/2.5 mL)	原液	2.5 mL
挿管チューブ (サイズ)	ID 6.0 mm カフなし	
	ID 5.5 mm カフあり	
(固定長)	経口 18 cm / 経鼻 21 cm	
喉頭鏡ブレード	Mac 2 or 3 / Mil 2	
骨髄針	15 G	
中心静脈カテーテル	7 Fr トリプル	
膀胱カテーテル	12 Fr	
胃管	12 Fr　45 cm 固定	
胸腔ドレーン	24 Fr	

輸液

維持量	65 mL/時
急速投与	1 回 500 mL 投与後再評価
輸血	1 回 250 mL 投与後再評価

25 kg

CPR/不整脈

胸骨圧迫:人工呼吸	15:2	除細動	100 J

| Cardioversion (同期) | 1回目　　　25 J |
| | 2回目以降　50 J |

アドレナリン (1 mg/1 mL)	1 mL + 生食 9 mL (計 10 mL)
	2.5 mL
	(気管内:原液 1 mL)

| 硫酸マグネシウム | 原液　　　10 mL |
| (2.46 g/20 mL) | 20分以上かけて投与 |

アデホスLコーワ	2 mL + 生食 8 mL (計 10 mL)
(10 mg/2 mL)	1回目　　　2.5 mL
	2回目以降　5.0 mL

| 硫酸アトロピン (0.5 mg/1 mL) | 原液 | 0.5 mL |

アンカロン (150 mg/3 mL)	3 mL + 5%ブドウ糖 57 mL
	(計 60 mL)
VF / 脈なし VT	25 mL
脈あり VT	25 mL　15分で投与 (100 mL/時)

けいれん

ドルミカム (10 mg/2 mL)	2 mL + 生食 8 mL (計 10 mL)
	原液　　　2.5 mL
	(筋注/鼻腔内:原液 0.5 mL)

| ラボナール (300 mg/12 mL) | 原液　　　2 mL |

ノーベルバール (250 mg/瓶)	2瓶を生食 10 mLで希釈
	希釈液 10 mL + 生食 10 mL
	(計 20 mL)
	20分で投与　(60 mL/時)

| ホストイン (750 mg/10 mL) | 7.5 mL + 生食 12.5 mL (計 20 mL) |
| | 20分で投与　(60 mL/時) |

| ダイアップ坐 (6 mg) | 2個 |

25 kg

電解質異常・低血糖

メイロン注 (8.4 %)	原液	25 mL
カルチコール (8.5 %)	原液	12 mL
20% ブドウ糖	原液	125 mL
10% 塩化ナトリウム 　　原液 48 mL + 5 % ブドウ糖 96 mL (計 144 mL) 　　　　　　　　　30 分で投与 (288 mL/時)		
ケイキサレート (5 g/包) 3 包 + 5% ブドウ糖 60 mL 　　　　　　　　　　　　　　　　50 mL (注腸)		
GI療法　ヒューマリンR100　0.2 mL + 10% ブドウ糖　500 mL 　　　　　250 mL を 1 時間で投与 (250 mL/時)		

外傷

セファゾリン (1000 mg/瓶) 　　　1 瓶 + 生食 10 mL		8.3 mL
破傷風トキソイド	原液	0.5 mL (筋注 / 皮下注)
テタノブリンIH (250単位 /3.4 mL)	原液	3.4 mL
マンニゲン (40 g/200 mL)	原液	125 mL

持続静注薬

カコージン (100 mg/5 mL)	10 mL + 生食 18 mL (計 28 mL) 1 mL/時 (5 μg/kg/分)
ドプミン (100 mg/5 mL)	10 mL + 生食 18 mL (計 28 mL) 1 mL/時 (5 μg/kg/分)
アドレナリン (1 mg/1 mL)	2 mL + 生食 10 mL (計 12 mL) 1 mL/時 (0.1 μg/kg/分)
ノルアドレナリン (1 mg/1 mL)	2 mL + 生食 10 mL (計 12 mL) 1 mL/時 (0.1 μg/kg/分)
ドルミカム (10 mg/2 mL)	4 mL + 生食 6 mL (計 10 mL) 1 mL/時 (2 mg/kg/day)

$$\boxed{25 \text{ kg}}$$

喘息重積・アナフィラキシー・クループ

アドレナリン (1 mg/1 mL)			
		原液	0.3 mL 筋注
	1mL + 生食 100 mL		25 mL 静注
	2分以上かけて投与		
アタラックス P (25 mg/1 mL)	原液		0.8 mL
メチルプレドニゾロン (40 mg/瓶)	1 瓶 + 溶解液 1 mL 0.6 mL		
ガスター (20 mg/2 mL)	原液		1.2 mL
吸入 アドレナリン (1 mg/1 mL)	原液 0.3 mL + 生食 3 mL		
ベネトリン吸入液 (0.5 %)	原液 0.3 mL + 生食 3 mL		
プロタノール (1 mg/5 mL)	10 A + 水 400 mL 持続吸入 (インスピロン使用)		

中毒

腸洗浄		
活性炭 50 g + 水 200 mL	100 mL	} 胃管より投与
ラキソベロン	12 滴	
ガストログラフィン	25 mL	
パム (500 mg/20 mL)	原液	20 mL
ナロキソン (0.2 mg/1 mL)	1 mL + 生食 3 mL (計 4 mL)	2.5 mL
アネキセート (0.5 mg/5 mL)	原液	2.5 mL
グルカゴン G ノボ (1 mg/瓶)	2 瓶 + 生食 4 mL	2.5 mL
ブリディオン (200 mg/2 mL)	原液	4 mL

30 kg

挿管 / 麻酔導入

硫酸アトロピン (0.5 mg/1 mL)	原液	0.6 mL
ドルミカム (10 mg/2 mL)	2 mL + 生食 8 mL (計 10 mL)	3 mL
フェンタニル (100 μg/2 mL)	原液	1.5 mL
エスラックス (25 mg/2.5 mL)	原液	3 mL
挿管チューブ (サイズ)	ID 6.5 mm　カフなし	
	ID 6.0 mm　カフあり	
(固定長)	経口 19 cm / 経鼻 22 cm	
喉頭鏡ブレード	Mac 3	
骨髄針	15 G	
中心静脈カテーテル	7 Fr トリプル	
膀胱カテーテル	12 Fr	
胃管	14 Fr　　50 cm 固定	
胸腔ドレーン	24 Fr	

輸液

維持量	70 mL/時
急速投与	1 回 600 mL 投与後再評価
輸血	1 回 300 mL 投与後再評価

30 kg

CPR/不整脈

胸骨圧迫：人工呼吸	15：2	除細動	120 J
Cardioversion（同期）	1回目　30 J 2回目以降　60 J		
アドレナリン（1 mg/1 mL）	1 mL + 生食 9 mL（計10 mL） 　　　　3 mL （気管内：原液 1 mL）		
硫酸マグネシウム (2.46 g/20 mL)	原液　　　　12 mL 20分以上かけて投与		
アデホスLコーワ (10 mg/2 mL)	2 mL + 生食 8 mL（計10 mL） 1回目　　　3 mL 2回目以降　6 mL		
硫酸アトロピン (0.5 mg/1 mL)	原液　　　0.6 mL		
アンカロン (150 mg/3 mL)	3 mL + 5% ブドウ糖 57 mL （計60 mL）		
VF / 脈なし VT	30 mL		
脈あり VT	30 mL　15分で投与（120 mL/時）		

けいれん

ドルミカム (10 mg/2 mL)	2 mL + 生食 8 mL（計10 mL） 　　　3 mL （筋注 / 鼻腔内：原液 0.6 mL）
ラボナール (300 mg/12 mL)	原液　　2.4 mL
ノーベルバール (250 mg/瓶)	3瓶を生食 15 mL で希釈 希釈液 12 mL + 生食 8 mL （計20 mL） 20分で投与　（60 mL/時）
ホストイン (750 mg/10 mL)	9 mL + 生食 11 mL（計20 mL） 20分で投与　（60 mL/時）
ダイアップ坐 (10 mg)	2個

30 kg

電解質異常・低血糖

メイロン注 (8.4 %)	原液	30 mL
カルチコール (8.5 %)	原液	15 mL
20% ブドウ糖	原液	150 mL
10% 塩化ナトリウム 　　　原液 60 mL + 5 % ブドウ糖 120 mL（計 180 mL） 　　　　　30 分以上かけて投与（300 mL/時）		
ケイキサレート (5 g/包) 3 包 + 5% ブドウ糖 60 mL 　　　　　　　　　　　　　　　　　　　　60 mL（注腸）		
GI 療法　ヒューマリン R100　0.2 mL + 10% ブドウ糖　500 mL 　　　　　300 mL を 1 時間で投与（300 mL/時）		

外傷

セファゾリン (1000 mg/瓶) 　　1 瓶 + 生食 10 mL		10 mL
破傷風トキソイド	原液	0.5 mL（筋注 / 皮下注）
テタノブリン IH (250 単位 /3.4 mL)	原液	3.4 mL
マンニゲン (40 g/200 mL)	原液	150 mL

持続静注薬

カコージン (100 mg/5 mL)	10 mL + 生食 12 mL（計 22 mL） 1 mL/時（5 μg/kg/分）
ドプミン (100 mg/5 mL)	10 mL + 生食 12 mL（計 22 mL） 1 mL/時（5 μg/kg/分）
アドレナリン (1 mg/1 mL)	2 mL + 生食 8 mL（計 10 mL） 1 mL/時（0.1 μg/kg/分）
ノルアドレナリン (1 mg/1 mL)	2 mL + 生食 8 mL（計 10 mL） 1 mL/時（0.1 μg/kg/分）
ドルミカム (10 mg/2 mL)	6 mL + 生食 6 mL（計 12 mL） 1 mL/時（2 mg/kg/day）

30 kg

喘息重積・アナフィラキシー・クループ

アドレナリン (1 mg/1 mL)	原液	0.3 mL 筋注
	1mL + 生食 100 mL	3 mL 静注
		2分以上かけて投与
アタラックスP (25 mg/1 mL)	原液	1 mL
メチルプレドニゾロン (40 mg/瓶)	1瓶 + 溶解液 1 mL	0.8 mL
ガスター (20 mg/2 mL)	原液	1.5 mL
吸入 アドレナリン (1 mg/1 mL)	原液 0.3 mL + 生食 3 mL	
ベネトリン吸入液 (0.5 %)	原液 0.3 mL + 生食 3 mL	
プロタノール (1 mg/5 mL)	10 A + 水 400 mL 持続吸入	
	(インスピロン使用)	

中毒

腸洗浄		
活性炭 50 g + 水 200 mL	120 mL	胃管より投与
ラキソベロン	15 滴	
ガストログラフィン	30 mL	
パム (500 mg/20 mL)	原液	24 mL
ナロキソン (0.2 mg/1 mL)	1 mL + 生食 3 mL (計 4 mL)	3 mL
アネキセート (0.5 mg/5 mL)	原液	3 mL
グルカゴンGノボ (1 mg/瓶)	2瓶 + 生食 4 mL	3 mL
ブリディオン (200 mg/2 mL)	原液	4.8 mL

略語一覧

A		
ACTH	副腎皮質刺激ホルモン	adrenocorticotropic hormone
ADH	抗利尿ホルモン	antidiuretic hormone
AED	自動体外式除細動器	automated external defibrillator
AG	アニオンギャップ	anion gap
AHT	虐待による頭部外傷	abusive head trauma
AI	オートプシーイメージング	autopsy imaging
AKI	急性腎障害	acute kidney injury
Alb	アルブミン	albumin
ALS	二次救命処置	advanced life support
ALT	アラニンアミノトランスフェラーゼ	alanine aminotransferase
ALTE	乳幼児突発性危急事態	infantile apparent life-threatening event
APTT	活性化部分トロンボプラスチン時間	activated partial thromboplastin time
AST	アスパラギン酸アミノトランスフェラーゼ	aspartate aminotransferase

B		
biPAP		bilevel positive airway pressure
BLNAR	βラクタマーゼ非産生アンピシリン耐性	beta-lactamase-negative ampicillin-resistant
BLS	一次救命処置	basic life support
BNP	脳性ナトリウム利尿ペプチド	brain natriuretic peptide
BUN	血中尿素窒素	blood urea nitrogen
BWG syndrome	BWG症候群	Bland-White-Garland syndrome

	C	
CAL	冠動脈病変	coronary artery lesion
CA-MRSA	市中感染型 MRSA	community-acquired MRSA
CBC	全血球算定	complete blood count
CHDF	持続的血液濾過透析	continuous hemodiafiltration
CK	クレアチンキナーゼ	creatine kinase
CLD	慢性肺疾患	chronic lung disease
CMV	持続強制換気, 調節呼吸	continuous mandatory ventilation
CNS	コアグラーゼ陰性ブドウ球菌	coagulase-negative staphylococci
CPA	心肺停止	cardio pulmonary arrest
CPAP	持続的気道陽圧法	continuous positive airway pressure
CPK	クレアチンホスホキナーゼ	creatine phosphokinase
CPP	脳灌流圧	cerebral perfusion pressure
CPPV	持続的陽圧換気	continuous positive pressure ventilation
CPR	心肺蘇生法	cardio pulmonary resuscitation
CPT	院内子ども虐待対応チーム	child protection team
Cr	クレアチニン	creatinine
CRP	C 反応性蛋白	C-reactive protein
CRT	毛細血管再充満時間	capillary refilling time
CSHCN		children with special health care needs
CT	コンピューター断層撮影	computed tomography
CTAS	カナダトリアージ緊急度スケール	Canadian Triage and Acuity Scale
CVA	肋骨脊椎角	costovertebral angle

	D	
DIC	播種性血管内凝固症候群	disseminated intravascular coagulation
DKA	糖尿病性ケトアシドーシス	diabetic ketoacidosis
DLST	薬剤誘発性リンパ球刺激試験	drug lymphocyte stimulation test
DNR	蘇生措置拒否	do not resuscitate
DOA	来院時心肺停止	dead on arrival
DPT	ジフテリア・百日咳・破傷風混合ワクチン	diphtheria, pertussis and tetanus vaccine
DRE		delayed repeat enema
DSCG	クロモグリク酸ナトリウム	disodium cromoglicate
	E	
ECG	心電図	electrocardiogram
ECMO	体外式膜型人工肺	extracorporeal membrane oxygenation
EDD	食道挿管検知器	esophageal detector devices
EIP	終末吸気プラトー圧	end-inspiratory plateau
	F	
FAST	迅速簡易超音波検査法	focused assessment with sonography for trauma
FDG	フルオロデオキシグルコース	fluorodeoxy glucose
FDP	フィブリノゲン分解産物	fibrinogen degradation product
FFP	新鮮凍結血漿	fresh frozen plasma
FLACC scale	FLACC スケール	Faces, Legs, Activity, Cry and Consolability scale
FT$_4$	遊離サイロキシン	free thyroxine
FUO	不明熱	fever of unknown origin

	G	
GBS	B群ベータ溶血性レンサ球菌	group B beta hemolytic streptococci
GCS	グラスゴーコーマスケール	Glasgow Come Scale
GERD	胃食道逆流症	gastroesophageal reflux disease
GFR	糸球体濾過量	glomerular filtration rate
GH	成長ホルモン	growth hormone
GIR	インスリン抵抗性評価法	gulucose infusion rate
GI療法	グルコース・インスリン療法	glucose insulin 療法
GNR	グラム陰性桿菌	Gram-negative rod
GPC	グラム陽性球菌	Gram-positive cocci
GVHD	移植片対宿主病	graft-versus-host disease
	H	
Hb	ヘモグロビン	hemoglobin
Hct, Ht	ヘマトクリット	hematocrit
HFOV	高頻度振動換気	high frequency oscillation ventilation
HGF	肝細胞増殖因子	hepatocyte growth factor
Hib	インフルエンザ菌b型	*Haemophilus influenzae* type b
HIT	ヘパリン起因性血小板減少症	heparin-induced thrombocytopenia
HIV	ヒト免疫不全ウイルス	human immunodeficiency virus
HOT	在宅酸素療法	home oxygen therapy
HPF	血球貪食症候群	hemophagocytic syndrome
HR	心拍数	heart rate
HSP	Henoch-Schoenlein紫斑病	Henoch-Schoenlein purpura
HSV	単純ヘルペスウイルス	herpes simplex virus

HUS	溶血性尿毒症症候群	haemolytic uremic syndrome
I		
IBD	炎症性腸疾患	inflammatory bowel disease
ICP	頭蓋内圧	intracranial pressure
IGF	インスリン様成長因子	insulin-like growth factors
IM	伝染性単核球症	infectious mononucleosis
IMV	間欠的強制換気	intermittent mechanical ventilation
IPPV	間欠的陽圧換気	intermittent positive pressure ventilation
ISPCAN	国際子ども虐待防止学会	International Society for the Prevention of Child Abuse and Neglect
ITP	特発性血小板減少性紫斑病	idiopathic thrombocytopenic purpura
ITP	免疫性血小板減少性紫斑病	immune thrombocytopenic purpura
IVIG	免疫グロブリン大量療法	intravenous immunoglobulin
IVR	インターベンショナルラジオロジー	interventional radiology
J		
JATEC	外傷初期診療ガイドライン	Japan Advanced Trauma Evaluation and Care
JCS	ジャパンコーマスケール	Japan Coma Scale
JTAS	日本版緊急度判定支援システム	Japan Triage and Acuity Scale
L		
LDH	乳酸脱水素酵素	lactate dehydrogenase
LMA	ラリンジアルマスクエアウェイ	laryngeal musk airway
LOHF	遅発性肝不全	late onset hepatic failure

	M	
MCV	平均赤血球容積	mean corpuscular volume
MPIS		Modified Pulmonary Index Score
MR	麻疹・風疹混合ワクチン	measles-rubella vaccine
MRI	磁気共鳴画像	magnetic resonance imaging
MRSA	メチシリン耐性黄色ブドウ球菌	Methicillin-resistant *Staphylococcus aureus*
	N	
NEC	新生児壊死性腸炎	neonatal necrotizing enterocolitis
NICCD	シトリン欠損に伴う新生児肝内胆汁うっ滞症	neonatal intrahepatic cholestasis caused by citrin deficiency
NICU	新生児集中治療室	neonatal intensive care unit
NOFTT	非器質性体重増加不良	non-organic failure to thrive
NSAIDs	非ステロイド性抗炎症薬	non-steroidal anti-inflammatory drugs
	O	
OCD	浸透圧性脱髄症候群	osmotic demyelination syndrome
OFTT	器質性体重増加不良	organic failure to thrive
OI	酸素化指数	oxygenation index
ORT	経口補水療法	oral rehydration therapy
OSAS	閉塞性睡眠時無呼吸症候群	obstructive sleep apnea syndrome
	P	
PaCO$_2$	動脈血二酸化炭素分圧	
PALS	小児二次救命処置法	Pediatric Advanced Life Support
PBLS	小児一次救命処置法	Pediatric Basic Life Support

PC	濃厚血小板	platelet concentrates
PCPS	経皮的心肺補助装置	percutaneous cardiopulmonary support
PCR	ポリメラーゼ連鎖反応	polymerase chain reaction
PCV	肺炎球菌結合型ワクチン	pneumococcal conjugate vaccine
PCV	圧規定式強制換気	pressure controlled ventilation
PEA	無脈性電気活動	pulseless electrical activity
PEEP	呼気終末陽圧	positive end-expiratory pressure
PEF	最大呼吸流量	peak expiratory flow
PET	ポジトロン断層撮影法	positron emission tomography
PICU	小児集中治療室	pediatric intensive care unit
PIP	最大吸気圧	peak inspiratory pressure
PRSP	ペニシリン耐性肺炎球菌	penicillin-resistant *Streptococcus pneumoniae*
PS		primary survey
PSV	圧支持換気	pressure support ventilation
PT	プロトロンビン時間	prothrombin time

R

RCC	濃厚赤血球	red cell concentrates
ROSC	自己心拍再開	return of spontaneous circulation
RS virus	RS ウイルス	respiratory syncytial virus
RSI	迅速気管挿管	rapid sequence intubation
RTA	尿細管性アシドーシス	renal tubular acidosis

S

SAH	クモ膜下出血	subarachnoid hemorrhage
SBI	重症細菌感染症	serious bacterial infection
SBS	脊髄延髄脊髄	spino-bulbo-spinal

SDH	硬膜下血腫	subdural hematoma
SIADH	抗利尿ホルモン不適合分泌症候群	syndrome of inappropriate secretion of antidiuretic hormone
SIDS	乳幼児突然死症候群	sudden infant death syndrome
SIMV	同期の間欠的強制呼吸	synchronized intermittent mandatory ventilation
SIRS	全身性炎症反応症候群	systemic inflammatory response syndrome
sJIA	全身型若年性特発性関節炎	systemic juvenile idiopathic arthritis
SJS	Stevens-Johnson 症候群	Stevens-Johnson syndrome
SLE	全身性エリテマトーデス	systemic lupus erythematosus
SPACE	セラチア，シュードモナス，アシネトバクター，サイトロバクター，エンテロバクター	*Serratia, Pseudomonas, Acinetobacter, Citrobacter, Enterobacter*
SpO$_2$	経皮的動脈血酸素飽和度	
SS		secondary survey
SSCG		Surviving Sepsis Campaign Guideline
T		
TIBC	総鉄結合能	total iron-binding capacity
TLS	腫瘍崩壊症候群	tumor lysis syndrome
TRALI	輸血関連急性肺障害	transfusion-related acute lung injury
TSH	甲状腺刺激ホルモン	thyroid stimulating hormone
TTP	血栓性血小板減少性紫斑病	thrombotic thrombocytopenic purpura
U		
UTI	尿路感染症	urinary tract infection

	V	
VCV	量規定式強制換気	volume controlled ventilation
VF	心室細動	ventricular fibrillation
VILI	人工呼吸器関連肺障害	ventilator-induced lung injury
VT	心室頻拍	ventricular tachycardia
VWD	von Willebrand 病	von Willebrand disease
VZV	水痘・帯状ヘルペスウイルス	varicella-zoster virus
	W	
WBC	白血球数	white blood cell

索引

和文

あ
アシクロビル 38, 129, 133, 137, 168
アジスロマイシン 158
アスピリン 189, 258
アセトアミノフェン 168, 320
アダリムマブ 226
アデノイド 80
アドレナリン 90, 180, 221
　——自己注射薬 225
アトロピン 90
アナフィラキシー 73, 220
アニオンギャップ 233, 282
アミオダロン 377
アミノフィリン 176
アモキシシリン 158, 350
アモキシシリン・クラブラン酸 363
アルギン酸塩創傷被覆材 392
アルコール 322
アルブミン 382
アレルギー反応 220
アロプリノール 254
アンチトロンビンⅢ 169
アンピシリン 130, 133, 137, 143, 159

い
易感染性 131, 226
移行抗体 128
易興奮性 210
意識障害 45
意識消失 87
意識レベル 16, 45
医師法第 21 条 295
維持輸液 383
異状死 263, 295
異常体温 315
胃食道逆流 274
異所性尿管瘤 112
胃洗浄 316
イソプロテレノール 198
一次性頭痛 71
一酸化炭素 323
イヌ咬傷 362
異物（症） 335, 340, 352
　——吸引 340
異物誤飲管理アルゴリズム 336
異物別対処法 338
医療虐待 262
医療ネグレクト 262
イルリガートル 402
イレウス 214
院外心肺停止 295
咽後膿瘍 73
インスリン 236
咽頭異物 355, 356
咽頭・鼻腔培養 156
院内緊急コール 21
院内子ども虐待対応チーム 263
院内トリアージ 12
院内リソース 21
インフリキシマブ 226
インフルエンザ菌 40
　——b 型 138
インフルエンザ脳症 165

索 引

う
ウイルス感染症	129, 131
ウイルス性胃腸炎	105

え
液性免疫障害	228
エタネルセプト	226
エタノール	322
エチレングリコール	322

お
応需の可否	8
黄色ブドウ球菌	138, 357, 359
黄疸	121
嘔吐	5, 103
横紋筋融解症	113
オセルタミビル	169

か
ガーゼタンポン	347
外固定	313, 423
外耳道異物	354
外傷	11
外傷初期診療ガイドライン	298
咳嗽	5
外来死亡	295
化学性炎症	342
過換気症候群	287
下気道異物	343
核黄疸	121
喀痰培養	156
活性炭投与	316
化膿性関節炎	357
化膿性頸部リンパ節炎	190
化膿性骨髄炎	40, 359
カプノメータ	427
カルバマゼピン	56, 320

川崎病	40, 186
眼位・眼球運動	48
肝移植適応ガイドライン	211
簡易薬物検査キット	316
感音難聴	348
換気	299
換気モード	398
環系抗うつ薬	317
間欠的陽圧呼吸	400
看護師	22
患者収容準備	10
肝性脳症	210
間接高ビリルビン血症	121
関節内出血	259
眼底検査	48
嵌頓	269
嵌頓鼠径ヘルニアの整復	405
嵌頓包茎の整復	412
肝脾腫	121
肝不全	210
陥没骨折	300

き
期外収縮	198
機械性イレウス	214
気管支異物	342
気管支喘息	11
——発作	73, 171
気管挿管	203, 298, 377, 395
偽還納	405
気胸	183
気腫	267
気腫性嚢胞	183
偽性血小板減少症	258
気道異物	73, 340
気道確保	27, 153, 373, 394
気道緊急	73

495

索 引

気道熱傷	332
機能性イレウス	214
機能性の嘔吐	103
機能的残気量	267
虐待	270, 304
——早期発見チェックリスト	439
吸引	340
吸気性喘鳴	85
救急外来	2
救急隊	8
吸収不良症候群	109
急性陰嚢症	248
急性壊死性脳症	167
急性肝不全	210
急性喉頭蓋炎	73, 150
急性硬膜外血腫	301
急性硬膜下血腫	301
急性細気管支炎	73, 178
急性散在性脳脊髄炎	165
急性糸球体腎炎	115
急性出血	257
急性腎不全	241
急性巣状細菌性腎炎	144
急性塑性変形	309
急性中耳炎	348
急性虫垂炎	207
急性脳炎	165
急性脳症	165
急性発熱	131
急性腹症	207
急性副腎不全	238
急速進行性糸球体腎炎	244
吸入損傷	332
胸腔穿刺	185
胸腔ドレナージ	185
狂犬病	364
凝固因子異常症	258
胸骨圧迫	371
強心薬	203
局所麻酔	390
魚骨異物	356
緊急度判断	12
緊急避妊	294
緊急ペーシング	198
緊急輸血	385
——早見表	437
筋区画症候群	311
菌血症	39
筋性防御	207
緊張性気胸	183
筋肉内出血	257

く

ぐったり	102, 132
グラム陰性桿菌	138, 143
グラム陽性球菌	143
クラリスロマイシン	158
クリンダマイシン耐性率	359
クループ症候群	73, 80, 180
グルココルチコイド	224
グルコン酸カルシウム	278, 384
くる病様骨疾患	269
久留米スコア	190
クレーム患者	23
群馬スコア	189

け

経口補水療法	64
軽症胃腸炎関連けいれん	56
軽症患者	30
頸部出血	257
けいれん	11, 51
——以外の発作性疾患	53

けいれん重積	160	抗血小板抗体	257
けいれん重積型脳症	167	抗酸化ストレス療法	169
けいれん性イレウス	214	咬傷	362
外科コンサルト	94	甲状腺機能亢進症	81
劇症型心筋炎	191	高浸透圧利尿薬	299
劇症肝炎	210	抗線溶薬トラネキサム酸	260
下血	98	高張性脱水	67
ケタミン	426	交通事故	304
血液型異型適合輸血	389	後天性免疫不全症	226
血液浄化療法	213	喉頭異物	342
血液培養	157	喉頭蓋炎	153
血液分布異常性ショック	59, 62	高ナトリウム血症	275
血管炎症候群	186	高尿酸血症	254
血管損傷	311	項部硬直	135
血管内脱水	65	後部尿道弁	112
血管迷走神経性失神	87	肛門周囲膿瘍切開排膿	409
結合型肺炎球菌ワクチン	40	絞扼性イレウス	216
血漿交換	169	抗利尿ホルモン不適合分泌	
血小板減少（症）	100, 258	症候群	111
血小板濃厚液	385	誤嚥性肺炎	315
血清ビリルビン	121	鼓音	107
血糖測定	232	呼気性喘鳴	73
血尿	113	呼吸窮迫症状	16, 155
血友病	257	呼吸困難	73, 76
ケトン血症	236	骨髄針	415
ケトン性低血糖症	283	骨折	309, 418
下痢	105	骨折部位固定	27
牽引療法	313	骨折線損傷	418
ゲンタマイシン	130, 133, 144	骨端軟骨	311
原発性免疫不全症	226	——の裂離骨折	309
顕微鏡的血尿	113	骨端離開	309
		固定方法	421
こ		鼓膜換気チューブ留置術	349
コイン	338	鼓膜所見	348
誤飲	315, 335	鼓膜穿孔	350
高インスリン血症性低血糖	283	コルチゾール	238
高カリウム血症	254, 278, 384	昏睡	210

索 引

コンパートメント症候群　311, 315

さ

細気管支	178
細菌性炎症	342
細菌性気管炎	73
細菌性髄膜炎	40, 131, 135
在宅酸素療法	267
再評価	20
細胞外液	275
細胞外液補充液	106
細胞外液量	277
細胞性免疫障害	228
細胞内脱水	275
酢酸デスモプレシン	259
鎖骨骨折	312
殺虫剤	323
詐熱	44
サリチル酸	320
サルブタモール	176, 279
サルモネラ腸炎	41
酸塩基平衡ノモグラム	281
酸素化	299
——指数	397
酸素投与	176, 202
産道感染	128

し

死因検索項目	296
自覚症状の評価	15
シクロスポリン	169, 226
止血	392
自殺企図	289
磁石	339
姿勢・肢位	48
自然気胸	183
死戦期呼吸	370
持続的血液濾過透析	169
耳痛	348, 351
シックコンタクト	131
失神	87
児童虐待	262
耳内異物	355
紫斑	100
ジフェンヒドラミン	321
脂肪肝	211
縦隔腫瘍	252
周産期感染	292
重症感染症	128
重症感の評価	12
重症細菌感染症	131
重症先天性好中球減少症	231
重症巣感染症	40
重症頭部外傷	298
重炭酸ナトリウム	279, 317
受傷機転	18, 116, 119, 304, 330
出血	257
——部位の推定	98
——量の推定	98
出血性ショック	126
出血性ショック脳症症候群	167
出産歴	132
腫瘍崩壊症候群	253
循環血液量減少性ショック	58, 62
循環動態	16
消化管異物	335
消化管穿孔	218, 308
上気道閉塞	150
上縦隔症候群	252
上大静脈症候群	252
小児救急医療の特質	30
小児 FUO	42

索 引

静脈路確保	27
初期輸液	333, 381
食中毒	323
食道異物	335
食道挿管検知器	378
食物依存性運動誘発アナフィラキシー	220
ショック	11, 58
──状態	106
除脈	196, 198
痔瘻	410
耳漏	348
心エコー	200
心筋炎	81
神経因性膀胱	112
神経芽腫	112
神経損傷	311
心血管性失神	87
心原性ショック	59, 62
人工換気療法	267
人工呼吸	371, 373, 396
人工呼吸器関連肺障害	397
新生児ウイルス感染症	128
新生児発熱	128
新鮮凍結血漿	386
迅速気管挿管法	396
迅速抗原検査	157
腎代替療法	246
身体的虐待	262
心停止のアルゴリズム	374
心電図	82, 200
浸透圧性脱髄症候群	277
心肺蘇生	368
心拍	196
腎瘢痕	140
心理的虐待	262

す

髄液検査	38, 135
髄液漏	116
膵損傷	308
推定 GFR	241
垂捻転	251
髄膜刺激症状〔徴候〕	36, 135
頭痛	71
ステロイド	138, 226, 238

せ

性感染症	292
──予防	293
性器肛門外傷	292
性虐待	262, 291
生後 3 か月未満の発熱	131
精索	248
精神疾患	287
精巣挙筋反射	250
精巣上体炎	251
精巣捻転	248
整復還納	405
性暴力被害者	291
声門下異物	341
赤色尿	113
脊髄圧迫症	255
切開	392
赤血球濃厚液	126, 385
赤血球輸血	125
セファゾリン	361
セファランチン	366
セフェピム	144, 255
セフォタキシム	61, 130, 133, 137, 143, 159
セフジトレンピボキシル	350
セフジニル	113
セフタジジム	255

索引

セフトリアキソン　138, 144, 293
セフプロム　255
穿孔性虫垂炎　40
洗浄　363, 391
線状骨折　300
全身性炎症性反応症候群　146
全身性ステロイド薬　176
喘息　171
先天性出血性疾患　258
先天性膀胱頸部硬化症　112
喘鳴　73

そ

造影 CT 検査　307
総肺静脈還流異常症　201
創部管理　363
僧帽弁腱索断裂　202
鼠径ヘルニア　268, 405
組織還流不全　58
蘇生ガイドライン　297
蘇生中止　379
蘇生薬　436

た

第VIII因子異常　257
第IX因子異常　257
体液管理　246
体液減少性高ナトリウム血症　275
体温　27
体温評価　16
体外式ペーシング　193
体外補助循環　193
代謝性アシドーシス　193, 282
代謝性失神　87
代謝性ショック　146
代償性ショック　58

胎内感染　128
体表面積計算式　438
代理による Münchhausen 症候群　44, 262
大量ガンマグロブリン療法　169, 189, 193
他覚所見の評価　16
濁音　108
タクロリムス　226
タゾバクタム　255
脱臼整復　421
脱水　64, 275, 381
タバコ誤飲　321
炭酸水素ナトリウム　279, 317
胆汁性嘔吐　103, 107, 214
単純性イレウス　214
単純性股関節炎　357
単純ヘルペスウイルス感染症　129
単純ヘルペス脳炎　165
単心室　200
胆道閉鎖症　121

ち

チアノーゼ　84
　──性心疾患　199
チーム医療　378
チオペンタール　162
窒息時の救命救急法　340
チペピジン　113
中心性チアノーゼ　84
虫垂炎　207
中毒　315
中毒様顔貌　132
肘内障　418
腸管穿孔　205
腸重積　205
　──整復　401

腸蠕動音	92, 107
腸閉塞	214
腸腰筋出血	257
直接高ビリルビン血症	121
鎮静	425

つ

墜落	119, 304

て

低カリウム血症	280
啼泣	69, 180
低血圧	58
低血圧性ショック	58
低血糖	239, 283
低酸素血症	267
低酸素発作	203
低出生体重児	267
低ナトリウム血症	239, 275, 384
テオフィリン	321
デキサメタゾン	138, 176, 180, 256
摘出	337, 343, 344, 354, 356
溺水	325
テタニー	254
鉄化合物	321
鉄欠乏性貧血	385
鉄剤	125
テネスムス様症状	208
デバイス早見表	435
デブリドマン	362
転院依頼	8
伝音難聴	348
電解質異常	275
電解質管理	246
電気ショック	374
電気的除細動	89
点状出血	100
転落	119
電話相談事業	23

と

頭蓋骨骨折	300
頭蓋底骨折	300
頭蓋内圧亢進	49
頭蓋内圧センサー	299
頭蓋内出血	300
動悸	81
瞳孔	45
洞性頻拍	196
疼痛刺激	130
疼痛の強さ	16
糖尿病性ケトアシドーシス	232, 382
頭部外傷	298
頭部外傷説明シート	120
頭部打撲	116
動物咬傷	362
糖を含まない細胞外液	61
ドキシサイクリン	293
トキシドローム	54
特発性肺動脈性肺高血圧症	199
吐血	96
徒手整復	313
トシリズマブ	226
ドブタミン	203
トリアージ	12
トリクロホスナトリウム	426
努力呼吸	76

な

ナトリウム喪失性疾患	65
難聴	348

索引

に
肉眼的血尿	113
二次性頭痛	71
ニフェカラント	377
乳児喘息	171
乳幼児突然死症候群	295
尿カテーテル	142
尿検査	115
尿素サイクル異常症	286
尿道カテーテル	112
尿道狭窄	112
尿閉	111
尿路感染症	39, 140
尿路奇形	140

ね
ネグレクト	262
ネコ咬傷	362
熱傷	329
熱傷面積計算式	438
熱性けいれん	55
ネフローゼ症候群	110

の
脳圧亢進所見	36
濃グリセリン	299
脳震盪	302
脳低体温療法	169
膿尿	143, 251
脳波	55
脳浮腫	237
脳ヘルニア	299
膿瘍	410

は
肺炎	154
肺炎球菌	40
肺炎球菌尿中抗原検査	157
肺炎球菌ワクチン	40, 135
肺虚脱度	184
敗血症	146
敗血症性ショック	86
肺高血圧症	268
肺静脈狭窄	200
バイタルサイン	7, 8, 434
バイポーラ型凝固止血器	392
破傷風	364
破傷風トキソイド	366
発熱	6, 16, 36, 102
発熱性好中球減少症	255
パニペネム	255
パリビズマブ	179
パルスオキシメータ	225, 426
バルビツール酸	320
バンコマイシン	133, 138
斑状出血	100
搬送	24
反跳痛	207

ひ
非外傷性挫滅症候群	315
被虐待児症候群	311
鼻腔異物	347
肘周囲骨折	312, 421
鼻出血	346
皮疹	100
ビタミンK	211
脾動脈瘤	96
ヒト咬傷	362
ヒト免疫グロブリン	259
ヒドロコルチゾン	176, 238
鼻内異物	352
ピペラシリン	255
びまん性出血	100

索　引

びまん性脳損傷	301	分娩骨折	309
病院間患者搬送	24		
鼻翼圧迫	347	**へ**	
ビリルビン分画	123	閉塞性イレウス	110
貧血	124	閉塞性ショック	59, 63
頻拍発作	198	閉塞性睡眠時無呼吸症候群	78
頻脈	196	ペーパーバック法	287
非 Hodgkin リンパ腫	254	ペタミプロン	255
		ヘモグロビン尿	115
ふ		ヘルペスウイルス	128
フェニトイン	56, 162	ヘルペス脳髄膜炎	135
フェニレフリン	203	ヘルメット着用	298
フェノバルビタール	56, 162	ベンゾジアゼピン	287
フェリチン	213	──類	319
フェンタニル	426	便中ウイルス抗原迅速検査	105
不感蒸泄量	246	便培養検査	105
不機嫌	69		
腹腔内出血	308	**ほ**	
腹腔内臓器損傷	303	包茎	412
複雑性イレウス	214	縫合	390
副子固定	421	抱水クロラール	426
副腎皮質	238	乏尿	111, 246
腹痛	5, 91, 248	保護者の言動	34
腹部外傷	303	補助呼吸	73
腹部膨満	107	ホスフェニトイン	56, 162
浮腫	413	ボタン電池	338
腐食性物質	322	発作	51
不整脈	196	発作性上室頻拍	81, 196
不適切な養育	262	発疹	6
ブラ	183	ポリスチレンスルホン酸カル	
フルオロキノロン	159	シウム	279
プレドニゾロン	176, 189, 259		
プロスタグランジン E_1	85	**ま**	
──製剤	202	マイコプラズマ抗体 PA 法	157
フロセミド	246, 254, 277, 279	マグネットカテーテル	338
プロプラノロール	203	膜様落屑	190
糞石	208	麻酔科	21

索引

マスク換気	394
末梢血白血球数	135
末梢性チアノーゼ	84
麻痺性イレウス	214
マムシ咬傷	365
慢性硬膜下血腫	118
慢性肺疾患	267
マンニトール	237, 299

み
ミオグロビン尿	115
ミダゾラム	162, 426
ミルクアレルギー	109

む
無呼吸	78, 178
無尿	111, 246

め
メタノール	322
メチルプレドニゾロン	
──パルス療法	169, 189
メトロニダゾール	293
メレナ	98
メロペネム	255
免疫性血小板減少症	257
免疫不全患者	226
免疫不全症	231
免疫抑制薬	226

も
モニタリング	425
モルヒネ塩酸塩	426

や
薬物管理	246
ヤマカガシ咬傷	366

ゆ
有機酸代謝障害	286
有機リン	323
有効浸透圧	233
輸液(療法)	60, 233, 381
輸液路確保	60, 381
輸血	385

よ
溶血性尿毒症症候群	99, 113
溶血反応	389
抑制	390

ら
来院時症状	15
ラ音	85
ラリンジアルマスクエアウエイ	378, 394
卵巣脱出	405

り
リストカット	288
リズムチェック	374
リチウム電池	338
リツキシマブ	226, 228
リドカイン	377
利尿薬	246
リファンピシン	113
硫化水素	323
隆起骨折	309
硫酸アトロピン	198
良肢位	421
緑膿菌	138
リンパ管腫	80

れ・ろ・わ
レボノルゲストレル	294

ロタウイルス性胃腸炎	67
若木骨折	309

数字・ギリシャ文字

1型糖尿病	232
5の法則	329
12誘導心電図	196
α_1作動薬	203
β_2アドレナリン受容体刺激薬	222
β_2刺激薬	176

欧文

A
ABC	51
ABCDアプローチ	271
ABCDEアプローチ	91, 430
abnormal body temperature	315
abuse	262
acute focal bacterial nephritis	144
acute lober nephronia	144
AED	373
AFBN	144
AG	282
AIUEOTIPS	45
AKI	241
ALN	144
AMPLE聴取	306
aspiration pneumonitis	315
ATP	89
atraumatic crush syndrome	315
autopsy imaging	380

B
Battle徴候	116

C
cardiogenic shock	59
CD製剤	203
children with special health care needs	271
CLD	267
CO	323
cold shock	146
compartment syndrome	315
convulsion	51
CPA	295
CPR	371
CPT	263
CSHCN	271

D
D-マンニトール	168
delayed repeat enema	404
Dieulafoy病変	96
distributive shock	59
DKA	232, 382
DRE	404

E
ECMO	193
Eisenmenger症候群	199

F
failure to provide	262
Fallot四徴症	203
FAST	305
fever of unknown origin	42
FFP	386, 387
FLACCスケール	16
fluid challenge	243
Foleyカテーテル	337, 403
free air	218

索 引

full sepsis work up	128
FUO	42

G

Galeazzi 骨折	418
gallop rhythm	84, 191
GCS 評価	45, 432
GNR	143
GPC	143
Grade 分類	365

H

H_1 ヒスタミン薬	222
H_2 ヒスタミン薬	224
Hib 髄膜炎	138
Hib ワクチン	40, 135, 150
Hirschsprung 病	108
HIV 感染症	226
Holter 心電図	196
HOT	267
HUS	99
hypovolemic shock	58

I

ICP モニタリング	299
ileus	214
ill appearing	37
irritability	210
ITP	257

J

JATEC™	298, 431
JTAS 緊急度判定ツール	12

K

Kerley B line	192
Kernig 徴候	135

L

lack of supervision	262
LMA	378

M

Macintosh 喉頭鏡	356
Magill 鉗子	337
maltreatment	262
Modified Pulmonary Index Score	173
Monteggia 骨折	310, 418
MPIS	173
MRSA	357

N

neglect	262

O

obstructive shock	59
occult bacteremia	39
occult pneumonia	155
OCD	277
ORT	64
OSAS	78

P

PBLS アルゴリズム	368, 430
PC	385, 386
PCPS	193
pediatric assessment triangle	37
pediatric condition falsification	44
Penny pincher technique	338
postictal period	55
Prehn 徴候	250
pRIFLE 分類	241
primary survey	304

Q
QT 延長症候群	196

R
raccoon eyes	116
RCC	385, 386
reactive airway	178
Reye 症候群	167
RICE	260
RSI	396
RS ウイルス	78
——迅速検査	39
Rule of Three	206

S
Salter-Harris 分類	419
SAMPLE	91
SBI	132
secondary survey	306
seizure	51
SIADH	111
SIDS	295
SIRS	146
SOAPME	10
SSCG	137
Still 病	42

T
target sign	205
TLS	253
toxic appearance	132
Treitz 靭帯	96
tripod position	150

V
VILI	397
von Willebrand 病	258
VWD	258

W
well appearing	37
Westley クループスコア	181
Wilms 腫瘍	112

中山書店の出版物に関する情報は，小社サポートページを御覧ください．
https://www.nakayamashoten.jp/support.html

当直医のための 小児救急ポケットマニュアル

2014年4月30日　初版第1刷発行 ©〔検印省略〕
2016年8月5日　　　第2刷発行

監　修──── 五十嵐　隆

発行者──── 平田　直

発行所──── 株式会社 中山書店
〒112-0006　東京都文京区小日向4-2-6
TEL 03-3813-1100（代表）　振替 00130-5-196565
http://www.nakayamashoten.jp

装　丁──── 臼井弘志（公和図書デザイン室）

印刷・製本──── 三松堂株式会社

Published by Nakayama Shoten Co., Ltd.　　　　　　　　　　　Printed in Japan
ISBN978-4-521-73953-3
落丁・乱丁の場合はお取り替えいたします．

・本書の複製権・上映権・譲渡権・公衆送信権（送信可能化権を含む）は株式会社中山書店が保有します．

・**JCOPY** ＜(社)出版者著作権管理機構　委託出版物＞

本書の無断複写は著作権法上での例外を除き禁じられています．複写される場合は，そのつど事前に，(社)出版者著作権管理機構（電話 03-3513-6969，FAX 03-3513-6979, e-mail: info@jcopy.or.jp）の許諾を得てください．

本書をスキャン・デジタルデータ化するなどの複製を無許諾で行う行為は，著作権法上での限られた例外（「私的使用のための複製」など）を除き著作権法違反となります．なお，大学・病院・企業などにおいて，内部的に業務上使用する目的で上記の行為を行うことは，私的使用には該当せず違法です．また私的使用のためであっても，代行業者等の第三者に依頼して使用する本人以外の者が上記の行為を行うことは違法です．